E. C. Wood / P. D. Becker
Klassische Massagemethoden

Klassische Massagemethoden

Grundlagen – Wirkung – Technik
der Ganz- und Teilmassagen

Elizabeth C. Wood
Paul D. Becker

286 Abbildungen

Hippokrates Verlag Stuttgart

CIP-Kurztitelaufnahme der Deutschen Bibliothek

Wood, Elisabeth C.:
Klassische Massagemethoden : Grundlagen – Wirkung – Technik d. Ganz- u. Teilmassagen / Elisabeth C. Wood ; Paul D. Becker. [Übers. : Friedrich Gocht]. – Stuttgart : Hippokrates-Verlag, 1984.
Orig.-Ausg. u.d.T.: Beard, Gertrude: Beard's massage
ISBN 3-7773-0621-5
NE:Becker, Paul D.:; Beard, Gertrude [Begr.]

Titel der Originalausgabe:
(Gertrude) Beard's Massage, 3rd Edition 1981

Translation and Adaptation of the third English language edition

Anschrift des Übersetzers:
Friedrich Gocht
Buchenstraße 11
7402 Kirchentellinsfurt

ISBN 3-7773-0621-5

Printed in Germany 1984

Satz und Druck: Druckerei P. Schäuble, Stuttgart

Inhaltsverzeichnis

Vorwort zur 1. Auflage

Im Leben eines jeden Menschen gibt es Ereignisse, die auf seine künftigen Erfolge und die einiger Menschen in seiner Umgebung großen Einfluß haben. Für mich war es ein solches Ereignis, als die Physiotherapeutin Gertrude *Beard* nach ihrer Entlassung aus der Armee nach Chicago kam. Frau *Beard* bekam sofort eine Stelle im Wesley Hospital und begann ihre Arbeit mit meinen Patienten. Diese waren größtenteils Arbeiter, die bei der Arbeit in den Viehhöfen verunglückt waren. Sie arbeitete in der sogenannten Badeabteilung. Es gab dort eine Dusche, eine Vorrichtung für Unterwassermassage, einen Tisch und zwei Waschbecken. Sie und die Patienten mußten auf einfachen Holzstühlen sitzen. Niemand im Krankenhaus machte sich bei ihrer Einstellung große Hoffnungen, daß sie etwa etwas tun würde, was nicht vorher auch schon getan worden war. Damals (1919 bis 1920) war die Physiotherapie eine Notlösung, um Patienten loszuwerden, wenn einem gar nichts mehr für ihre Behandlung einfiel.

Frau *Beard* hatte eine Technik erlernt, die damals in der wissenschaftlichen Welt keinen großen Stellenwert einnahm. Sie entwickelte physiotherapeutische Methoden, die vielen Patienten geholfen haben. Ohne ihre Anstrengungen hätten diese Patienten niemals eine Heilungschance gehabt.

Im Jahr 1927 wurde sie Technischer Direktor der neuen Schule für Physiotherapie an der Northwestern University. Seitdem haben sie und ihre Kollegen mehr als 500 Physiotherapeuten in den Techniken und Grundlagen der Physiotherapie unterwiesen. Die Geschichte ihres Werkes ist bemerkenswert – es ist eine Geschichte hingebungsvoller Menschen, die an das glauben, was sie wissen, und die ihr Wissen über die Möglichkeiten der Physiotherapie und besonders der Massage an Ärzte, Patienten und an ihre Schüler weitergeben.

Die Massage wurde oft zugunsten anderer physikalischer, leichter anzuwendender Maßnahmen, vernachlässigt. Man braucht erfahrene Hände und eine gute Ausbildung, um mit der Massage heilende Wirkung zu erzielen – um Geweben die notwendige Elastizität wiederzugeben, um den Blutkreislauf zu stimulieren, um dem Patienten Selbstvertrauen zu schenken, um ihm Mut zu machen und ihn psychologisch zu stimulieren, den geschädigten Körperteil zu belasten. Keine Maschine kann dafür einen Ersatz bieten. Bei jeder medizinischen Behandlung spielt die Psychologie eine große Rolle; wenn der Physiotherapeut nicht seine Fähigkeiten dazu einsetzt, den Patienten zu ermutigen, das zu tun, was gut für ihn ist, dann wird er keinerlei Erfolg haben.

Meiner Meinung nach wird die Massage unterschätzt, mißbraucht, das Geld dafür aus dem Fenster geworfen, ohne daß man irgend etwas damit erreicht, wenn man sie nicht richtig versteht und entsprechend anwendet. Dieses Buch entwirft ein deutliches Bild der Massage-Techniken und der Prinzipien, auf denen sie beruhen. Es ist gut geschrieben und illustriert und sollte von jedem Arzt und jedem Physiotherapeuten immer wieder gelesen werden um der Genesung der Patienten willen.

Mai 1964 — Prof. Dr. med. *Paul B. Magnuson*

Einleitung

Die Prinzipien und Techniken der Ganzkörper- und Teilmassage haben sich im Laufe der Jahre im Grunde kaum geändert. In der zweiten Auflage dieses Buches erschien wichtiges Material hinzugefügt über Massagetechniken und Drainagelagerungen bei Patienten mit Erkrankungen der Respirationstrakte. Dieser Teil wurde damals von Frau *Donna L. Frownfelter,* Spezialistin für Thorax-Physiotherapie beigesteuert. Sie ist Direktorin der Abteilung für die Rehabilitation von Erkrankungen des Respirationstraktes im Presbyterian-St. Luke's Hospital in Illinois, und Lehrkraft für Physiotherapie in der Northwestern University Medical School und in der Chicago Medical-School.

Paul *D. Becker,* klinischer Praktiker, Dozent und stellvertretender Direktor der Abt. für Physiotherapie im Cook County Hospital in Chicago und Elizabeth *C. Wood* haben an der Vorbereitung dieser dritten Auflage mitgearbeitet. Die Abschnitte über die Wirkungen der Massage, äußere Herzmassage, einschließlich kardiopulmonaler Wiederbelebung und über Bindegewebsmassage wurden auf den neuesten Stand gebracht und entsprechend erweitert; außerdem wurde neues Material über Gewebsreaktionen auf Massage hinzugefügt.

Der Titel »Beard's Massage – Prinzipien und Techniken« unterstreicht, daß Gertrude *Beard* (1887 bis 1971) als Hauptautorin der ersten Auflage die wesentlichen Beiträge für dieses Buch geschrieben hat. Wir haben dieses Buch ihr gewidmet und außerdem das Vorwort zur ersten Auflage von Dr. *Paul B. Magnuson* (1884 bis 1968) beibehalten, um diese beiden Pioniere im Bereich der Physiotherapie und Rehabilitation zu ehren, die sich den Studenten der Physiotherapie und den Patienten über einen Zeitraum von 50 Jahren so opferbereit gewidmet haben.

Die Techniken der Ganzkörpermassage sind von einem schwedischen Massage-System abgeleitet, das Frau *Beard* von *Minna Schmidt* in Philadelphia erlernt hatte, bevor sich die Methoden von *Hoffa* in den Vereinigten Staaten immer mehr durchsetzten. Die Techniken der Teilmassage folgen recht eng der modifizierten *Hoffa*-Methode, wie sie am Children's Hospital in Boston von *Janet B. Merrill* gelehrt wurde, als Dr. *Robert W. Lovett* und sein Nachfolger Dr. *Arthur T. Legg* dort Direktoren waren.

Von *Vicki Catalani* aus Chicago stammen die meisten Fotos für die Abschnitte über die Ganzkörper- und die Teilmassage (Abb. 1–19 und 25–266). *Edwin Bonk* vom Rehabilitation Institute of Chicago steuerte die Fotografien zur Massage bei der Thorax-Physiotherapie bei (Bilder 267–276) und bei Drainagelagerungen (Abb. 277–282). *Joseph Svek* aus Chicago hat die neuen Illustrationen zur Bindegewebsmassage (Abb. 20–24) und zur kardiopulmonalen Wiederbelebung (Abb. 283–286) fotografiert. Die Geduld der Patienten bei diesen Fototerminen war bewundernswert. *Karen Streubing* und das North-Illinois-Chapter der National Cystic Fibrosis Research Foundation gestatteten uns, ihre Anweisungen und Zeichnungen (von *Todd R. Riddell*) zur Drainagelagerung einschließlich der für Kleinkinder mit in dieses Buch aufzunehmen.

Viele Freunde und Bekannte haben *Paul Becker* dabei geholfen, seinen bescheidenen Beitrag für diese Auflage zu erstellen. *Lula Reese* hat recht undeutliche Manuskripte geordnet und ins reine geschrieben. Ich möchte von ganzem Herzen meinen Kollegen vom Cook County Hospital und meiner Frau danken, die mich ermutigten und meine Anstrengungen unterstützten, besonders aber *Elizabeth C. Wood,* die mich aufforderte und ermunterte, einen Beitrag für dieses Buch zu schreiben.

All diesen Personen möchte ich für ihre Hilfe herzlich danken. Auch möchten wir nochmals vielen Absolventen von Physiotherapie-Kursen an der Northwestern University danken, die während ihres Studiums die vorliegenden Materialien nach Inhalt und Form der Darstellung auswerteten.

Wendy Philips und *Sarah Burke* von der W. B. Saunders Company waren geduldige und hilfreiche Berater bei der Vorbereitung dieser neuen Auflage und sie haben dafür gesorgt, daß auch die Details genauso dargestellt wurden, wie es für ein Buch wie dieses notwendig ist. Man kann sich keine bessere Kooperation und Hilfestellung wünschen.

Elizabeth C. Wood
Paul D. Becker

I. Grundlagen

1. Einführung in die Massage

Ziel dieses Buches ist es, einen historischen Überblick über Entwicklung und Anwendung von Massage zu geben, die Grundlagen für Massage-Behandlungen darzustellen, abzuwägen, was über deren Wirkungen bekannt bzw. was noch unbekannt ist und schließlich die Grundtechniken darzustellen.

Aufgabe der Massage ist, auf die Muskelgewebe und das Atemsystem sowie auf die lokale und allgemeine Blut- und Lymphzirkulation therapeutisch einzuwirken.

Massage ist eine der ältesten Behandlungsformen bei Krankheiten. Geschichte, Literatur und Kunst haben sich ebenso wie die Medizin im Lauf der Jahrhunderte immer wieder damit befaßt. Man hielt sie für wirksam zur Unterstützung der Behandlung von verschiedenen Krankheiten; Massage wurde von Personen mit sehr unterschiedlichen Qualifikationen verordnet und durchgeführt.

Für die Praxis der Massage wurden Systeme und Techniken und etwas wie ein Grundprinzip entwickelt (anders als eine »Handauflegung«).

Viele mechanische Massage-Geräte wurden entwickelt, keines davon aber kann so gut wie eine erfahrene menschliche Hand die empfindlichen Gewebe des Körpers behandeln. Wenn der Therapeut etwas von Anatomie, Physiologie und Pathologie der zu behandelnden Gewebe weiß und versteht, kann er mit empfindsamen Händen und durch sorgfältige Beobachtung die Wirkungen der Behandlung kontinuierlich beurteilen und sich in seinen Handlungen jeweils der Situation anpassen.

James B. Mennell (1880 bis 1957), Arzt am St. Thomas' Hospital in London, hatte sehr großen Einfluß auf die Praxis der Massage heute in England und in den Vereinigten Staaten. Seine vernünftigen und im besten Sinne konservativen Grundlagen gingen auf sein gemeinsames Studium mit *Just Lucas-Championnière* zurück und auf seine eigenen Erfahrungen in der Behandlung von Frakturen. Aufgrund dieser Erfahrungen erkannte er den Wert einer sorgfältigen und sanften Massage, im Gegensatz zu einigen energischen und schmerzhaften Massagemethoden, die von anderen Ärzten zu Beginn des 20. Jahrhunderts empfohlen wurden. Auf diese Grundlagen, die in seinen Schriften zu finden sind und die er auch immer wieder in seinen persönlichen Kommentaren gegenüber *Gertrude Beard* zum Ausdruck brachte, wird in diesem Buch häufig verwiesen. Für die berufliche Anerkennung zur Anwendung der Massage sollten die Krankenschwestern und Physiotherapeuten im Rahmen eines von Medizinern und anderen Fachleuten anerkannten Programms ausgebildet werden; so können sie den vorgeschriebenen qualitativen Richtlinien genügen.

Therapeuten, die Massage anwenden, müssen sich in der Anatomie und Physiologie des Menschen auskennen. Sie müssen die Beziehung zwischen Struktur und Funktion der behandelten Gewebe ebenso kennen, wie alle anderen durch Massage beeinflußbaren physiologischen Funktionen.

Um mit Massage bestimmte Wirkungen zu erzielen, müssen sie sich in der Pathologie auskennen: der pathologische Zustand soll ja gebessert werden. Sie müssen Erfahrung in der Behandlung der einzelnen Gewebe haben, damit sie dieses Ziel erreichen und nicht etwa Gewebe verletzen oder den Patienten schädigen.

Als Therapeuten sollten sie sich den ethischen Grundsätzen ihres Berufes unbedingt verpflichtet fühlen, ihrer Verantwortung gegenüber Patienten und Arzt bewußt sein und das Wohlergehen des Patienten fördern. Voraussetzung dafür ist, daß sie zu einer guten Arzt-Patient-Beziehung und einer guten Patient-Therapeut-Beziehung beitragen und daher eng mit dem Arzt zusammenarbeiten, der die Behandlung verordnet.

Therapeuten sollten bei jedem Kontakt mit Patienten eine ihrem Beruf entsprechende Haltung zeigen, sie sollten innerlich ausgeglichen sein und sich ihrer Stellung entsprechend verhalten, in Sprache und Verhalten höflich sein. In der Unterhaltung mit dem Patienten sollten sie vorsichtig sein, bzw. sie ganz vermeiden, wenn der Patient Ruhe wünscht.

Wegen des engen Kontakts ist die unbedingte Sauberkeit aller Personen, die mit Patienten arbeiten, eine Grundvoraussetzung. Körpergeruch ist ein Hinweis auf schlechte Gesundheit oder mangelhafte persönliche Körperpflege und deshalb anstößig.

Die Arbeitskleidung sollte ordentlich und sauber sein und die freie Bewegung von Armen und Schultern nicht behindern. Die Schuhe sollten bequem sein, mit flachen oder mäßig hohen Absätzen. Das Haar sollte ordentlich frisiert sein. Man sollte keinen Schmuck tragen außer einer Uhr, einer Anstecknadel mit Berufsbezeichnung oder Namen und höchstens einem schlichten Ehering.

Die Hände des Therapeuten sollten weich, warm und trocken sein, die Fingernägel sauber, nicht zu lang und gut manikürt. Farbiger Nagellack sollte nicht benutzt werden. Vor Behandlungsbeginn sollten die Hände in Gegenwart des Patienten gewaschen werden, und wenn das Gesicht behandelt werden soll, sollten die Hände vor Beginn der Gesichtsmassage noch einmal gewaschen werden.

Abgesehen von einer qualitativen beruflichen Ausbildung sollten Therapeuten auch von der Persönlichkeit her geeignet sein, mit Kranken oder behinderten Menschen zu arbeiten. Selbstlosigkeit, Geduld, Loyalität gegenüber dem Patienten, Interesse an seinem Wohlergehen und die Fähigkeit, all dies auf eine rücksichtsvolle und praktische Art auszudrücken, sind wichtige Voraussetzungen.

Massage wird in vielen Fällen angewandt, wo eine Behandlung über einen längeren Zeitraum hinweg erforderlich ist. Es kann sehr lange dauern, bis die normale Funktionsfähigkeit wiederhergestellt ist und im Lauf der Zeit macht der Patient oft Perioden der Mutlosigkeit durch. Wenn man ihm zeigt, daß man an seinem Wohlergehen interessiert ist, ihm freundlich und fröhlich begegnet und ihn auf ermutigende Zeichen des Fortschritts aufmerksam machen kann, erreicht man, daß der Patient Vertrauen zum Therapeuten gewinnt, mit ihm zusammenarbeitet und motiviert wird, weiterhin an seiner Genesung zu arbeiten.

Viele Ärzte haben in den vergangenen Jahren seltener Massagebehandlungen verordnet; das liegt vielleicht daran, daß Massage immer Zeit kostet und nicht nur Erfahrung, sondern dem Therapeuten eine große Anstrengung abverlangt. Grundlage für die Verordnung von Massage ist immer noch im wesentlichen die Erfahrung und weniger die Wissenschaft. Dennoch sind viele Physiotherapeuten, Ärzte und Patienten von der klinischen Erfahrung überzeugt, daß Massage einen therapeutischen Wert hat, wenn gewisse Grundprinzipien beachtet werden und die Massage fachgerecht durchgeführt wird.

Bei einer Umfrage in den Jahren 1966 bis 1967 bei 260 Physiotherapeuten über gegenwärtige Entwicklungen von Massage als Therapie zeigte sich, daß auf 169 ausgefüllten Fragebogen 92 % der Therapeuten an den Nutzen der Massage glaubten, 8 % dagegen glaubten nicht daran. Als Gründe für die häufige Verordnung von Massage wurden angegeben: Entspannung, psychologische Wirkung, Auswirkungen auf die Blutzirkulation, Rückgang von Ödemen, schmerzlindernde Wirkung, Lösung von Verklebungen und der Wert des persönlichen Kontaktes. Als weitere Gründe wurden angegeben:

Der Gewinn an Wissen über den Zustand der Gewebe (durch Palpation z. B. über den Muskeltonus, Fibromen und Lipomen), Erleichterung der Muskeltätigkeit und der Ansporn für den

Patienten zur weiteren Behandlung. Gegenargumente sind, der Zeitaufwand sei zu groß, der Therapeut habe nicht genügend Zeit für eine angemessene Behandlung, andere Behandlungsmethoden seien wirksamer (z. B. Elektrotherapie, Wärme und Ultraschall) und außer einem kurzfristigen Wohlbefinden sei kein anderer Nutzen zu beobachten. Bei dieser Umfrage stellte sich auch heraus, daß in Militärhospitälern und Veteranen-Einrichtungen selten Massage verordnet wird.

Während Massagebehandlungen seltener verordnet werden, hat sich bei den Laien deutlich ein Interesse an der Anwendung und den möglichen Ergebnissen der Massage entwickelt. Laien, Mediziner und Therapeuten zeigen heute auch ein Interesse an verschiedenen »neuen« westlichen und östlichen Verfahren. Methoden für medizinische und nicht-medizinische Zwecke (z. B. soziale, psychologische, ästhetische) und Bücher darüber sind populär geworden.

Die Diskussion über die Verwendung von Massage zur Behandlung spezifischer Indikationen (z. B. Arthritis, Lendenwirbelsäulen-Syndrom (Lumbago), Schlaganfall, Fraktur) ist nicht in dieses Buch aufgenommen. Bei den Kenntnissen der Therapeuten in Anatomie, Physiologie und Pathologie, und in Kenntnis der Wirkungen der verschiedenen Massagemethoden werden sie sich mit dem verschreibenden Arzt darüber verständigen, welche spezielle Massageform für den einzelnen Patienten geeignet ist und welche nicht.

2. Geschichtliche Entwicklung der Massagetechniken

Schon in den frühesten medizinischen Berichten wird Massage als Behandlungsmethode erwähnt, und sie wird in allen geschichtlichen Perioden verwendet. In den Schriften von Ärzten, Philosophen, Dichtern und Historikern ist zu lesen, daß seit alters her eine Art der Reibung oder Salbung bei wilden wie bei zivilisierten Völkern gebräuchlich war.

Hippokrates (460 bis 380 v. Chr.) beschrieb die Behandlung einer verrenkten Schulter nach dem Einrenken: »Und es ist erforderlich, die Schulter leicht und gleichmäßig zu reiben. Der Arzt muß in vielen Dingen erfahren sein, aber sicherlich muß er sich auch im Reiben auskennen; denn Dinge, die denselben Namen haben, haben nicht dieselben Wirkungen. Durch Reiben nämlich kann man ein zu loses Gelenk festigen und ein zu festes lockern. Eine Schulter aber im beschriebenen Zustand sollte mit sanften Händen gerieben werden, vor allem nicht zu kräftig; das Gelenk aber sollte bewegt werden, nicht mit Gewalt, sondern soweit das ohne Schmerzen geht.«

Avicenna (980 bis 1037) sagte: »Ziel der Massage ist es, verbrauchte Substanzen zu verteilen, die in den Muskeln gebildet und nicht durch die normale Muskeltätigkeit abgebaut werden. Die verbrauchten Substanzen werden verteilt und die Müdigkeit vertrieben.«

In vielen medizingeschichtlichen Werken wird über Massage und Übungstherapie in gleicher Weise geschrieben; in der frühen Literatur wird kaum zwischen den beiden unterschieden. *Kleen* (1847 bis 1923) veröffentlichte im Jahr 1895 in Schweden ein Massage-Handbuch, in dem er behauptet, er sei der erste, der klar aufzeigt, daß Massage keine Übungsbehandlung ist.

Wenn man alte Bücher über Massage liest, fällt einem auf, wie selten eine detaillierte Beschreibung zu finden ist. Sogar in einigen relativ neuen Untersuchungsberichten gibt es wenig Informationen über die tatsächlich verwandte Technik. Wenn man die großen Unterschiede zwischen den heute benutzten Massagemethoden bedenkt und beachtet, daß es anscheinend sehr häufig keine wissenschaftliche Basis für die verwendeten Massage-Bewegungen gibt, dann fragt man sich, wie überhaupt Aussagen über den Wert oder Unwert der Massagebehandlung gemacht werden können. Da es keine detaillierten Informationen über die Techniken gibt und Verwirrung über die Bedeutung der heute gebräuchlichen Begriffe herrscht, haben wir uns zu dieser Literaturstudie entschlossen. Wir erheben damit nicht den Anspruch einer vollständigen Darstellung der Geschichte der Massage. Wir haben ausschließlich über die Methoden nachgedacht und sie miteinander verglichen, um – wo möglich – ihren Einfluß auf die heutige Entwicklung zu bestimmen. Einen Großteil der Informationen über die historischen Anfänge der Massage, die in dieser Studie vorgestellt werden, stammen aus Veröffentlichungen von *Graham* (1848 bis 1928), *Bucholz* (1874? bis 1942), *Coulter* (1885 bis 1949), *Licht, Tappan* und anderen. So haben wir, ohne Anspruch auf Vollständigkeit, versucht, einen Überblick zu gewinnen.

Definitionen

In der frühen medizinischen Literatur gibt es keine brauchbare Definition der Massage. In einem medizinischen Wörterbuch von 1886 steht folgendes: »Massage, aus dem Griechischen, bedeutet Kneten. Gemeint ist das Shampoonieren.« (Shampoo stammt aus dem Hindi und bedeutet »drücken«).

William Murrell (1853 bis 1912) arbeitete in Edinburgh und London. Er schrieb etwa zur selben Zeit und war etwas genauer mit seiner Definition von Massage als »die wissenschaftlich begründete Methode, durch systematische Manipulationen bestimmte Erkrankungserscheinungen zu behandeln.« Er beschränkt die Massage auf die palliative Behandlung der Krankheit, erkannte aber offensichtlich, daß ihre Verwendung eine Systematik erforderte. Er hielt es nicht für notwendig, die für die Massage eingesetzten Hilfsmittel einzuschränken. Zur selben Zeit nannte *Douglas Graham*, Boston (er veröffentlichte von 1884 bis 1918), Massage »einen Begriff, der heute von europäischen und amerikanischen Ärzten allgemein anerkannt ist; damit wird eine Reihe von Verfahren bezeichnet, die in der Regel mit den Händen ausgeführt werden, z. B. Reiben, Kneten, Manipulieren, Rollen und Klopfen der äußeren Körpergewebe auf mancherlei Weise mit einem kurativen, palliativen oder hygienischen Ziel.« Er ging viel weiter, als *Murrell* (er erkannte, daß zunächst der Begriff definiert werden mußte) und beschränkte die für die Massage zu verwendenden Mittel auf die Hand, die zu behandelnden Gewebe auf die äußeren Körpergewebe und das Ziel ist kurativ, palliativ oder hygienisch begründet.

E. A. G. Kleen aus Schweden, ein Zeitgenosse von *Grahams* frühem Wirken, schränkte die Massage noch stärker ein und meinte, damit würden ausschließlich die weichen Gewebe behandelt. Für die Massage ließ er außer der Hand auch noch Apparate zu. Dies erscheint inkonsequent, denn er schloß den Gedanken aus, Massage sei eine Art Leibesübung. Damit unterschied er sich von seinem Landsmann *Per H. Ling* (1776 bis 1839).

Auch *Albert Hoffa* (1859 bis 1907) aus Deutschland meinte, Massage sei ausschließlich mit den Händen auszuführen, bei der Definition ihrer Anwendung aber war er umfassender. Er verwandte den Begriff für »alle mechanischen Verfahren, die Krankheit heilen können«.

Etwa zur selben Zeit meinte auch ein anderer Deutscher, *J. B. Zabludowski* (1851 bis 1906), Massage sei ausschließlich mit den Händen durchzuführen, definierte sie aber spezieller als »geschickte Handgriffe, die von erfahrenen Leuten systematisch am Körper ausgeführt werden.« Er begrenzte zwar die Massage auf geschickte Handgriffe, erkannte aber wie *Murrell* eine Systematik an.

C. Herman Bucholz aus Boston, USA und Deutschland war wie alle seine frühen Vorgänger unentschieden. Er erwähnte bei seiner Beschreibung der Behandlung von Weichteilgewebe weder die Hand noch irgend ein anderes Mittel.

Sogar *James B. Mennell* (1880 bis 1957), dessen großartige Beiträge die Lehre der Massage zu dem gemacht haben, was sie heute ist, gab keine formale Definition.

Im Jahre 1932 sagte *John S. Coulter* (1885 bis 1949): »Nach der heute gültigen, allgemein akzeptierten Begriffsbestimmung besteht Massage aus einer großen Zahl von Manipulationen der Gewebe und Organe des Körpers zu therapeutischen Zwecken.« Im Jahre 1952 definierte *Gertrude Beard* (1887 bis 1971) Massage als einen Begriff, mit dem bestimmte Manipulationen der Weichteilgewebe umschrieben werden. Diese Manipulationen werden mit der Hand am wirksamsten durchgeführt. Ziel ist, bestimmte Wirkungen auf das Nervensystem, die Muskulatur und das Atemsystem sowie auf den lokalen und allgemeinen Blut- und Lymphkreislauf zu erreichen.

Terminologie

Wenn man sich die Literatur anschaut, ist man beeindruckt von der Anzahl verschiedener Begriffe, die im Verlauf der Jahre für die Massage verwendet wurden. Es gibt zwar Ähnlichkeiten, aber die Verwirrung ist beachtlich, und durch einen Vergleich läßt sich feststellen, daß nur wenige Autoren diese Begriffe für die gleichen Inhalte verwandt haben. Ein Überblick über diese Unterschiede ist notwendig, um die Beschreibungen früherer Massagetechniken korrekt zu interpretieren und zugleich eine klare Vorstellung davon zu bekommen, wie die Begriffe heute verwendet werden.

Seit der Zeit *Homers* (9. Jh. v. Chr.) bis zu den Römern im 4. und 5. Jh. n. Chr. haben die verschiedenen Autoren bei der Beschreibung der Massage die Begriffe ähnlich verwandt. »Reiben« und »Salben« wurden von diesen Autoren am häufigsten benutzt. Der Römer *Celsus* (25 v. Chr. bis 50 n. Chr.) gebrauchte zusätzlich den Begriff »Ölung«. Der Grieche *Hippokrates* gebrauchte den Begriff »Anatripsis« und auch »Tripsis«, »Tripsisparaskeulasthke« und »Apotherapeia«. Der Römer *Oribasius* (325 bis 403 n. Chr.) beschrieb hundert Jahre nach *Galen* die Apotherapeia als »Baden«, »Reibung« und »Ölung«. In dieser Zeit wurden außerdem noch die Begriffe »mit den Fäusten bearbeiten«, »Drücken« und »Quetschen« benutzt.

Aus dem frühen Mittelalter gibt es wenig Literatur über medizinische Verfahren, in vielen europäischen Ländern aber wurden die Begriffe aus dieser Zeit von Anwendern der Massage im 15., 16. und 17. Jahrhundert beibehalten. Einer dieser Autoren war der Chirurg *Ambroise Paré* (1518 bis 1590) aus Frankreich und der berühmte Arzt *Thomas Sydenham* (1624 bis 1689) aus England. Sie beschränkten die Terminologie auf das Wort »Reibung« (friction). Der Italiener *P. Alpinus* (1553 bis 1617) benutzte das Wort »Reiben« und zusätzlich »Maxalation«, »Manipulation« und »Druck«; der Preuße *Friedrich Hoffman* (1660 bis 1742) benutzte den von *Galen* eingeführten Begriff »Apotherapeia«. Der Italiener *Hieronymus Fabricius* (1537 bis 1619) hat anscheinend als erster den Begriff »Kneten« verwendet, außerdem gebrauchte er »Reiben«.

Im frühen 19. Jahrhundert gab es eine bemerkenswerte Veränderung der Terminologie, die offenbar auf den Einfluß des Schweden *Peter Ling* zurückging. *Ling* wird als Begründer des Schwedischen Massagesystems angesehen; er bereiste viele europäische Länder und nahm in seine Terminologie die französischen Begriffe »effleurage«, »pétrissage«, »massage à friction« und »tapotement« auf. Zu diesen Begriffen fügte er »Rollen«, »Klatschen«, »Kneifen«, »Schütteln«, »Vibration« und »Gelenkbewegung« hinzu, das letzte ist ein klares Beispiel dafür, daß schon damals ein Teil der heute üblichen Übungen in die Klassifikation der Massagebewegungen aufgenommen wurden. Der Holländer *Johann Mezger* (1839 bis 1909) benutzte ausschließlich die französische Terminologie und der Schotte *William Beveridge* (1774 bis 1839) scheint als einziger den Begriff »Reiben mit den Fingern« benutzt zu haben. Der Franzose *Lucas-Championnière* (1843 bis 1913) benutzte seine eigene Terminologie; seine sanfte Massage, die er »Glukokinesis« und »Effrayante« nannte, hat die heutigen Massagetechniken ganz wesentlich beeinflußt. Der Engländer *Blundell* (1864) benutzte die Begriffe »Einölen«, »Reiben«, »Druck« und »Schlagen«.

Die Inselbewohner von Tonga benutzten eben zu dieser Zeit die Begriffe »Toogi-Toogi«, »Mili« und »Fota«, die Hawaiianer benutzten »Lomi-Lomi«.

Im frühen 20. Jahrhundert schrieben auch einige Mediziner aus den USA über Massage. *Graham* vermied die französischen Begriffe und benutzte »friction«, »kneading«, »manipulation«, »rolling«, »pinching«, »percussion«, »movement«, »pressure«, »squeezing« und den sehr frühen italienischen Begriff »Maxalation«. *J. H. Kellogg* (1852 bis 1943) aus Battle Creek, Michigan, beschrieb 37 verschiedene Massagetechniken im Gegensatz zu einigen englischen Autoren ein Jahrhundert früher, z. B. *John Grosvenor* (1742 bis 1823), der nur »Reibung« (friction) benutzte.

Murrell aus Schottland und England, *Kleen* aus Schweden, *Hoffa* aus Deutschland, *Bucholz* aus Deutschland und den Vereinigten Staaten und *John K. Mitchell* (1859 bis 1917) aus den Vereinigten Staaten hielten sich an die französische Terminologie, während *Zabludowski* aus Deutschland und *Mennell* aus England diese fast ganz vermieden.

Kleen, Zabludowski, Mitchell, Bucholz und *Mennell* führten eine relativ einfache allgemeine Klassifizierung der Terminologie ein, indem sie die Techniken klassifizierten. *Mennell* unterschied einfach in: »Streichen«, »Drücken« und »Schlagen«. *McMillan* gebrauchte »effleurage«,

»pétrissage«, »friction«, »tapotement« und »vibration«. *Luisa L. Despard* (1932) und *Frances Tappan* (1978) verwenden eine Mischung aus französischen und englischen Begriffen.

Elisabeth Dicke und ihre Mitarbeiter benützen z. B. die Ausdrücke »flächige Technik«, »therapeutischer Zug«, »Ausgleichsstrich« und »Anhaken«, um nur einige Termini bei der Bindegewebsmassage zu erwähnen.

Beschreibung der Massagemethoden

In der frühen Literatur gibt es wenig detaillierte Beschreibungen der einzelnen Massagegriffe. Wir haben unsere Analyse der Beschreibungen auf die verfügbaren Informationen seit der Zeit von *Ling* und auf die heute am häufigsten verwendeten Begriffe beschränkt: Pétrissage, Kneten (kneading), Reibung (friction), Effleurage und Streichung (stroking). Tapotement, Vibration und Schütteln (shaking) haben sich im Lauf der Zeit wenig geändert; sie werden deshalb nicht erwähnt.

Um die von verschiedenen Autoren benutzten Begriffe zu deuten, ist es notwendig, die folgenden Aspekte der Technik zu analysieren: Richtung der Bewegung, Stärke des verwendeten Drucks, Teil der Hand, mit dem die Bewegung durchgeführt wird, die tatsächliche Bewegung, die durchgeführt wird und die speziellen Gewebe des Körpers, auf die diese angewendet werden.

Pétrissage

Bei der Anwendung der Pétrissage griff *Ling* die Gewebe zwischen Daumen und Fingern, während *Mitchell, Kellogg, Bucholz* und *Mennell* dazu rieten, hauptsächlich die Handfläche bei der Behandlung der Gewebe zu benutzen. *Hoffa* und *Mennell* betonten, daß die Hand sich den Konturen der Gewebe anpassen muß. *Hoffa* unterschied zwischen verschiedenen Formen der Pétrissage (Kneten) und zwar abhängig davon, welche Teile der einen oder beider Hände dabei benutzt werden.

Nach *Ling* und *Murrell* ist es eine rollende Bewegung, bei der sich die Haut mit den Fingern bewegt, wogegen *Hoffa, Mitchell, Kellogg, Despard, Bucholz* und *Mennell* das gesamte Gewebe anhoben und dann drückten. Zusätzlich zum Rollen, so fügte *Murrell* hinzu, sollten die Gewebe gedrückt und ausgepreßt werden, so wie man eine Wurst ausdrückt. *Bucholz* und *Mennell* meinten, die Hand müsse über die Haut gleiten, statt daß die Haut sich mit der Hand bewegt. *Despard* und *Mennell* drückten die Gewebe zwischen dem Daumen der einen Hand und den Fingern der anderen zusammen. *Mezger* hob die Gewebe an und drückte sie zwischen den Händen. Zusätzlich zum Anheben der Gewebe bei der Pétrissage (Kneten) beschrieb *Despard* auch eine Pétrissage, bei der die Gewebe gegriffen und auf die darunter liegenden Strukturen gedrückt werden und gleichzeitig mit den Händen gepreßt werden.

Murrell und *Hoffa* beschrieben einen starken Druck, *Ling* meinte, daß der Druck unterschiedlich ist und *Mennell* meinte, er solle sanft sein. *Mitchell* und *Despard* drückten intermittierend. *Kellogg* meinte, der Druck dürfe nicht zu groß sein, damit die tiefer liegenden Gewebe nicht über die noch tiefer liegenden Strukturen gleiten.

Viele Autoren erwähnen, daß die Pétrissage auf Muskelgruppen, einzelne Muskeln oder Muskelteile angewandt wird. *Ling* sagt speziell aus, daß die Haut, subkutane Gewebe und Muskeln gegriffen werden, *Mitchell* gab keine spezifische Beschreibung; er erwähnte nur »Gewebe« und *Murrell* erwähnt »Muskeln oder anderes Gewebe«.

Die Richtung wird von den meisten Autoren als zentripetal angegeben; *Hoffa* und *Mennell* führten die Kompression diagonal zu den Muskelfasern durch, die Gesamtbewegung aber zentripetal; *Bucholz* meinte, die Abfolge der einzelnen Behandlungsphasen könne entweder zentripetal oder zentrifugal sein.

Kneten

Nur Autoren der neuesten Zeit gebrauchen diesen Begriff als Bezeichnung für eine eigene Massagebewegung; die früheren Autoren benutzten den französischen Begriff Pétrissage, um die Bewegung zu bezeichnen; in vieler Hinsicht bedeutete er dasselbe wie der Begriff Kneten, wie er von den modernen Autoren verwandt wird.

Einige Autoren beschreiben Pétrissage (Kneten) als eine knetende Bewegung und unterscheiden kaum zwischen diesen beiden Massageformen; andere Beschreibungen des Knetens unterscheiden sich kaum von denen der Pétrissage. *Mennell* stellte fest, daß sie einander sehr stark ähneln mit dem einzigen Unterschied, daß Pétrissage eine anhebende Bewegung mit einer lateralen Kompression ist, während beim Kneten die Kompression vertikal verläuft. *Kelloggs* Konzept ist vollständig konträr zu dem *Mennells:* Er meinte, beim Kneten würden die Gewebe angehoben und nicht bei der Pétrissage. *Graham* meinte, daß beim Kneten die Finger auf der Haut gleiten, während *Kellogg* definitiv feststellte, die Handfläche dürfe nicht auf der Haut gleiten. *McMillan* verwendete beide Begriffe: »Pétrissage« oder »Kneten«: er machte keinen Unterschied zwischen beiden.

Graham benutzte den Begriff Kneten zur Beschreibung der Massage von Unterhautgeweben, während *Kellogg* den Begriff unterteilte und zwar in »oberflächliches Kneten« für Haut und lose zelluläre Unterhautgewebe und »tiefenwirksames Kneten« für die Behandlung von Muskelgeweben. *Graham* und *Kellogg* differenzierten den Begriff auch noch hinsichtlich der Richtung. *Graham* meinte, sie solle sich nach dem venösen Blutstrom richten und *Kellogg* meinte, daß beim »oberflächlichen Kneten« eine Beachtung des Kreislaufs nicht wichtig sei. Beim Kneten der Glieder begann *Mennell* am proximalen Ende zum distalen hin. Bei dieser Art des Knetens werden beide Hände auf gegenüberliegende Seiten der Glieder mit der ganzen Handfläche aufgelegt. Dann wird sanfter Druck ausgeübt, wobei die Hände sich in der Regel gegensinnig bewegen. Er meinte, der Druck sei sanft, mit einander abwechselnden Druck- und Entspannungsphasen, die auf eine Reihe von Punkten ausgeübt werden, wobei der Druck am größten ist, wenn die Hand den »geringsten Kreisdurchmesser beschreibt und am geringsten, wenn der Kreisdurchmesser am größten ist«.

Reiben (Friktion)

Nach ihren Beschreibungen des Reibens scheint es unter den Verwendern dieser Massageform eine große Konfusion zu geben. *Kleen* und *Mennell* unterschieden sich von den anderen Autoren darin, daß sie den Plural »Reibungen« benutzten. Diese beiden Autoren stimmten aber nicht überein hinsichtlich des zu verwendenden Druckes. *Kleen* meinte, der Druck müsse relativ stark sein und *Mennell* meinte, er solle leicht sein und sich langsam zu einem tiefen Druck steigern – je nach den Umständen. *Hoffa* meinte, mit dem Druck wolle man tiefer gelegene Gewebe erreichen; *Mitchell* und *Kellogg* meinten, es müsse ein mäßiger Druck ausgeübt werden.

Grosvenor und *Graham* meinten, die Reibung sei in langen Strichen durchzuführen, dagegen meinten die meisten anderen Autoren, die Reibungs-Bewegungen müßten in kleinen Kreisen verlaufen. *Graham* meinte, die Reibung könne kreisförmig oder rechtwinklig verlaufen (die rechtwinkligen Bewegungen könnten parallel oder horizontal zur Achse der Extremität verlaufen). *Kellogg* meinte, die Richtung der Bewegung verlaufe von »unten nach oben«, den großen Venen folgend und sie solle zentripetal, zentrifugal, kreisförmig oder spiralig rotierend sein. *Kellogg* meinte auch – und darin stimmen *Grosvenor* und *Graham* offenbar überein –, daß die Hände über die Haut gleiten sollten, und nach diesen Autoren ist auch die gesamte Handfläche zu verwenden. *Hoffa, Bucholz, Despard* und *Mennell* meinten, die Bewegung sei mit dem Daumenballen oder mit den Fingern durchzuführen, die die Haut berühren und sie über die darunterliegenden Gewebe bewegen. Beeinflußt von *Ling* verwenden viele Autoren den französischen Begriff »Massage à friction«, der sich zweifellos kaum von dem heute gebräuchlichen Begriff »Reibung« oder »Reibungen« unterscheidet. *Cyriax* spricht von tiefen quer verlaufenden Reibungen der Muskeln. Die von *Dicke* u. Mitarb. beschriebene Technik bezeichnet Ziehen der Fingerspitzen im Unterhautgewebe.

Es gibt kaum klare Hinweise darauf, auf welche Gewebe speziell die Reibung angewendet werden sollte. *Kleen, Mitchell* und *Mennell* verwendeten sie nur für kleine Gewebsbereiche, *Graham* dagegen meinte, jeder Strich müsse von Gelenk zu Gelenk gehen. Für diese Massageform scheint es zwei verschiedene Konzepte zu geben: 1. die Reibung wird durchgeführt, indem die Hand über die Hautoberfläche gleitet (z. B. beschreibt *Dicke* für bestimmte Gewebsbereiche bestimmte Muster kurzer ziehender Striche); 2. der zu dieser Massageform benutzte Teil der Hand bleibt in festem Kontakt mit der Haut und die an der Oberfläche liegenden Gewebe werden über die tieferliegenden hinwegbewegt (diese Form scheint heute mehr akzeptiert zu werden).

Streichen (Effleurage)

Die Beschreibungen für diese Massageform ähneln einander so sehr, daß wir sie gemeinsam besprechen können. Wie beim Kneten findet man ständig den französischen und englischen Begriff. *Mennell* hat den Begriff »Effleurage« in seiner Klassifikation der Massagebewegungen nicht mit einbezogen.

Alle Autoren stimmen darin überein, daß die Massagebewegung in zentripetaler Richtung erfolgen sollte – außer *Mennell* und *Kellogg*. Sie benutzten beide den Begriff »stroking« (Streichen) und *Kellogg* meinte, die Richtung solle sich nach dem Blutfluß in den Arterien richten, dabei erwähnt er aber nicht den zu verwendenden Druck. *Mennell* unterteilt in Streichung, in »oberflächliches« und »tiefes« Streichen. Oberflächliches Streichen kann entweder zentripetal oder zentrifugal sein, der Druck jedoch sollte zwar gleichmäßig, aber nur so leicht sein, daß gerade noch Kontakt bestehe. Tiefes Streichen verläuft in Richtung des Venen- und Lymphsystems.

Despard benutzt den Begriff »Streichen«, die Richtung der Bewegung verläuft zentripetal, beim Streichen ist der Druck kräftig (»vigorous«), während er bei der »Effleurage« sich »nach dem Zustand des Patienten richten sollte«. Andere Faktoren der Massage ähneln einander sehr stark, sie bezeichnet die Bewegung der »Effleurage« als »streichend«. Auch *Ling, Mezger, Kleen* und *Mitchell* beschreiben die Bewegung der »Effleurage«-Massage als streichend.

Ling meinte, der bei der »Effleurage« zu verwendende Druck könne variieren von der leichtesten Berührung bis zu »einem beachtlichen Kraftaufwand«. *Murrell* und *Kleen* meinten, der Druck variiere, dagegen verwendeten *Hoffa* und *Bucholz* leichten Druck am Anfang des Strichs und verstärkten ihn über der Mitte des Muskels, um ihn gegen Ende wieder zu vermindern. *Mitchell* variierte den Druck je nachdem, welche Region behandelt wird und verwendete starken Druck beim nach oben gerichteten Strich, ließ die Hand in Kontakt beim Rückweg jedoch mit wesentlich geringerem Druck. Auch *Bucholz* ließ die Hand beim Rückweg in Körperkontakt, berührte die Haut dabei aber nur ganz leicht.

Die meisten Autoren stimmen darin überein, daß mit Streichen (Effleurage) große Körperpartien behandelt werden sollen. *Mennell* betonte, daß die Muskeln entspannt sein müssen, *Hoffa* und *Bucholz* meinten, die Bewegung sollte den anatomischen Konturen der Muskeln folgen.

Fast alle Autoren empfehlen für Streichungen die Verwendung der Handfläche. Einige benutzten zusätzlich die Handballen, die Handkante, die Fingerspitzen, den Daumenballen, die »Knöchel«. *Hoffa, Bucholz, Despard* und *Mennell* empfahlen, die Handfläche solle stets in gutem Kontakt zu dem zu behandelnden Bereich stehen und sich den Konturen jeweils gut anpassen.

Bestandteile der Massage

Für die Anwendung von Massagetechniken ist zu beachten: Richtung der Bewegung; Stärke des Drucks; Geschwindigkeit und Rhythmus der Bewegungen; die verwendeten Mittel einschließlich der Apparate außer der Hand; die Körperhaltung von Patient und Physiotherapeut; Dauer und Häufigkeit der Behandlung.

Richtung

Bis *Hippokrates* wird in der Literatur die Richtung der Massage als zentrifugal beschrieben. *Hippokrates* hat hervorragende Beiträge zur medizinischen Literatur geleistet und er war besonders genial hinsichtlich der Anwendung von Massage – aber auch anderer Methoden medizinischer Behandlung. Er empfahl die zentripetale Richtung der Massage. Er war ein außergewöhnlicher Zeitgenosse mit seiner Empfehlung klinischer Beobachtung. Wir können vermuten, daß seine Wahl der Richtung auf klinische Beobachtungen des Behandlungseffektes zurückzuführen ist. Der Blutkreislauf wurde erst 2000 Jahre später von *Harvey* entdeckt.

Asklepiades (125 bis 56 v. Chr.), ein nach Rom eingewanderter Grieche, lebte einige hundert Jahre später als *Hippokrates.* Er glaubte, im Körper gebe es regelmäßig verteilte Kanäle, in denen die Säfte sich bewegen. Krankheit war nach seiner Vorstellung eine Störung der normalen Bewegung dieser Säfte. Er versuchte, die freie Bewegung der Säfte durch Reiben wiederherzustellen, aber er gab keine Richtung dieser Reibebewegungen an.

Fünf Jahrhunderte nach *Hippokrates* variierte *Galen* die Richtung der Massage-Bewegungen in Abhängigkeit vom Zweck der Massage und von ihrer Relation zur Funktion der Gewebe. Zu Beginn des 19. Jahrhunderts empfahl *Ling* leichtes Streichen in zentrifugaler Richtung, Bewegungen mit stärkerem Druck in der zentripetalen Richtung. Dieses Konzept hat sich bis auf den heutigen Tag gehalten. Bei oberflächlichem Streichen, wie es von *Lucas-Championnière* und später von *Mennell* empfohlen wird, kann die Richtung entweder zentrifugal oder zentripetal verlaufen, es sollte aber eine Richtung beibehalten werden, wenn diese erst einmal gewählt ist. Diese späteren Autoren gaben sehr klare Beschreibungen der zu erwartenden Wirkungen der zentripetalen Bewegungen im Vergleich zu den zentrifugalen an. *Murrell* empfahl die Richtung von unten nach oben und sie solle sich nach dem Verlauf der Muskelfasern richten. *Hoffa* und *Bucholz* waren mit die ersten, die empfahlen, die Richtung solle sich nach dem venösen und lymphatischen Kreislauf richten. *Mennell* wollte alle tiefenwirksamen Massagen zentripetal durchgeführt wissen, um den Venen- und Lymphkreislauf zu unterstützen.

Viele Autoren empfahlen, die Bewegung proximal statt distal zu beginnen, der Druck der Bewegung sollte aber jeweils in Richtung des venösen Kreislaufs (zentripetal) erfolgen.

Bei der Bindegewebsmassage werden je nach dem zu behandelnden Körperteil spezielle Richtungshinweise gegeben.

Druck

Schon in den frühesten Beschreibungen von Massagen scheint die Überlegung über den dabei zu verwendenden Druck wichtig gewesen zu sein, jedoch gehen die Meinungen über die Stärke sehr auseinander.

Die griechischen Autoren *Herodikus* (ca. 500 v. Chr.) und *Herodot* (484 bis 425 v. Chr.) veränderten den Druck während der Anwendung; zunächst war er sanft, dann stärker und dann wieder schwächer.

Später differenzierte *Hippokrates* die Stärke des Drucks; er könne sanft, hart, weich und gemäßigt sein. Er betonte, es sei wichtig, den richtigen Druck für die jeweils verwendete Technik zu wählen, um den erstrebten Effekt zu erzielen. Das zeigt sich an der von ihm recht häufig verwendeten Feststellung: »Kräftiges Reiben bindet, sanftes Reiben löst; viel Reiben führt zum Gewebsabbau, gemäßigtes Reiben fördert Wachstum.«

Ambroise Paré, der berühmteste Chirurg des 16. Jahrhunderts, beachtete verschiedene Druckstärken bei der Massage. Er beschrieb drei Arten der Reibung – sanft, mittel und kräftig – und die jeweiligen Effekte.

Im 15., 16., 17. und zu Beginn des 18. Jahrhunderts scheint man starkem Druck immer größere Bedeutung beigemessen zu haben. Ein extremer Vertreter dieser Ansicht war der britische Admiral *Henry* (1731 bis 1823), der meinte, »große Kraftanstrengung« sei wichtig. In seiner Beschreibung meinte er, einige der Manipulationen seien schmerzhaft, »aber das läßt nach, wenn die Behandlung fortgesetzt wird und es wird sogar angenehm«. (*»Rolfing«* ist anscheinend für einige die moderne Anwendung von *Henrys* Überzeugungen.)

Beveridge betonte die Bedeutung des unterschiedlichen Druckes bei der Berührung und hob die verschiedenen Wirkungen hervor, die vom jeweiligen Druck abhingen. Im frühen 19. Jahrhundert schrieb er: »Der Finger eines guten Masseurs wird sich auf einen erregten und schmerzenden Nerv so sanft legen wie Tau auf das Gras, auf eine gefühllose Gelose aber so schwer wie der Fuß eines Elefanten.«

Mezger machte den Druck abhängig von der Art der Massage; bei der »Effleurage« empfahl er sanften Druck, für die »Massage à friction« beachtliche Kraftanstrengung. Diese Kraft muß sehr groß gewesen sein, denn *Colombo,* einer seiner Zeitgenossen, stellte fest, daß *Mezgers* Patienten häufig blaue Flecken hatten. *Zabludowski,* bekannt als der »König deutscher Masseure«, kritisierte die sanfte Massage, die von *Lucas-Championnière* für die »Behandlung von Frakturen« empfohlen wurde. *Zabludowski* sagte, wenn die Massage schmerzlos werde, höre sie auf, Massage zu sein und sei lediglich eine suggestive Behandlungsform. In seinem später geschriebenen Buch (1903) schrieb *Zabludowski* aber, daß in den meisten Fällen Massage nicht schmerzhaft sei und wenn sie durch die Umstände bedingt schmerzhaft werden müsse, dann solle der Schmerz im Verlauf der Behandlung nachlassen. In seinem 1917 erschienenen Buch stimmte *Bucholz* nicht mit den von *Zabludowski* früher vertretenen Konzepten überein. Er war überzeugt, alle erforderlichen Effekte könnten erreicht werden, ohne eine solche mißbräuchliche Gewaltanwendung.

Etwa zur selben Zeit machten *Kleen* und *Hoffa* deutlich, daß sie besonderen Wert legten auf die Feinheiten der Technik in Verbindung mit einem großen Detailwissen: Sie paßten den Massagedruck dem jeweils behandelten Gewebe an und verstärkten ihn, wenn sie an der Muskelmitte arbeiteten und verminderten ihn jeweils zu den Muskelenden hin. (Darin sehen wir eine Anerkennung der frühen Konzepte von *Herodikus* und *Herodot.*) Sie stellten außerdem fest, die jeweils richtige Stärke des Drucks könne nur aus der Erfahrung beurteilt werden.

Im späten 19. und frühen 20. Jahrhundert erweckten viele Autoren den Eindruck, sie hielten die Massage für um so wirksamer, je größer der dabei ausgeübte Druck sei. Sie begannen die Behandlung oder die Behandlungsserie mit mäßigem Druck und erweiterten die Widerstandskraft des Patienten gegenüber stärkerem Druck. *Kellogg* stellte fest, daß sich die Toleranzschwelle des Patienten bei längerer Behandlung verschiebt und immer höher steigt bis »der Behandler nahezu mit voller Stärke arbeiten« könne, ohne den Patienten zu quälen. *Despard* meinte, Kraft und Stärke des Drucks müßten sich nach dem Zustand des Patienten richten, wobei die Behandlung immer sanft beginnen und sich langsam steigern müsse – und zwar je nachdem, wie sich der Patient darauf einstellt. *Mennell* war hinsichtlich seiner Erklärung der Massagemethoden eine wichtige Ausnahme. Über den Druck meinte er, seine Stärke hänge ausschließlich vom Entspannungszustand der Muskulatur ab. Wenn die Muskeln im gesamten Verlauf der Behandlung entspannt sind, muß auch leichter Druck die gesamte Struktur des behandelten Teils beeinflussen. Er meinte, Massage könne ohne große Kraftanstrengung »tiefenwirksam« sein. Er argumentierte, wenn die Muskeln entspannt seien, böten sie nicht mehr Widerstand als Flüssigkeit, und wenn Druck auf die Oberfläche ausgeübt werde, dann werde er ohne Zwang auf das gesamte unter der Haut liegende Gewebe übertragen. Er meinte auch, echtes Können zeige sich bei der Massage dann, wenn man sich, ausschließlich geleitet von einem empfindlichen Tastgefühl, auf den minimalen Druck beschränken könne, der erforderlich sei, um das betreffende Gewebe vollständig zu pressen und damit die Venen und Lymphgefäße zu leeren. Er sagte: »Es ist ein weitverbreiteter Irrtum, der nur schwer auszurotten sein wird, daß eine »Stimulation« bei der Massage unmöglich ist ohne Anstrengung und Kraftaufwand. Nichtsdestoweniger ist es ein Irrtum.«

Die Technik der Bindegewebsmassage vermeidet Schmerz.

Geschwindigkeit und Rhythmus

Einige Autoren erwähnten kurz die Geschwindigkeit von Massage-Bewegungen, nur wenige aber erwähnten den Rhythmus. Andere sahen eine Verbindung zwischen den beiden. Griechische Autoren wie *Herodikus* und *Herodot* sahen Druck und Geschwindigkeit in enger Beziehung zueinander. Man begann sanft und langsam, fuhr schnell und kräftig fort und endete wieder sanft und langsam. *Hippokrates* beschrieb die Behandlung einer verrenkten Schulter. Er meinte in diesem Zusammenhang: »Man muß die Schulter sanft und gleichmäßig reiben.« Kein Masseur nach *Hippokrates* bis ins 18. und 19. Jahrhundert hinein erwähnt Geschwindigkeit oder Rhythmus. *Beveridge* betrachtete offenbar große Geschwindigkeit als Vorteil, denn er meinte, die Geschicklichkeit der Finger sei wichtig, weil sie schnelle Bewegungen erlaube. *Ling* variierte die Geschwindigkeit in Abhängigkeit von der Massage-Form: Effleurage sollte langsam sein, Rollen, Schütteln und Tapotement schnell. *Mezger* ist mit ihm einer Meinung, daß Effleurage langsam sein sollte.

Graham, Kellogg und *Bucholz* gaben genau an, wie viele Striche pro Minute durchgeführt werden sollten, erwähnten aber nicht, wie lang jeder Strich sein sollte. Deshalb hat bei ihnen die Anzahl der Striche keine klare Beziehung zur Geschwindigkeit. Diese Autoren unterscheiden sich außerdem hinsichtlich der Zahl der Striche pro Minute. Für das Reiben gab *Graham* 90 bis 180 Striche pro Minute an. *Bucholz* meinte, die Geschwindigkeit hinge von dem beabsichtigten Effekt ab. (»In entzündlichen Fällen kann ein langsamer, sanfter Strich einen deutlichen Effekt erzielen, während bei der Behandlung atrophischer Gliedmaßen bei einer sonst gesunden Person die Striche mit relativ großer Geschwindigkeit – 50 bis 60 pro Minute oder öfter – mit relativ großem Druck durchgeführt werden können.«) *Kellogg* meinte jedoch, die Geschwindigkeit hänge von der Massageart ab und gab zusätzlich noch die jeweilige Strichlänge an. Beim Streichen, meinte er, sollte man nicht mehr als 5 bis 7 cm pro Sekunde streichen; beim Reiben könnten 30 bis 80 Striche pro Minute mit unterschiedlicher Strichlänge gegeben werden; Pétrissage sollte »nicht zu schnell« sein, 30 bis 90 pro Minute, »je kleiner das Behandlungsgebiet, desto schneller«.

Kleen behandelte mit unterschiedlichen Geschwindigkeiten je nach Körperteil: er meinte, Effleurage an Schulter und Rücken sollte schnell sein. *Lucas-Championnière* betonte, Massage solle langsam und gleichmäßig sein, eine sich rhythmisch wiederholende Bewegung. *Zabludowski* meinte, die Geschwindigkeit der Bewegung werde in gewissem Maße bestimmt von dem behandelten Bereich, verglich den Massagerhythmus mit musikalischen Rhythmen und schlug vor, beim Üben ein Metronom zu benutzen, dies aber nicht etwa regelmäßig bei der Behandlung zu tun. *Despard* variierte Geschwindigkeit und Rhythmus je nach der erwünschten Wirkung. Sie meinte, zur Linderung sollte die Effleurage langsam und rhythmisch durchgeführt werden, für eine Anregung sollten die Striche »schnell und kräftig« sein. Geschwindigkeit und Kraft, so meinte sie, sollten sich nach dem Zustand des Patienten richten, aber alle Bewegungen sollten rhythmisch durchgeführt werden.

Bei den Streichbewegungen unterscheiden einige Autoren zwischen der Geschwindigkeit von Hin- und Rückstrich, wobei sie den Rückstrich schneller machten. Es entsteht dabei ein ungleicher Rhythmus. *Mitchell* riet zu diesem Vorgehen und stellte jedoch fest, einer der häufigsten Fehler der Massage sei, die Bewegungen zu schnell durchzuführen. *Mennell* sagte, wichtig beim oberflächlichen Streichen sei, die Bewegungen müßten langsam, sanft und rhythmisch sein, und man dürfe dabei nicht zögern oder sich aus dem Takt bringen lassen. Die Zeit zwischen dem Ende eines Strichs und dem Beginn des nächsten sollte gleich der eines Strichs in der Gesamtbewegung sein. Er glaubte, der Rhythmus müsse gleichmäßig sein, um gleichmäßig anregend zu wirken. Als Geschwindigkeit für das Streichen von Schulter zur Hand gab er 15 Bewegungen pro Minute an. Bei tiefenwirksamen Strichen gebe es keinen Grund für große Geschwindigkeit, da auch das Blut in den Adern langsam fließe und die Lymphe sogar noch langsamer. Er stellte für das Kneten fest, daß zu große Geschwindigkeit den Erfolg behindere und daß beim »Reiben« (frictions) der Rhythmus langsam und ungebrochen sein solle.

Die Bewegungen bei der Bindegewebsmassage sollten ohne Eile durchgeführt werden, es gibt jedoch keine präzisen Angaben für Geschwindigkeit und Rhythmus.

Massagemittel

Aus den Dichtungen *Homers* geht hervor, daß schon 1000 Jahre v. Chr. für die Massage ein Öl benutzt wurde. In der »Odyssee« steht, daß die kriegsmüden Helden von schönen Frauen gerieben und gesalbt wurden, damit sie sich ausruhten und erfrischten. *Herodot* riet dazu, eine »fettige Mischung« vor dem Reiben über den Körper zu gießen, *Plato* (427 bis 347 v. Chr.) und *Sokrates* (470 bis 399) erwähnen, wie wohltuend es ist, wenn »Schmerzen gelindert werden« durch die Salbung mit Öl und durch Reiben. Man benutzte Olivenöl und glaubte, das Öl selbst habe schon eine heilende Wirkung. Aus der römischen Geschichtsschreibung geht hervor, daß *Ciceros* Gesundheit ganz wesentlich durch seinen Masseur gebessert wurde.

Celsus machte einen Unterschied zwischen Reiben und Ölen oder Salben. Das Einreiben fettiger Substanzen nannte er Ölen. Andere Autoren behaupteten später, das Ölen könne nicht ohne eine Art Reibung geschehen. Zur Zeit *Galens* wurde die Massage nach körperlicher Anstrengung mit einer größeren Ölmenge durchgeführt, als die Massage vor einer körperlichen Anstrengung. Er empfahl, vor der körperlichen Anstrengung den Körper mit einem Handtuch abzureiben, um eine Hautrötung hervorzurufen, danach eine Abreibung mit Öl, um den Körper »aufzuwärmen« und weich zu machen.

Henry war in bezug auf die Mittel, die er benutzte, einzigartig. Er entwickelte verschiedene Instrumente und Werkzeuge, die – so sagte er – »verhindern, daß die Nerven und Sehnen einschlafen oder fixiert werden« und indem man diese Strukturen in ständiger Bewegung hält »fließt das Blut schneller durch die Gefäße und läßt keinen Belag entstehen, so daß die Verknöcherung verhindert wird, die so häufig das menschliche Leben beendet«. Die Geräte bestanden aus Holz und Knochen; die Gelenkköpfe waren als Handgriffe ausgebildet, manche Griffe waren mit einer Feile herausgearbeitet. Rippen von Rindern wurden bevorzugt benutzt, denn ihre Biegung war sehr vorteilhaft. Er benutzte auch einen Hammer mit einem lederumhüllten Korkstück und das runde Ende einer Glasflasche. *Graham* benutzte in gewissem Sinne eine ähnliche Methode beim Klopfen. Er empfahl, die Rückseite einer Bürste oder einer Schuhsohle zu benutzen, noch besser aber fand er Gummibälle, die an Stahl- oder Walknochen-Griffen befestigt waren.

In Ausnahmen, sagte *Murrell,* könne für das Klopfen auch ein Bündel Schwanenfedern, lokker zusammengebunden, benutzt werden. *Kellogg* benutzte einen Fingernagel, die Spitze eines Bleistiftes, einen hölzernen Zahnstocher oder den Kopf einer Stecknadel für die Reflexmassage. Es gibt Berichte, daß im frühen 19. Jahrhundert auf der Insel Tonga »drei oder vier Kinder auf dem Körper des Patienten stehend« die Massage durchführten. Etwa zu dieser Zeit benutzten die Russen und Finnen Birkenzweige zum Klatschen vor Dampfbädern und die Einwohner von Hawaii gaben Massage unter Wasser.

In neuerer Zeit gehen bei den Masseuren die Meinungen über die Benutzung von Massagemitteln auseinander. Einige lehnen jede Art von Gleitmitteln ab, und diejenigen, die eines benutzen, nehmen entweder ein öliges Gleitmittel oder Puder. Als Gründe für die Ablehnung von Massagemitteln oder für die Trockenmassage werden angegeben: Es ist sauberer, das Tastgefühl der Hand ist besser, die Bewegungen sind gleichmäßiger; der Stimulationseffekt ist besser, es ist nicht nötig, den Körper des Patienten zu entblößen. Es scheint unglaublich, aber massiert wurde oft durch die Kleidung des Patienten hindurch. *Galen* berichtet, wenn ein Sportler *Quintas* fragte, welches der Vorteil der Salbung (Reiben mit Öl) sei, so antwortete er: »Du mußt dann die Tunika ausziehen.«

Eine effektive Bindegewebsmassage erfolgt ohne Gleitmittel. Viele Substanzen werden von denen empfohlen, die ölige Gleitmittel benutzen; es werden flüssige und feste Gleitmittel verwendet. Relativ häufig erwähnt werden Olivenöl, Glyzerin, Kokosöl, Öl von süßen Mandeln und Klauenfett. Einige geben festen Gleitmitteln den Vorzug, weil die flüssigen Öle »schwer zu handhaben sind«. Als feste Gleitmittel werden empfohlen: Fett, Lanolin, Petroleumgelee, Schweineschmalz, kalte Sahne und Kokosbutter. *Zabludowski* begründete seine Vorliebe für weißes Virginia-Petroleumgelee damit, daß es »geruchlos, geschmacklos und ziemlich neutral« sei. Er sagte, Gleitmittel werden hauptsächlich aufgrund klinischer Erfahrung verwendet, nicht aufgrund wissenschaftlicher Erkenntnisse. Als Vorteile werden von Verfechtern öliger Gleitmittel angeführt: Sie machen die Haut weicher, glatt und rutschig; das schmerzhafte Ziehen an Haaren wird vermieden. Gegner der Benutzung öliger Gleitmittel behaupten, sie förderten den Haarwuchs. Einige Autoren empfehlen Puder als Massagemittel, denn sie glauben, er sei angenehmer bei der allgemeinen Massage, ermögliche tiefes Kneten und verbessere das Tastgefühl. Einige empfehlen ihn, insbesondere, um zu verhindern, daß Feuchtigkeit an den Händen des Masseurs einen Abrieb der Haut des Patienten verursacht. *Grosvenor* empfahl »feinen Haarpuder«, Autoren neueren Datums empfehlen Talkum oder Borsäurepuder.

Einige Autoren empfehlen Seifenschaum als Massagemittel. *Mennell* meinte, die Wahl eines Massagemittels sei eine rein persönliche Angelegenheit, er halte das einfachste für das beste, nämlich französische Kreide, die durch Zugabe von Öl verfeinert werden kann. Er empfahl, wie andere Autoren auch, ein öliges Mittel, besonders bei trockener und schuppiger Haut des Patienten. Einige Autoren empfahlen es auch für Kinder, alte und sehr magere Patienten. Bei den Autoren aus neuerer Zeit war der Grund für die Empfehlung solcher Mittel zweifellos die Vermeidung des Abriebs bei empfindlicher Haut, auch wenn das so nicht immer gesagt wird, im Gegensatz zum Glauben früherer Autoren, daß das Mittel selbst einen kurativen Wert hat.

Position von Patient und Physiotherapeut

Die früheren Autoren geben sehr wenig Hinweise auf die Position des Patienten oder des Masseurs bei der Massage. Es gibt keine schriftlichen Informationen darüber bis etwa zum 17. Jahrhundert. Auf einem Basrelief, das die Massage an zurückgekehrten Soldaten – wie in *Homers* Odyssee beschrieben – zeigt, ist Odysseus zu sehen, wie er bei seiner Rückkehr aus dem Krieg eine Massage erhält. Er sitzt und vor ihm kniet in sehr unbequemer Stellung die Amme, die sein Bein massiert. *Alpinus* meinte, der Patient solle »horizontal ausgestreckt sein«. Viele spätere Autoren gaben recht detaillierte Hinweise auf die Positionen und betonten, daß der Patient entspannt sein müsse – nachdem sie den Patienten in eine Lage gebracht hatten, in der Entspannung vollkommen unmöglich erscheint. Sehr wenige Autoren gaben Gründe an für die einzunehmenden Stellungen; sie scheinen den Einfluß der Schwerkraft auf den venösen und lymphatischen Kreislauf vollkommen mißachtet zu haben. *Ling* betonte, die Muskeln müßten entspannt sein. Er beschrieb dennoch eine Armmassage, bei der der Patient sitzt und den Arm horizontal ausstreckt, mit der Hand auf einem Tisch oder einer Stuhllehne.

Grosvenors Lagerung für die Massage der unteren Extremitäten beschreibt *Cleoburey:* »Die Masseurin (bei *Grosvenor* sind es immer Frauen) sitzt auf einem niedrigen Hocker und nimmt das Bein auf ihren Schoß (dadurch kann sie ungehindert darüber verfügen) so daß sie es mit gestreckten Händen reiben kann.« Die Lagerung des Patienten wird nicht beschrieben. Man

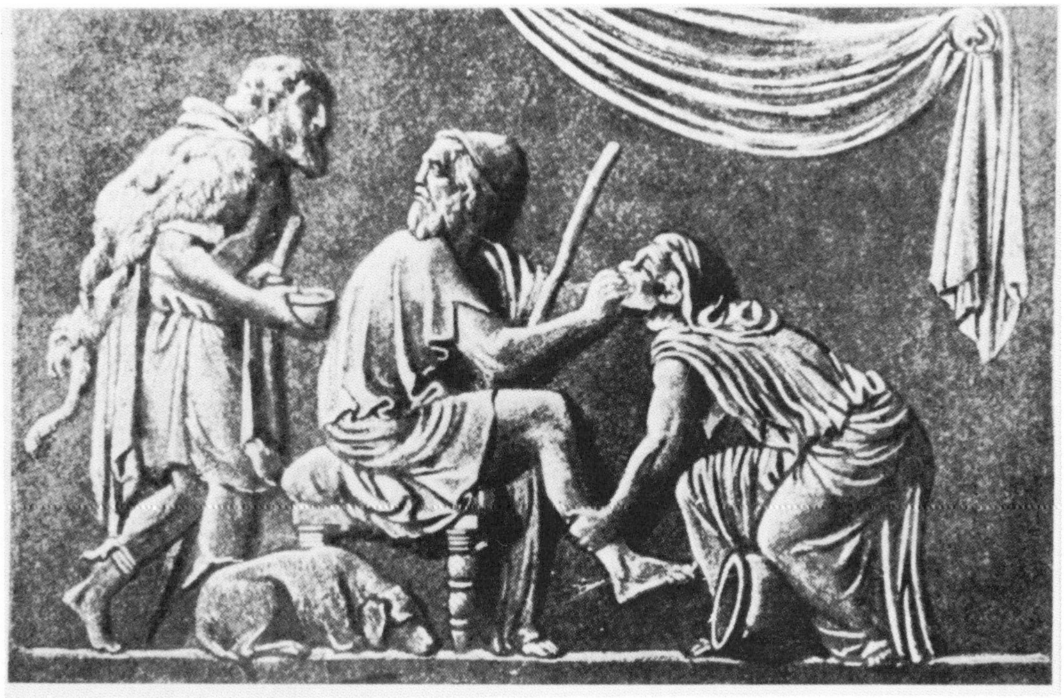

Der erste Bericht über Massage auf einem Basrelief: In der Odyssee lesen wir, wie die Frauen die Helden nach ihrer Rückkehr aus der Schlacht rieben und kneteten. Hier wird die Rückkehr von Odysseus gezeigt, wie er von seiner Amme erkannt wird, als sie ihn behandelte und wie er versucht, sie zu hindern, sein Geheimnis preiszugeben.

kann vermuten, daß der Patient in einer ähnlichen Haltung saß, wie Odysseus auf dem oben erwähnten griechischen Basrelief.

Graham sagte, der Patient solle bequem gelagert sein; er warnte, wenn der »Behandler« zu dicht am Patienten stehe, so würden seine Bewegungen verkrampft sein, wenn er aber zu weit entfernt sei, seien die Bewegungen ungenau, oberflächlich und kraftlos.

Kleen beschrieb eine Liege für den Patienten, die von allen Seiten zugänglich war, der Masseur stand oder saß daneben. Er gab sehr detailliert an, welche Lagerung der Patient bei der Behandlung der verschiedenen Körperzonen erhalten solle. Für die Massage von Nacken und Hals mußte der Patient auf der Liege sitzen.

Hoffa empfahl, den behandelten Körperteil so zu stützen, daß die Muskeln entspannt sind; für die Massage von Kopf, Nacken, Schulter und Oberarm mußte der Patient auf einem Stuhl sitzen. Für die Massage von Ellenbogen, Unterarm, Hand und Fingern zeigt eine Illustration den Patienten in sitzender Haltung, wobei diese Körperteile auf einem Tisch aufgestützt sind. Für die Massage von Bein und Fuß sitzt der Patient auf dem Tisch und stützt seinen Fuß in den Schoß des Masseurs. Er sagte auch, die Haltung des Masseurs solle »bequem und nicht angestrengt« sein, er solle immer neben dem Bett des Patienten stehen und er empfahl, häufige Haltungsveränderungen zu vermeiden. Für die Massage des Oberschenkels sitzt der Masseur neben dem liegenden Patienten.

Zabludowski empfahl für den Patienten eine bequeme und entspannte Haltung. Die Lagerung war abhängig von dem behandelten Körperteil. Der Patient mußte seine Brille abnehmen, Helligkeit und Raumtemperatur mußten angenehm sein. Er meinte, einige Massageformen könnten sogar am stehenden Patienten ausgeführt werden, außerdem, daß kleine Kinder auf den Oberschenkeln des Behandlers liegen könnten, wenn kein geeigneter Tisch oder eine Liege zur Verfügung steht. Er befaßte sich intensiv mit der Haltung des Masseurs und meinte, eine stehende Position sei vorzuziehen. Der Masseur sollte einen sicheren Stand haben und seine Bewegungen so koordinieren, daß ihm die Arbeit erleichtert wird und er sich nicht zu sehr beugen und strecken muß. *Zabludowski* fügte einige interessante Regeln für den Masseur hinzu: er sollte auf seine Uhrkette aufpassen, damit sie den Patienten nicht belästige; er sollte eine Brille statt eines Zwickers tragen, der ihm von der Nase gleiten könne, wenn er transpiriert; er sollte ein Trikot-Unterhemd tragen – je nach Jahreszeit ein dickes oder dünnes; er sollte nicht in Straßenkleidung arbeiten, sollte Fingerringe entfernen, kurze Ärmel tragen und auch die Gegenstände aus den Taschen nehmen, die ihn beim Sitzen stören könnten.

Mitchell empfahl, der Patient solle liegen; für die Behandlung einiger Bereiche solle der »Behandler« auf der Bettkante sitzen und den Fuß des Patienten auf seinem Oberschenkel halten. *Bucholz* sagte, der Patient solle so gelagert sein, daß auch der »Behandler« hinreichend Bequemlichkeit habe. Er bevorzugte für die Massage der Beine nicht die sitzende Position, bemerkte aber, diese könne für die Massage des Fußes oder der Waden möglich sein, wenn der Patient auf einem Tisch sitzt und der »Behandler« vor dem Patienten auf einem Stuhl.

Despard empfahl, der Patient solle eine bequeme Lage einnehmen und seine Muskeln sollten entspannt sein. Für die Rückenmassage aber meinte sie, könne der Patient stehen und sich mit den Händen an der Wand oder sonstwo abstützen.

Mennell meinte, am wichtigsten seien für jede Massage die Lagerung des Patienten und die Position des Masseurs. Er gab hierfür keine bestimmten Regeln, sagte aber, für die Position eines jeden müsse es einen Grund geben. Einige Illustrationen in seinem Text zeigen den Masseur stehend und sitzend. Er zeigt in einer Illustration der Beinmassage die häufigsten Fehler der Haltung von Masseur und Patient.

In seiner Diskussion der Massagewirkungen auf den venösen Kreislauf hielt er die Schwerkraft für einen wichtigen Faktor. Er empfahl, der Patient solle auf der Liege auf dem Rücken liegen, und zwar so, daß die Bauchmuskeln entspannt sind, die Oberschenkel sollten dabei so abgestützt werden, daß der venöse und lymphatische Rückfluß aus den untersten Abschnitten der Beine unterstützt wird. Für die Behandlung von Ödemen einer Gliedmaße empfahl er, während der Massage den entsprechenden Körperteil hochzulegen. Für Patienten mit Atemproblemen gibt es spezielle Positionen der »Drainagelagerung«, s. S. 160 bis 166, wobei der Therapeut eine entsprechende Stellung einnimmt.

In der Grundposition für Bindegewebsmassage sitzt der Patient mit dem Rücken zum Therapeuten. Für Befundaufnahme und Behandlung des Patienten ist gutes Licht Voraussetzung.

Dauer

Galen war einer der ersten, der die Dauer einer Massagebehandlung erwähnte. Er benutzte die empirische Methode. Er schrieb: »Es ist unmöglich, in Worten die Dauer des Reibens genau zu bestimmen; der Behandler muß am ersten Tag aber aufgrund seiner Erfahrung von einer Vermutung ausgehen, die nicht sehr genau ist, am nächsten Tag aber, wenn er schon ein wenig mehr über den Patienten weiß, wird er seine Vermutung immer mehr korrigieren, so daß sie im Lauf der Zeit immer exakter zutrifft.«

Grosvenor machte sehr genaue Angaben über die Dauer einer Behandlung. Er meinte, das Reiben solle zunächst eine Stunde dauern, »bei der Behandlung muß man sich immer nach der Uhr richten«.

Murrell sagte, bei einer Teilmassage solle die Behandlung 8 bis 10 Minuten nicht überschreiten, andere Autoritäten hielten 4 Minuten für ausreichend.

Kleen glaubte, die Dauer einer Behandlung sei wichtig, exakte Regeln seien jedoch nicht möglich. Die Teilmassage sollte in der Regel 15 Minuten dauern, die Ganzmassage mindestens eine halbe Stunde, manchmal auch erheblich länger. *Hoffa* dagegen schlug 10 bis 20 Minuten für die Teil- und 30 bis 45 Minuten für die Ganzmassage vor.

Zabludowski war für 5 bis 30 Minuten, je nach Ausdehnung des betroffenen Bereichs, Dauer der Krankheit, Alter, Konstitution und Gewohnheiten des Patienten. Er schätzte die Gesamtdauer der Behandlung, hinsichtlich der zu behandelnden Störungen, der Prognose usw., auf zwei bis drei Wochen.

Nach *Graham* sollten die Konstitution des Patienten und die Wirkung der Massage die Gesamtdauer der Behandlung bestimmen. Nach *Bucholz* hängt die Dauer der Behandlung von der erwünschten Wirkung ab. Bei frischen Verletzungen meinte er, 5 bis 10 Minuten seien angemessen, die Ganzmassage sollte 40 bis 50 Minuten dauern.

Despard gab exakt an, wie lange die Behandlung in jedem Körperbereich jeweils dauern sollte. Sie meinte, die Behandlungsdauer solle insgesamt zunehmen, wenn sich der Zustand des Patienten bessere.

Mennell zog das Alter des Patienten bei der Massage mit in Betracht, insbesondere dann, wenn es ausschließlich um eine reflektorische Wirkung gehe. Bei sehr jungen und sehr alten Patienten solle die Behandlungsdauer kurz sein. Für die Behandlung des neurasthenischen Syndroms gab *Mennell* maximal 75 Minuten an, dies auch nur in relativ wenigen Fällen und nie in einem frühen Behandlungsstadium. Zu Beginn seien oft 20 Minuten ausreichend, dann könne die Behandlung langsam verlängert werden; gegen Ende der Behandlung könne die Dauer in ähnlicher Weise wieder verringert werden. Er wies aber auch darauf hin, daß es gefährlich sei, die Zahl der Massagebehandlungen auf Kosten aktiven Trainings auszudehnen, wenn der Zustand des Patienten sich bessere.

Häufigkeit

Celsus war kein Arzt, wohl aber ein berühmter Autor im Bereich der Medizin. In seinem Werk »De medicina« schrieb er nur als Enzyklopädist. Er stellte aus der erreichbaren Literatur die Ideen dar, die ihm gefielen. Wir können deshalb annehmen, daß in seinen Schriften einige der Ideen vorgestellt werden, die damals populär waren. Er schrieb auch über Massagetechniken und betonte dabei den Wert einer korrekten Dosierung. Er stellte fest: »Wir sollten diejenigen nicht beachten, die numerisch festlegen, wie oft jemand zu »reiben« ist; denn das ist individuell verschieden; wenn der Patient sehr schwach ist, können 50 »Reibungen« ausreichen, wenn er robuster ist, muß man ihn vielleicht 200mal »reiben«. Und zwischen diesen beiden Extremen muß man sich entsprechend dem Zustand des Patienten entscheiden.« Auch glaubte er, die Frequenz müsse bei einer Frau geringer sein als beim Mann, beim Kind oder bei einem alten Menschen geringer als bei einem jungen Mann.

Grosvenor riet zu täglicher Behandlung (mehr oder weniger, je nach Lage des Falls), und die Behandlungszahl solle allmählich auf bis zu dreimal täglich gesteigert werden. Auch *Murrell* war für häufige Behandlung, drei- bis viermal täglich, aber die Behandlungsdauer war bei ihm wesentlich geringer als bei *Grosvenor.*

Kleen glaubte, Massage solle mindestens einmal täglich gegeben werden und bei manchen Verletzungsfällen auch mehrmals täglich. *Hoffa* riet zu täglicher Massage. *Zabludowski* empfahl tägliche Massage in den meisten Fällen, er riet aber auch dazu, für die Häufigkeit die physischen und psychischen Reaktionen des Patienten zu berücksichtigen. Um schnelle Erfolge zu erreichen, seien Behandlungen zweimal täglich nötig, wenn aber eine »Entwöhnung« von der Massage erstrebt werde, solle nach und nach auf zwei bis drei Behandlungen pro Woche reduziert werden.

Graham meinte, die Frequenz der Behandlung sei ein Teil der Dosierung der Massage, die sich nach dem Zustand des Patienten richten solle. Er sah auch die Stärke der Behandlung im Zusammenhang mit Häufigkeit und Dauer und meinte, die Teilmassage solle häufig gegeben werden, die Ganzmassage mindestens einmal täglich. Im Gegensatz zu *Zabludowskis* Entwöhnung von der Massage sagte *Graham,* die Frequenz könne nach vier oder fünf Behandlungssitzungen erhöht werden.

Bucholz sagte, die Frequenz der Behandlung hänge auch stark von den sozialen Bedingungen des Patienten ab, riet aber bei vielen chirurgischen Fällen dazu, die Massage zweimal täglich durchzuführen. Er glaubte, es sei sinnvoll, mit kurzen Behandlungssitzungen zu beginnen und sie je nach Reaktion des Patienten dann zu verlängern.

Zusammenfassung

Für die einzelnen Komponenten der Massagetechnik, wie sie von vielen dieser Autoritäten empfohlen werden, scheint es oft keine physiologische Grundlage zu geben, besonders hinsichtlich des Druckes, der Geschwindigkeit der Bewegung und der Position und Lagerung des Patienten. Der starke Druck, der im 15., 16., 17. und frühen 18. Jahrhundert empfohlen wurde, wurde abgelöst von der sanfteren Massage, wie sie von *Lucas-Championnière* und *Mennell* im frühen 20. Jahrhundert eingeführt wurde. Dies wurde bis zu einem gewissen Grade schon von *Hippokrates* vorweggenommen, der mit Sicherheit nicht die naturwissenschaftlich-physiologischen Informationen hatte, die uns heute zur Verfügung stehen. Anfang des 20. Jahrhunderts begannen *Bucholz* und *Hoffa* auf der Basis eines wachsenden physiologischen Wissens eine zweckmäßige Anwendung von Massagetechniken zu zeigen, *Mennell* hingegen ist in dieser Hinsicht unübertroffen.

3. Grundlagen der Massage

Der Wert jeder Behandlung hängt davon ab, daß man ihre Indikation und die Wirkung kennt, die man durch die Behandlung erzielen möchte. Auch muß man die Grundlagen der Behandlung und die Anwendungsmethoden kennen. Für die Massage gilt wie für jede andere Behandlungsform: Sie ist nicht bei allen Krankheiten oder allen Verletzungen und unter allen Umständen gut.

Indikationen

Die Indikationen für die Massage können nur dann beurteilt werden, wenn man Anatomie und Physiologie des menschlichen Körpers kennt sowie die körperlichen Veränderungen durch Krankheit und Verletzung. Nur der Arzt, der die Diagnose gestellt hat, kann entscheiden, ob Massage dem Patienten helfen wird oder nicht. Um diese Entscheidung treffen zu können, muß der Arzt die Wirkungen der Massage sowie die Grundlagen und Methoden ihrer Anwendung kennen.

Der therapeutische Wert der Massage wurde oft nicht erkannt, weil mangelhafter Ausbildungsstand der Behandler verhinderte, daß Massagebehandlung lege artis gegeben werden konnte. Da nur wenige Ärzte genügend Zeit haben, selbst die Massage durchzuführen, sind sie abhängig von einem Therapeuten, der eine Ausbildung in Grundlagen und Techniken der Massage hat und deshalb für die Behandlung qualifiziert ist.

Massage spielt heute eine Rolle in der medizinischen Behandlung unter der Voraussetzung, daß sie sinnvoll und auf wissenschaftlicher Grundlage angewendet wird und wenn ihre Grenzen und die Gefahren einer unsachgemäßen Anwendung ebenso genau bekannt sind, wie der Nutzen einer korrekten Anwendung. Man kann zufriedenstellende Resultate mit Massage erreichen, wenn man erkennt, daß sie kein Allheilmittel ist und daß sie korrekt durchgeführt werden muß, und zwar nur bei solchen Krankheiten und Arten von Verletzung, bei denen ein Nutzen durch die Massage erwartet werden kann. Massage kann zweifellos beides, nützen und schaden; sie kann entweder indiziert oder kontraindiziert sein. *Mennell* stellte fest: »Massage ist ein stark wirkendes Behandlungsmittel, bei falscher Anwendung kann aber auch schwerer Schaden entstehen.« Mangelnde Erkenntnis dieser Tatsache war oft die Ursache einer falschen Anwendung der Massage. Dies wiederum führte dazu, daß man ihren Wert oft verkannte und sie deshalb als Therapie vernachlässigte in solchen Fällen, wo sie sehr großen Nutzen hätte bringen können.

Mennell stellte fest: »Noch nie wurde durch Massage die Funktion wieder hergestellt. In vielen Fällen kann aber durch Massage die Wiederherstellung beschleunigt werden; in einigen wenigen Fällen kann sie dadurch vielleicht erst möglich werden; ganz selten aber – wenn überhaupt je – wird sie für eine Heilung allein ausreichen.« Und: »Wir müssen sie ausschließlich als Mittel für einen bestimmten Zweck betrachten, und dieser Zweck ist die Wiederherstellung der Funktion.« Die Massage ist in vielen Fällen – medizinischen und chirurgischen – ein wertvoller Teil des Behandlungsplans; sie ist jedoch nur eines von verschiedenen physiotherapeutischen Verfahren, die angewandt werden können. Man muß die Massage im Zusammenhang mit anderen Formen der Physiotherapie ebenso wie zur gesamten Behandlung des Patienten verstehen, um ihren Mißbrauch zu vermeiden.

Ob nun die eigentlichen Massagemethoden, andere manuelle oder verwandte Verfahren angewendet werden – die Wirksamkeit der Behandlung wird verstärkt, wenn man die Auswirkungen ständig beobachtet, und zwar der Therapeut, der dazu seine erfahrenen Hände nutzt wie auch der Patient, der sich selbst mit erhöhter Aufmerksamkeit beobachtet. Im neuesten Trend in Richtung Selbstwahrnehmung manifestiert sich auch ein ständiges starkes Interesse an *Joga*, an *Transzendentaler Meditation*, an *Rolfing*, an *Reflexzonentherapie*, an *Körperwahrnehmung* (z. B. wie von *Feldenkrais* gelehrt), an *Akupunktur*, *Akupressur* und auch eine zunehmende Offenheit gegenüber fernöstlichen Weltanschauungen und Dogmen. Die westliche Medizin ist in einem starken Wandel begriffen: Die weniger invasiven, holistischen Anschauungen (Ganzheitslehre) gewinnen zunehmend an Bedeutung; auch werden heute eine Reihe der oben erwähnten östlichen und anderen Denkweisen mit einbezogen. Die Massagetechniken können dazu benützt werden, die sensorische Wahrnehmung zu erhöhen und positive und negative Behandlungsergebnisse zu kontrollieren.

Die Ärzte sind qualifiziert, Krankheit zu diagnostizieren und Behandlung zu verordnen. Wenn sie die Indikationen für die Massage kennen, können sie sie auch verordnen. *Mennell* meinte: »Wenn ein Mediziner Massagen verschreibt, so sollte er nicht versuchen, seine Verantwortung in die Hände des Masseurs abzuschieben. Er sollte der Verschreibung der Massagebehandlung denselben Wert beimessen, wie der Verordnung eines starken Medikaments. Er sollte die Auswirkungen nicht weniger genau beobachten und dabei Dosierung und Art der Dosierung entsprechend den Indikationen von Zeit zu Zeit variieren... Wenn er aber sein Rezept schreibt und vernünftigerweise dessen Auswirkungen beobachtet, dann sollte er auch seine Anweisungen so geben, daß sie vom Masseur verstanden werden können; er sollte wissen, welchen Effekt er zu sehen wünscht und welche Gefahrensignale er beachten muß.«

Im Zusammenhang mit der Verordnung von Massage meint *Jessie Wright:* »Die Physiotherapie sollte mit derselben Überlegung und Genauigkeit verordnet werden, wie Auswahl und Dosierung von Medikamenten. ... Bei der Verordnung sollte genau definiert werden, welche Wirkungen erzielt werden sollen, welche Körperteile behandelt werden sollen und ob oberflächliche oder tiefenwirksame Behandlungsformen indiziert sind. ... Wenn der Therapeut das Behandlungsziel und die erwünschte Wirkung kennt, dann kann man ihm in der Regel die dafür notwendigen Verfahren und Details der Behandlung überlassen unter der Voraussetzung, daß er entsprechend ausgebildet und erfahren ist.«

Elkins stimmte mit diesen Autoren überein. Er sagte: »Damit ein Arzt Massage sinnvoll verschreiben kann, sollte er die verschiedenen Massageformen kennen, die für therapeutische Zwecke angewendet werden können. Er sollte die richtige Anwendung und gute Technik erkennen.«

Gegenwärtig sind diese idealen Voraussetzungen nicht bei allen Ärzten gegeben, auch nicht bei denen, die ihre nützlichen Wirkungen kennen und sie verordnen. Daher trägt der Therapeut eine größere Verantwortung. Wenn keine angemessene Verordnung für die Massage gegeben wurde, muß sich der verantwortungsbewußte Therapeut mit dem Arzt beraten und herausfinden, welche Behandlung gewünscht wird. Informationen über die Diagnose und die erwünschten Wirkungen der Behandlung sind unerläßlich. *Mennell* stellte fest: »Es sollte überflüssig sein, Details der Technik und der Behandlung zu verschreiben; wenn sie nicht ungewöhnlich großes Wissen und Erfahrung haben, tun die meisten Mediziner gut daran, das dem Masseur zu überlassen. Um aber in diesen Details entscheiden zu können, muß der Masseur die Art der Beschwerden kennen, die er behandeln soll, und das bedeutet, daß er eine genaue Diagnose erhalten muß.«

Eine enge Kooperation zwischen dem Therapeuten und verantwortlichen Arzt ist unerläßlich. Der Masseur kann dem Arzt eine wertvolle Hilfe sein, weil er in der Regel länger und häufiger mit dem Patienten Kontakt hat und die Reaktionen des Patienten auf die Behandlung genau beobachten kann. So erhält der Arzt sachdienliche Informationen, die er in seinen Behandlungsplan für den Patienten aufnehmen kann.

Natürlich muß der Therapeut die zu behandelnden Körpergewebe hinreichend gut kennen, den pathologischen Befund, die Wirkungen der Massage und der speziellen Techniken kennen, damit er die Behandlung sinnvoll durchführen und seine Beobachtungen weitergeben kann.

Dosierung

Bei jedem einzelnen Patienten bestimmen viele Faktoren die Dosierung mit, die wichtigsten sind der pathologische Befund und die Resultate, die von der Anwendung der Massage zu erwarten sind. Komponenten der Technik, welche die Dosierung der Massage regulieren, sind 1. Dauer, 2. Frequenz und 3. Massageform.

Dauer der Behandlung

Die Dauer jeder Massagebehandlung hängt ab von der zu behandelnden Körperzone, Geschwindigkeit der Massage, Alter und Größe des Patienten und von Veränderungen der Symptome.

Der zu behandelnde Körperteil

Natürlich wird die Dauer der Behandlung davon abhängig sein, wie groß der Körperteil ist, für den die Behandlung verschrieben wurde. Deshalb sollte der Therapeut eine genaue Verordnung erhalten. Auch wenn der pathologische Befund auf einen sehr kleinen Bereich beschränkt sein kann, können in den benachbarten Regionen Störungen auftreten. Deshalb sollte die Behandlung nicht auf den erkrankten oder verletzten Bereich beschränkt sein.

Nicht immer erhält der Therapeut in der Verordnung genügend Informationen. Wird z. B. Massage verordnet wegen Schmerz oder Verletzung »der Schulter«, dann wird der erfahrene Physiotherapeut wissen, daß damit nicht die ausschließliche Behandlung des Schultergelenks gemeint ist: Damit die Behandlung erfolgreich sein kann, sollten mindestens alle Muskeln, die das Schultergelenk bewegen, mit in die Behandlung einbezogen werden. Zusätzlich kann die Zirkulation im Ober- und Unterarm und in der Hand gestört sein.

Geschwindigkeit der Massage

Von der Geschwindigkeit der Massage hängt die Anzahl von Massagen ab, die der Patient erhält. Man sollte sich für die verschiedenen Massageformen jeweils auf eine Geschwindigkeit einigen, so daß man Angaben über die Dosierung machen kann.

Mennell betonte, die Massage sollte langsam, sanft und rhythmisch sein. Er gab für die Streichung von der Hand zur Schulter etwa 15 Striche pro Minute an. *Beard* und *Wood* legten fest, wenn die Hand oder die Hände sich über Gewebe bewegen, dann können bei etwa 18 cm pro Sekunde mechanische und reflektorische Wirkungen erzielt werden. Diese Geschwindigkeit entspricht der von *Mennell* empfohlenen. Sie sollte nicht nur für die Massage beim Streichen, sondern auch für die gleitenden und kreisförmigen Bewegungen des Knetens und die kreisförmigen Bewegungen beim Reiben gelten.

Größe und Alter des Patienten

Auch Größe und Alter des Patienten beeinflussen die Dauer der Behandlung. Bei gleichbleibender Massagegeschwindigkeit wird für eine vergleichsweise kleine Person weniger Zeit erforderlich sein als bei einer großen Person.

Mennell glaubte, die Massagedauer solle bei sehr jungen und bei alten Patienten verringert werden, weil die reflektorischen Wirkungen u. U. sich rascher einstellen. Bei diesen Patienten sollte man eher die Zahl der Bewegungen reduzieren, als die Geschwindigkeit der einzelnen Bewegungen zu vergrößern (das wird zuweilen aus Gedankenlosigkeit getan, aber dadurch wird die Wirkung der Massage in Frage gestellt).

Einige Autoren haben bei ihrer Diskussion der Dosierung von Massage deren Variabilität erkannt und die Schwierigkeiten bei der Verordnung einer speziellen Dosierung. Auch wenn man genau angibt, wie lang eine Behandlung dauern soll, scheint es unmöglich, eine ungenügende oder überdosierte Behandlung zu vermeiden.

Mennell betonte, wie wichtig es sei, daß der Therapeut während der Behandlung den Patienten genau beobachtet; er wies auf die Gefahren einer Überdosierung ebenso hin, wie auf die Zwecklosigkeit einer Unterdosierung. Er meinte aber auch, wenn es nicht irgendwann einen Hinweis auf eine Überdosierung gebe, dann sei es sehr gut möglich, daß eine nicht ausreichende Behandlung verabreicht worden ist. Dadurch wird die Notwendigkeit einer ständigen und genauen Beobachtung des Patienten und seiner Reaktionen auf die Behandlung unterstrichen.

Veränderungen von Anzeichen und Symptomen

Wenn sich der Zustand der behandelten Gewebe verändert, kann es notwendig sein, die Behandlungsdauer zu verändern. Wenn man beherzigt, daß die Massage »ein Mittel für einen bestimmten Zweck« ist, dann kann die Massagedauer verkürzt werden, wenn die Behandlung die erwünschten Resultate zeitigt. Wenn sich die erwünschten Resultate nicht einstellen, kann die Behandlungsdauer nicht ausreichend gewesen sein oder es ist eine Überdosis verabreicht worden. Der Therapeut sollte den Patienten sehr genau beobachten, um erkennen zu können, wann eine Behandlungsänderung erforderlich ist; er sollte sich mit der Behandlungsdauer den Bedingungen anpassen. Wenn der Arzt nicht selbst den Patienten während der Behandlung ständig oder häufig untersucht, dann sollte der Therapeut die Reaktionen des Patienten auf die Behandlung, über den Behandlungsfortschritt oder dessen Ausbleiben dem Arzt berichten.

Die Dauer einer Massagebehandlung sollte sich deshalb nach dem Befund, der Größe des zu behandelnden Bereichs, der Geschwindigkeit der Massage, dem Alter des Patienten und entsprechend einer wie auch immer gearteten Veränderung von Hinweisen und Symptomen richten. Um maximalen Nutzen durch eine Massagebehandlung zu erzielen und um ungenügende oder überdosierte Behandlungen zu vermeiden, muß der Therapeut unbedingt wissenschaftliche Erkenntnisse über die Wirkungen der Massage und deren physiologische Auswirkungen kennen; er sollte die Massage überlegt und vernünftig durchführen und dabei die Behandlungswirkungen sorgfältig beobachten.

Häufigkeit der Behandlung

Die Häufigkeit der Massagebehandlung ist – wie alle Faktoren der Dosierung – abhängig von dem pathologischen Zustand, der behandelt werden soll. Meist wird die Ansicht vertreten, Massage sei am effektivsten, wenn sie täglich durchgeführt wird; einige Forscher haben aber die Meinung vertreten, sie sei wirksamer, wenn sie häufiger gegeben wird und dann kürzer, als das bei einer einmaligen Massage pro Tag ratsam wäre. Tägliche Durchführung ist üblich, besonders zu Beginn der Behandlung, und bei Besserung des Zustands des Patienten wird dann die Dosierung durch weniger häufige Anwendung vermindert.

Die ideale Behandlung jedes Patienten ist wohl das Ziel aller im medizinischen Bereich arbeitenden Personen. Das ist leider nicht immer möglich. Die Massagebehandlung ist zeitaufwendig und deshalb sehr teuer, daher kann man gezwungen sein, die Behandlung weniger häufig durchzuführen.

Massagearten

Wenn überhaupt in der Literatur Angaben gemacht werden, dann gibt es wenig Informationen über die unterschiedliche Wirkung der verschiedenen Massagetechniken in Zusammenhang mit der Dosierung. Bis solche Informationen durch wissenschaftliche Forschung zur Verfügung gestellt werden können, ist es deshalb notwendig, sich hier – wie bei vielen anderen Formen der medizinischen Behandlung – auf die klinische Erfahrung zu verlassen. Z. B. ist das tiefenwirksame Streichen, wodurch der venöse und der lymphatische Kreislauf positiv beeinflußt werden können, bei der Behandlung von Gelosen nicht so wirksam, wie das tiefenwirksame Kneten.

Der Therapeut sollte jede Massageart begründen können, die er im Verlauf einer Behandlung durchführt, d. h. er muß angeben können, warum er in diesem besonderen Fall der einen Massageform den Vorzug vor einer anderen gibt, welche Zeit für jede Art der Massage angesetzt wird, welche Wirkung erwartet und wie diese erzielt werden kann.

Die Dosierung kann davon abhängen, wie die unterschiedlichen Formen der Massage ausgeführt werden. Außerordentlich schwierig ist es, den Druck bei der Massage genau zu bewerten, aber die erzielte Wirkung und die Stimulation werden in einem großen Ausmaß davon abhängig sein, wie man den Druck reguliert. Tiefenwirksamer Druck kann ein starker Stimulus sein und Spannung und Schmerz verstärken, dagegen kann leichter Druck ein milderer Stimulus sein, der Entspannung bringt und Schmerz lindert. Die Reaktion auf externe Stimuli wird individuell und je nach pathologischem Befund der behandelten Gewebe verschieden sein. Dauer und Frequenz der Behandlung und die Art der Massage wird immer von dem jeweiligen pathologischen Befund und von den durch die Behandlung erhofften Effekte bestimmt.

Ständig müssen die Reaktionen des Patienten und die lokalen Wirkungen der Behandlung beobachtet werden; die Art der Massage und der Druck müssen sich danach richten. Nur wenn Massage sorgfältig und sinnvoll durchgeführt wird, kann sie sich in der Praxis bewähren. Wenn der Therapeut sich auf eine Unterhaltung mit dem Patienten einläßt oder auf andere Weise abgelenkt ist, wird die Konzentration auf die Behandlung unmöglich, so daß die Behandlung sinnlos oder gar schädlich wird und die erhofften Resultate ausbleiben.

4. Wirkungen der Massage

Durch Massage wird auf die Gewebe ein mechanischer Reiz ausgeübt, und zwar rhythmischer Druck und Dehnung. Druck komprimiert weiche Gewebe und verformt das Netzwerk der Rezeptoren an den Nervenenden. Dehnung setzt weiche Gewebe unter Spannung und verformt ebenfalls die Rezeptoren an den Nervenenden. Diese beiden Kräfte können den kapillaren, venösen, arteriellen und lymphatischen Kreislauf beeinflussen, weil sie das Lumen der Blutgefäße und Lymphgefäße verändern. Wir können den Axonreflex nachweisen. Wir können oberflächliche und tiefergelegene Exterozeptoren in der Haut stimulieren; ebenso Propriorezeptoren in den Muskeln und Sehnen und Interozeptoren in den tiefergelegenen Geweben des Körpers. Wir können Schleim lösen und den Abfluß überschüssiger Flüssigkeiten aus den Lungen fördern.

Der Therapeut bestimmt durch seine Wahl der Massageform, wie diese mechanischen Kräfte angewendet werden (durch Streichen, Reiben, Kneten, Klopfen und Vibration) und durch seine Erfahrung bei der Anpassung von Dauer, Qualität, Intensität und Rhythmus des Stimulus (s. Kap. 3, S. 31ff). Es gibt keine klare Vorstellung oder Definition davon, welche Wirkungen Massage haben kann. Viel ist von der Massage schon behauptet worden (s. Kap. 2). Einige dieser Behauptungen gründen sich auf klinische Erfahrungen, auf objektive Berichte und »Zeugenaussagen«. Einige sind Rationalisierungen von Hypothesen auf der Grundlage von Anatomie- und Physiologiekenntnissen. Einige basieren auf kontrollierten, sorgfältig erarbeiteten Laboruntersuchungen und einige gehen zurück auf »Wunschdenken«. Über Massage wurde vergleichsweise wenig geschrieben und es wurden vergleichsweise wenige Untersuchungen durchgeführt.

In einer Literaturübersicht über die Dekade von 1963 bis 1972 stellten wir fest, daß *Severini* und *Venerando* die Wirkungen der Massage auf das kardiovaskuläre System im Jahr 1967 untersucht haben; *Bell* schrieb 1964 den Schlußbericht einer Untersuchung über die Veränderungen des Blutvolumens nach Massage; *Barr* und *Taslitz* (1967) führten eine sehr sorgfältige Untersuchung durch über die Effekte der Rückenmassage auf das vegetative Nervensystem; *Bork, Karling* und *Faust* berichteten 1971 über die Effekte der Ganzmassage auf Enzymkonzentrationen im Serum.

Die Wirkungen der Massage wurden auf recht verschiedene Weise beschrieben und klassifiziert. *Mennell* arbeitete mit den Begriffen »mechanische Wirkungen« (Druck und Spannung), ebenso »chemische, reflektorische und psychologische Wirkungen«. Andere Autoren diskutierten allgemeine und örtliche Wirkungen. Diese können auch in den Dimensionen »physisch, physiologisch (einschließlich reflektorisch) und psychologisch« eingeteilt werden.

Eine rein physiologische Wirkung kann man demonstrieren, indem man oberflächliche Venen ausstreicht und durch den direkten Druck das Blut aus dem behandelten Teil der Vene entfernt.

Die Technik von *Lucas-Championnière,* Muskelentspannung bei Verkrampfung nach Frakturen durch oberflächliches Streichen zu erreichen, kann hinreichend mit einem reflektorischen (physiologischen) Effekt erklärt werden.

Mennells Warnung, man könne »einem Patienten eine Behinderung anmassieren«, wenn man einen Körperteil massiert, der eigentlich nur geringfügig verletzt wurde, weist auf die rein psychologische Wirkung hin.

Mit großer Wahrscheinlichkeit aber gehen die Wirkungen der meisten Massagebehandlungen auf eine Kombination physikalischer, physiologischer und psychologischer Faktoren zurück.

Schmerz

Neue Forschungen und Theorien über Schmerz und die Mechanismen der Entstehung, Übertragung, Wahrnehmung und Kontrolle von Schmerz haben auch eine Auswirkung auf die Massage. Spezielle Formen wie die transkutane elektrische Nervenreizung (TENS) und verschiedene Techniken zur Mobilisation von Gelenken haben aus solchen Informationen Nutzen gezogen. Es hat sich ein komplexes Bild ergeben, nach dem ein vernünftiger Interventionsplan bei einer Reihe von Problemen des weichen Körpergewebes einschließlich des Schmerzes entwickelt werden konnte. Die spezifische Funktion der Nozizeptoren und Mechanorezeptoren bei der Schmerzwahrnehmung und bei der Veränderung des Muskeltonus wurden deutlicher. Mit der Erkenntnis, daß afferente Fasern, die sensible Informationen übertragen, einen prä- wie einen postsynaptischen Einfluß auf Schmerz haben können, hat die Massage als therapeutische Maßnahme eine neue wissenschaftliche Begründung erhalten.

Seit der Arbeit von *Melzack* und *Wall* ist die »Gate-Control« im Bereich des Hinterhorns des Rückenmarks zu einem zentralen Begriff für Interventions- und Forschungsstrategien zum Schmerz geworden. Das »Tor« wird durch bestimmte sensible Impulse geschlossen, die über schnelleitende Fasern übertragen werden und die Rezeptorbereiche im Hinterhorn hemmen. Die Schmerzimpulse werden von langsamen Fasern übertragen. Absteigende Impulse können ebenso die Erregbarkeit dieser Rezeptoren verändern und so das »Tor« öffnen oder schließen.

Dieses neurophysiologische Modell mit dem Konzept der präsynaptischen Hemmung wird ständig weiter spezifiziert; es bleibt aber ein sehr wichtiges Erklärungsmodell für die »Gate-Control«-Theorie des Schmerzes. Zusammenfassende Darstellungen dieser Theorie wurden vielfach veröffentlicht, so daß wir uns hier auf einen sehr kurzen und vereinfachenden Überblick beschränken können.

Die A-Fasern der Nerven sind markhaltige afferente und efferente Fasern, die entsprechend ihrem Durchmesser weiter unterteilt sind in Alpha-Fasern (12–21 μ), Beta-Fasern (8–12 μ) und Gamma-Fasern (5–10 μ). Die C-Fasern sind marklose afferente oder sympathische Nervenfasern, von denen man annimmt, daß sie im wesentlichen Schmerz übertragen. Beide Fasertypen projizieren kollateral auf die Substantia gelatinosa und dann auf Transmitterzellen. Die A-Fasern erregen die Substantia gelatinosa, die ihrerseits die Transmitterzellen hemmt. Die C-Fasern hemmen die Substantia gelatinosa, weil sie aber eine niedrige Übertragungsgeschwindigkeit haben, ist das Tor meistens geschlossen, weil die von den A-Fasern übertragene sensible Information die präsynaptische Hemmung auslöst. Die Transmitterzellen und eine oder mehrere schmerzempfindliche Fasern sind zentral übertragende Schmerzleitungen; da sie postsynaptisch sind, werden sie von peripheren und zentralen Quellen gesteuert.

Neuere Arbeiten, die sich mit der Rolle bestimmter Neurotransmitter intensiver befaßt haben, weiteten unser Verständnis aus. Die Substanz P, Endorphine und Encephaline sind spezielle Substanzen mit einer wichtigen Aufgabe bei der Übertragung von Schmerzimpulsen und bei der Wahrnehmung von Schmerz. Die Substanz P stellt man sich vor als den Neurotransmitter oder wenigstens als einen Neuromodulator, der speziell auf die Transmitterzellen wirkt. Zur Zeit gilt die Hypothese, daß Endorphine die Produktion der Substanz P (Transmitter des Schmerzes) unterdrücken und auf diese Weise die Übertragung der Schmerzimpulse blockieren. Diese Blockierung passiert in der Peripherie wie zentral. Da nachgewiesen werden konnte, daß Endorphine von Naloxon blockiert werden können (ein Medikament, das die gegenteilige Wirkung hat wie Morphin, das zentral wirkende Schmerzmittel), vermutet man, daß die analgetischen Impulse im zentralen Nervensystem (die Schmerzunterdrückung) von Endorphinen ausgehen. Die absteigenden Neurone im Rückenmark mit dieser analgetischen Wirkung haben Serotonin als Überträgerstoff. Erst kürzlich wurden Serotonin und Substanz P in denselben Zellen gefunden. Gewöhnlich erregt die Substanz P Neurone, wogegen Serotonin sie hemmt;

beide sind in anderen Körperbereichen als Transmitter und Mediatoren vorhanden. Beide Substanzen sind im autonomen Nervensystem vorhanden, die Substanz P ist in zahlreichen Bereichen des Hirns und im Mesenterium konzentriert. Auch im autonomen Nervensystem scheint die Substanz P sensible Informationen zu übertragen.

Das Hinterhorn im Rückenmark arbeitet integrativ, seine Reaktionen sind nicht stereotyp. Impulse aus dem zentralen Nervensystem und von der Peripherie wirken beide auf die Transmitterzellen, dadurch wird klar, daß die Reaktionen des Patienten vom Therapeuten und vom Patienten selbst ständig beobachtet werden müssen. Da Informationen aus dem peripheren, zentralen und autonomen Nervensystem in diesem Bereich zusammengefaßt werden, muß der Therapeut Methoden beherrschen, die ihm subjektive und objektive Informationen über geringfügige Veränderungen in den behandelten Geweben ermöglichen.

Eine Zusammenarbeit zwischen dem somatischen und autonomen Nervensystem wurde schon immer vermutet. In letzter Zeit haben intensive Forschung und bessere Untersuchungsmethoden gezeigt, daß diese Verknüpfungen direkter und besser vorhersagbar sind, als man sich das früher gedacht hatte. Ein Beispiel für dieses bessere Verständnis ist der klinische Ansatz beim »übertragenen Schmerz«. Lange Zeit hatte man angenommen, der übertragene Schmerz sei lediglich eine zentralnervöse Interpretation viszeralen Schmerzes, der über das Rückenmark auf darüberliegende oder dazugehörige Hautareale übertragen wird. Nach diesem Verständnis ist eine bleibende Linderung des Schmerzes nur erreichbar, indem man die viszerale Ursache beseitigt. Eine vorübergehende Erleichterung bringt in der Regel ein zentral wirksames Medikament, das die Übertragung und Wahrnehmung von Schmerz blockiert. Es konnte jedoch gezeigt werden, daß es im peripheren Schmerzbereich Reflexe gibt, die auf direkte periphere Intervention reagieren und daß diese Intervention sogar einen positiven Einfluß auf die im Inneren liegende Schmerzursache haben kann.

Zweifellos ging eine der aufregendsten und dynamischen Entwicklungen der Massage von einem besseren Wissen über die Wirkung des sensiblen »Inputs« (aufgenommener Reiz) auf die Schmerzwahrnehmung aus. Kliniker haben damit begonnen, bei davon befallenen Gliedern oszillierende (schwingende) Bewegungen zur Schmerzreduktion und Funktionsverbesserung zu verwenden. Mit seinen Händen betastet der Therapeut bestimmte Körperstellen und erkennt auf diese Weise die anatomische Ursache der Behinderung. Indem Therapeuten ihre Hände benutzten, um geschädigte Gewebestrukturen zu mobilisieren und muskuläre Abwehrspannung zu beseitigen, haben sie den Wert der Massage und anderer manueller Techniken erkannt. Bei einer Behandlung können Massage, manuelle orthopädische und krankengymnastische Techniken eingesetzt werden, um die neugewonnene Bewegungsfreiheit auszunutzen. Diese Integration therapeutischer Techniken ist sehr wünschenswert, muß sich aber auf entsprechende Erfahrung gründen, welche Körperhaltung dabei einzunehmen ist und wie der Körper zu handhaben ist.

Blutkreislauf

Mennell hält es für unmöglich, den arteriellen Kreislauf direkt durch die mechanische Wirkung der Massage zu unterstützen. Er ging davon aus, der bei der Massage ausgeübte Druck in Richtung des venösen Blutflusses ließe sich vergleichen mit dem Drücken auf einen weichen Schlauch, um aus ihm die Flüssigkeit zu entleeren. Wenn die Muskeln entspannt sind, dann bilden sie eine weiche Masse bestehend aus mit Flüssigkeit gefüllten Schläuchen. Jeder Druck auf diese weiche Masse verschiebt dann die Flüssigkeit in diesen Schläuchen in Richtung des

Drucks; deshalb werden auch tiefergelegene Venen geleert, wenn genügend Druck ausgeübt wird. Solcher Druck kann gleichzeitig auch den arteriellen Blutfluß verlangsamen, wenn er stark genug ist, um außer den Venen auch die Arterien zusammenzudrücken.

Wenn durch die Massage der Zustrom venösen Blutes zum Herz vergrößert wird, dann können theoretisch auch die Herzfrequenz oder das Schlagvolumen vergrößert werden und auf diese Weise eine größere Blutmenge in die Peripherie gepumpt werden. Es gibt jedoch wenig Beweise für eine so einfache mechanische Reaktion des Systems der Arterien und Arteriolen.

Wakim u. Mitarbeit. stellten fest, daß es bei Gesunden und Patienten nach einem tiefenwirksamen Streichen und Kneten »keine konsistente oder signifikante Verstärkung des durchschnittlichen Blutflusses« gab. Es gab eine »gemäßigte, konsistente und deutliche Zirkulationsverbesserung« nach einer solchen Massage an schlaff gelähmten Gliedern. »Kräftige stimulierende Massage führte zu einer konsistenten und signifikanten Verbesserung der durchschnittlichen Durchblutung in der massierten Extremität«, führte aber nicht zu einer Veränderung der Blutzirkulation in der kontralateralen, nicht massierten Extremität.

Nach *Pemberton* gibt es wahrscheinlich über das Nervensystem (wahrscheinlich das sympathische) einen reflektorischen Einfluß auf die Blutgefäße im betroffenen Körperteil. Er war deshalb davon überzeugt, daß Gefäße in den Muskeln oder sonstwo nicht nur dadurch, daß sie gedrückt werden, entleert werden, sondern auch durch diese reflektorische Reaktion.

Pemberton stellte fest, daß sich bei mikroskopischer Beobachtung von Bereichen, in denen nur wenige Kapillaren offen sind und deshalb nur wenige gesehen werden können, zeige, daß Massage fast alle kleinen Gefäße sichtbar machen kann, weil durch sie die Zirkulation zustande kommt.

Wenn es auch wenige Informationen darüber gibt, welche Massageform jeweils angewandt wurde, so gibt es aber einige überzeugende Experimente dafür, daß Massage die Blutzirkulation verbessert. *Wolfson* untersuchte die Wirkung der tiefen Knetungen auf den venösen Blutfluß in normalen Beinen von Hunden und stellte fest, daß durch Massage anfänglich eine sehr starke Zunahme erreicht wurde, worauf ein schnelles Absinken der Durchblutung auf ein unter der Norm liegendes Maß noch vor Ende der Massage folgte. Er fügte hinzu, direkt nach Beendigung des Experiments habe die Zirkulation langsam wieder zugenommen bis zum normalen Maß. Er schloß daraus, das tatsächliche Blutvolumen, das durch die Extremität während der Massage und der Erholungsphase fließt, sei nicht größer als normal, daß die Gefäße aber für eine kurze Zeit gründlicher geleert werden und deshalb eine größere Menge frischen Blutes in den betroffenen Körperteil fließt. Er meinte deshalb, kurze und häufige Behandlungsphasen in der Massage seien notwendig.

Carrier zeigte, daß leichter Druck zu einer fast augenblicklichen, aber vorübergehenden Erweiterung der Kapillargefäße führt, wogegen stärkerer Druck zu einer dauerhaften Erweiterung führen kann. Mikroskopische Beobachtungen behandelter Gewebe, in denen nur wenige Kapillaren offen waren, zeigten, daß durch Massagedruck fast alle kleinen Gefäße sichtbar gemacht werden können.

Pemberton beschrieb die Arbeit von *Clark* und *Swanson*, die in einem Film die Kapillarzirkulation in einem Hasenohr zeigten; für die Beobachtung hatten sie eine Öffnung geschnitten. Diese Untersuchungen zeigten, daß nach einer Massage mehr Kapillaren offen waren, mit einer stärkeren Durchblutung und einer Veränderung in der Gefäßwand; Beweis dafür waren das »Hängenbleiben« und die Aussonderung von Leukozyten.

Daß Massage die Blutzirkulation verbessert, wurde auch experimentell von *Rosenthal, Brunton* und *Tunnicliffe* gezeigt.

Es wurde behauptet, die reflektorische Wirkung des oberflächlichen Streichens verbessere die Hautdurchblutung, insbesondere den Blutfluß in den oberflächlichen Venen und Lymphgefäßen, unterstütze den Austausch der Gewebsflüssigkeiten, verbessere die Versorgung der Gewebe mit Nährstoffen und beseitige die Stoffwechselprodukte von Ermüdung und Entzündung. Im Jahr 1939 meinte *S. Wright,* diese Behauptungen müßten kritisch im Licht modernen physiologischen Wissens überprüft werden. Er unterstützte die Auffassung, es sei schwierig, auf der Basis der wenigen vorliegenden sorgfältig überprüften klinischen Untersuchungen eindeutige Feststellungen über die Reflex-Wirkungen der Massage zu machen.

Im Bericht von *Bell* steht, daß nach 10minütigem tiefen Streichen und Kneten der Wade eines Beines anhand von plethysmographischen Messungen gezeigt werden konnte, daß das Blutvolumen sich verdoppelt hatte und damit auch die Durchblutungsgeschwindigkeit. Dieser Effekt hielt 40 Minuten lang an, im Gegensatz zu Gymnastikübungen, bei denen die Durchblutungsgeschwindigkeit nach 10 Minuten schon wieder nachließ.

Die Untersuchung von *Barr* und *Taslitz* ergab, daß der systolische und diastolische Druck nach einer 20minütigen Rückenmassage nachzulassen begann, danach aber der systolische Druck zunahm bei weiterhin geringfügig nachlassendem diastolischen Druck. Die Herzfrequenz nahm zu.

Severini und *Venerando* verbanden die Massage mit einem Hyperämie-erzeugenden Medikament (es enthielt Vanellylon-amid und Butoxäthylnikotinat). Diese kombinierte Behandlung führte zu einer deutlichen und anhaltenden Erhöhung der Hauttemperatur. Bei ausschließlicher Verwendung des Medikaments oder bei einer Verbindung des Medikaments mit einer oberflächlich wirksamen Massage gab es keine Veränderung der Durchblutung der Muskeln, bei einer tiefenwirksamen Massage gab es aber eine deutliche Zunahme der Muskeldurchblutung.

Lymphsystem

In den lymphomatischen Kapillargeflechten der Haut und im subkutanen Gewebe fließt die Lymphflüssigkeit in bestimmter Richtung. Ihre Bewegung hängt von verschiedenen Kräften ab. Die Fließrichtung der Lymphflüssigkeit wird bestimmt von Faktoren wie Schwerkraft, Muskelkontraktion, passive Bewegungen und Massage. Wenn der Lymphfluß in den tiefergelegenen Lymphgefäßen eines Körperteils behindert wird, ist es dennoch möglich, die oberflächlich gelegenen Lymphgefäße offen zu halten und wenn dieser Körperteil massiert wird oder durch Einfluß der Schwerkraft ein Abfluß der Lymphflüssigkeit ermöglicht wird, dann wird die Lymphflüssigkeit durch diese Gefäße in Richtung der externen Kraft fließen.

Tierexperimente haben gezeigt, daß es wenig Bewegung der Lymphflüssigkeit gibt, wenn ein Muskel sich in Ruhe befindet. *Cuthbertson* beschreibt die von *v. Mesengeil, Kellgren* und *Colombo* durchgeführten Untersuchungen über die Auswirkungen der Massage auf die Lymphbewegungen; sie konnten eine Zunahme des Lymphflusses nach einer Muskelmassage nachweisen.

V. Mesengeil »injizierte wiederholt eine Art Tinte in korrespondierende Gelenkverbindungen von Kaninchen. Das eine Glied wurde jeweils massiert und das korrespondierende zur Kontrolle in Ruhe gelassen. ... In dem Bein ohne Massage war die Tendenz der Einfärbung von Gewebe in Richtung Herz sehr gering, bei dem massierten Bein jedoch war im intermuskulären Bindegewebe oberhalb des Gelenks und in den Lymphdrüsen jeweils eine erhebliche Menge Tinte absorbiert. Die Lymphgefäße, die nach oben zu den Lymphdrüsen führten, waren tiefschwarz gefärbt.«

Kellgren und *Colombo* kamen zum Ergebnis, daß »Massage immer einen deutlichen und klar feststellbaren Einfluß hatte auf die Absorptionsgeschwindigkeit von Substanzen, die in Tiere injiziert wurden, und zwar bei allen Organen, die man durch Massage behandeln kann – subkutane Gewebe, Muskeln, Gelenkverbindungen und Körperhöhlen. ... Die injizierte Substanz bewegte sich bei der Absorption jeweils in Richtung auf die nächstgelegenen Lymphgefäße und Drüsen. Das tiefe Streichen war wahrscheinlich weniger wirksam, als das Drücken und Rollen von Muskeln und subkutanem Gewebe.«

Auch *McMaster* unternahm Experimente, bei denen er in die Gliedmaßen normaler Personen intradermal einen Farbstoff injizierte und sie dann massierte; er stellte dabei fest, daß die Lymphbewegungen zunahmen.

Drinker und *Yoffey* führten bei einem narkotisierten Hund Kanülen in die zervikalen Lymphgefäße ein und konnten einen ganzen Tag lang durch Massage von Kopf und Nacken oberhalb der Kanüle die Lymphflüssigkeit in Bewegung halten. Als die Massage eingestellt wurde, hörte der Lymphfluß entweder ganz auf oder war geringfügig. Sie meinten, Massage in Richtung des Lymphflusses sei die absolut beste Methode, extravaskuläre Flüssigkeit in die Lymphgefäße zu bringen und die Lymphflüssigkeit auf den Blutstrom hin zu bewegen, insbesondere bei der Behandlung chronischer Prozesse.

Drinker und *Yoffey* stellten auch fest, daß durch die Körperhaltung und Körperstellung die Lymphbewegungen deutlich beeinflußt werden und daß der Abfluß von Lymphflüssigkeit aus einem herabhängenden, ruhig gestellten Körperteil praktisch geringfügig ist. Um die Lymphbewegung in einem bestimmten Bereich am wirkungsvollsten zu beeinflussen, schien es deshalb logisch, den betroffenen Körperteil während der Massage hoch zu lagern.

Ladd, Kottke und *Blanchard* verglichen die Wirkungen der Massage, passiver Bewegung und Elektrostimulation auf die Bewegung der Lymphflüssigkeit in den Vorderbeinen von 15 Hunden und stellten dabei fest, daß die Massage »signifikant wirksamer war als passive Bewegung oder Elektrostimulation im Rahmen dieser Tierversuche.« Durch alle drei Verfahren konnte die Bewegung von Lymphflüssigkeit erheblich über die der Kontrollperiode gesteigert werden.

Bell empfahl die Massage für die Behandlung von Ödemen bei Frakturen wegen ihrer Wirkung auf den venösen und lymphatischen Kreislauf.

Nervensystem

In der Literatur gibt es wenig Informationen über tatsächlich festgestellte Wirkungen der Massage auf die Funktion des Nervensystems.

Bucholz meinte, es sei unmöglich, zu demonstrieren, daß Massage irgend eine Veränderung im Nerv selbst bewirke.

Chor u. Mitarb. stellten fest, daß die Regeneration eines peripheren Nervs, der durchgeschnitten und wieder zusammengenäht worden war, durch Massage und passive Übungen nicht beeinflußt wurde.

Von Mesengeil stellte in klinischen Untersuchungen fest, daß der durch kräftige Massage erzeugte Schmerz im Lauf der Zeit nachläßt, wenn die Massage einige Zeit durchgeführt wird. Obwohl durch Massage bestimmte Schmerzformen häufig gelindert werden können, gibt es keine eindeutige Erklärung, wie das eigentlich vor sich geht. (S. S. 35, dort werden die Effekte von Massage auf Schmerz diskutiert.)

Die beruhigende Wirkung einer Ganzmassage kann sehr leicht demonstriert werden; *Mennell* stellte fest, daß es »wahrscheinlich eine Wirkung auf das Zentralnervensystem sowie eine lokale Wirkung auf die sensiblen und eventuell auch auf die motorischen Nerven gibt«.

Experimentelle Untersuchungen der reflektorischen Kontrolle des Kreislaufs und der neuromuskulären Reaktionen stützen in gewisser Weise die Hypothese, daß die Massage eindeutige reflektorische Wirkungen hat; viele reflektorische Wirkungen scheinen aber hypothetisch zu sein, weil keine andere rationale Erklärung greifbar war. Es konnte bislang nicht klar festgestellt werden, welche spezifischen Reflex-Mechanismen daran beteiligt sind oder wie einfach oder komplex die Prozesse sind, die an den Reflexen beteiligt sind. Um diese Konzeptionen zu verdeutlichen und zu verifizieren, muß noch viel Arbeit in sorgfältige klinische und experimentelle Untersuchungen investiert werden, die dann mit den modernen physiologischen und neurophysiologischen Konzeptionen in Einklang stehen müssen.

Die Arbeit von *Barr* und *Taslitz* ist ein Beispiel für die Art von Untersuchung, die über eine Reihe von Massage-Behandlungsformen durchgeführt werden können und müßten. *Barr* und *Taslitz* ermittelten nach einer 20minütigen Rückenmassage Blutdruck und Herzfrequenz; sie stellten eine Zunahme der Schweißproduktion in der Haut und eine Verminderung des galvanischen Hautwiderstandes fest; nach einer geringfügigen Verminderung der Körpertemperatur (0 bis 0,1° C) in der Kontrollperiode kam es nach Ende der Massage zu einer Erhöhung der Körpertemperatur um 0 bis 0,2° C; außerdem kam es zu einer Pupillenerweiterung, deren Zusammenhang mit der Massage aber nach Meinung der Experimentatoren nicht eindeutig ist. Ihre Ergebnisse weisen auf eine Zunahme der Aktivität des sympathischen Nervensystems hin.

Muskelgewebe

In der Literatur über die Wirkungen der Massage gibt es eine relativ große Zahl positiver Feststellungen und Folgerungen über die Wirkung auf das Muskelsystem – im Vergleich zu denen auf andere Systeme und Gewebe des Körpers. Einige dieser Feststellungen und Behauptungen können angesichts der Daten aus klinischer Beobachtung oder aus wissenschaftlicher Forschung nicht aufrechterhalten werden.

Normale Muskeln

Kellogg stellte fest: »Massage führt zu einem nachweisbaren Anwachsen der Größe der Muskelstrukturen. Der Muskel wird außerdem kräftiger und elastischer.« *McMillan* schrieb: »Durch die Manipulationen werden die Muskeln gekräftigt und ihr Wachstum wird gefördert.« Nach *Despard* »verbessert die Massage die Ernährung der Muskeln und dadurch fördert sie ihre Entwicklung«. Nach den Autoren aus neuerer Zeit aber erhöht die Massage die Muskelkraft nicht.

Das Kneten eines Muskels – so war die Theorie – macht ihn kräftiger; *Mennell* sagt, dies sei ein Irrtum, der schleunigst beseitigt werden müsse. Er konstatiert: »Durch keine andere Methode als durch Muskelkontraktion kann sich Muskelkraft entwickeln, keine Form der Massage kann mehr, als dies indirekt unterstützen«; und an anderer Stelle: »Um Massage richtig anwenden zu können, müssen wir sie ausschließlich als ein Mittel zu einem Zweck betrachten, und dieser Zweck ist die Wiederherstellung der Funktionsfähigkeit.« Als Mittel zum Zweck kann Massage dazu beitragen, daß ein Muskel mehr genutzt werden kann und dadurch seine Stärke sich entwickeln kann. Diese Tatsache wurde durch experimentelle Arbeiten von *Rosenthal, Mosso* und *Maggiora* und von anderen bewiesen. Sie zeigten, daß ein Muskel, der durch Arbeit oder durch Elektrostimulation ermüdet wurde, sich sehr viel schneller erholt, wenn er massiert wird, als wenn er ebenso lange, wie die Massage dauert, ruht.

Nordschow und *Bierman* untersuchten 25 normale, gesunde, aktive Personen, um zu ermitteln, »ob manuelle Massage bei normalen Versuchspersonen zu einer meßbaren Muskelentspannung führt.« Ein »Fingerspitzen/Boden«-Test wurde benutzt, um die Spannung in den Rückenmuskeln, der Oberschenkel und der Unterschenkel zu messen. Jede Versuchsperson stand mit durchgedrückten Knien vorwärts gebeugt und berührte den Boden mit den Fingerspitzen oder versuchte dies. Danach nahmen alle eine bequeme vornübergeneigte Haltung mit aufgestützten Armen ein, und zwar 30 Minuten lang. Dann wurde der »Fingerspitzen/Boden«-Test wiederholt. Dann nahmen sie wieder die Ruhe-Haltung ein und erhielten 30 Minuten lang Massage: 15 Minuten lang Rückenmassage (vgl. S. 99–107 u. 145–148) und je $7^1/_2$ Minuten lang die hinteren Muskeln jeden Beines (ähnlich wie auf den Seiten 132–135 beschrieben). Drei Maßzahlen wurden bei jeder Versuchsperson erhoben: »Maß 1: Abstand vom Boden nach der Ruhepause minus Abstand vor der Ruhephase. Maß 2: Abstand nach der Massage minus Abstand nach der Ruhephase direkt vor der Massage. Maß 3: Abstand nach der Massage minus Abstand vor der Ruhephase.« Die Autoren schlossen aus ihren Erhebungen, daß »manuelle Massage zu einer Entspannung der willkürlichen Muskulatur führen kann.«

Bell berichtete, daß Muskelermüdung durch Massage und Ruhephase schneller beseitigt wird als durch eine Ruhepause allein. Er schlug vor, man solle abwechselnde »Runden« von körperlicher Übung und Massage in der Therapie anwenden (wie man das bei Sportlern häufig tut).

Der Begriff »Muskeltonus« wird benutzt, um den Spannungszustand des Muskels zu beschreiben. Er bedeutet den nerval bedingten normalen Kontraktionszustand der Muskeln. Obwohl einige Feststellungen in der Literatur aussagen, daß Massage den Muskeltonus erhöht, konnte dies bislang weder klinisch noch experimentell nachgewiesen werden.

Pathologische Zustände der Muskeln

Die Wirkungen der Massage auf verletzte Muskeln und auf denervierte Muskeln wurden experimentell untersucht.

Verletzter Muskel

Castex führte eine Reihe von Experimenten durch, um die Wirkungen der Massage am verletzten Muskel nachzuweisen. Muskeln von Tieren wurden durch Quetschung verletzt, dann wurde der einen Gruppe Massage gegeben und die andere diente als Kontrollgruppe. Danach wurde das Muskelgewebe von beiden Gruppen mikroskopisch untersucht. Die Ergebnisse faßte *Lucas-Championnière* folgendermaßen zusammen:

»Die unbehandelten Teile zeigten:

1. Dissoziation der Muskelfasern in einzelne Fibrillen, das zeigt sich durch deutliche longitudinale Streifung
2. eine Hyperplasie, manchmal eine einfache Verdickung des Bindegewebes
3. eine Vermehrung der Nuklei im Bindegewebe
4. interstitielle Hämorrhagien
5. eine Vergrößerung der Blutgefäße mit einer Hyperplasie der Adventitia
6. der Sarkolemm war meist intakt, aber in einer Sektion konnte eine Multiplikation der Nuklei beobachtet werden, das entsprach im Bild etwa einer interstitiellen Myositis.

Bei den massierten Teilen war zu sehen:

1. Der Muskel erschien normal
2. keine sekundären fibrösen Bänder teilten die Muskelfasern
3. um die Gefäße herum gab es keine fibröse Verdickung
4. die Gesamtmasse der Muskeln war größer
5. es gab keine Hinweise auf Hämorrhagien.«

Denervierte Muskeln

Obwohl die Massage recht extensiv in der Behandlung denervierter Muskeln eingesetzt wurde, gibt es in der Literatur wenig Informationen über ihre Effektivität. Einige Untersuchungen wurden durchgeführt, um ihren Effekt bei histopathologischen Veränderungen im Muskel selbst, auf die Atrophie und Muskelstärke zu bestimmen. Die Schlußfolgerungen der Untersucher aber stimmen nicht überein.

Chor u. Mitarb. führten ein Experiment durch zur Untersuchung der Wirkung der Massage bei Atrophie und auf die histopathologischen Veränderungen, die im denervierten Muskel auftreten.

Bei zwei Gruppen von Rhesusaffen wurde unilateral der Ischias-Nerv durchtrennt, die Nerven wurden sofort genäht und das Bein wurde in Gips ruhiggestellt. Nach vier Wochen wurde der einen Gruppe Massage (Streichen und Kneten) und passive Bewegung verabreicht, und zwar täglich sieben Minuten lang, die Kontrollgruppe wurde weiterhin ruhiggestellt. Nach einiger Zeit – bei einigen Tieren nach zwei, bei anderen nach sechs Monaten – wurden die Muskeln mikroskopisch untersucht, um die histopathologischen Veränderungen festzustellen. Es stellte sich heraus, daß die Ergebnisse sehr stark denen ähnelten, die von *Castex* bei verletzten Muskeln gefunden wurden. Die ruhiggestellten Muskeln waren blaß und umgeben von verdickten Septen aus fibrösem Gewebe mit weißlichen und gelblichen Streifen im gesamten Muskel. Mikroskopisch konnte diese Fibrose sehr deutlich nachgewiesen werden und zwar umgab sie die Muskelfasern und bildete auch einen Ersatz für atrophierte Muskelfasern. Die massierten Muskeln waren geschmeidig und elastisch mit deutlich geringerer Fibrose und weniger Adhäsionen.

Als Maß für die Wiederherstellung der Muskelfunktion nach Reinnervation gilt das Verhältnis funktionierender Muskelfasern zum fibrösen Gewebe, das degenerierte Muskelfasern ersetzt hat. Weil sie in einem gewissen Maß die Bildung unelastischen fibrösen Gewebes und Adhäsionen verhindert, trug die Massage zu einer besseren Wiederherstellung der Funktionsfähigkeit bei.

Vorher untersuchten *Chor* und *Dolkart* die Atrophie beim ruhiggestellten und beim denervierten Muskel. Sie beobachteten, daß die Atrophie beim nicht benutzten Skelettmuskel langsam voranschreitet und von sehr einfachen strukturellen Veränderungen begleitet wird. Der Verlust der Muskelmasse wurde mit einer Verminderung der Sarkoplasma-Menge in den einzelnen Muskelfasern erklärt. Die atrophierten Muskelfasern sind schlanker und zusammengepreßt. Die charakteristische Querstreifung bleibt bestehen. Es gibt keine Degeneration der Muskelfasern selbst. Die intramuskulären Blutgefäße bleiben unverändert.

Die Muskelatrophie nach Nervendurchtrennung oder durch Verletzung von Vorderhornzellen (Poliomyeletis) geht weiter als der Muskelschwund durch mangelnden Gebrauch. Sie schreitet sehr schnell voran und es treten charakteristische Veränderungen auf. Zum Schrumpfen der Muskulatur tritt eine Degeneration dieser Zellen auf. Die Querstreifung verschwindet und es folgt ein Zusammenbruch der Muskelzellen. Im späteren Stadium werden die desintegrierten Muskelzellen durch fibröse Gewebe und Fett ersetzt. Auch die intramuskulären Blutgefäße verändern sich. Die Kapillaren nehmen an Zahl zu und bei den kleinen intramuskulären Gefäßen tritt eine Hypertrophie des Endothels auf und eine Zunahme der fibrösen Struktur.

Chor u. Mitarb. glaubten, daß die Atrophie und Degeneration von denervierten Skelettmuskeln unvermeidbar ist und wiesen nach, daß Massage innerhalb eines Zeitraums von sechs Wochen die Atrophie nicht verhinderte; wegen ihrer Wirkung auf die Neubildung fibrösen Gewebes aber würde durch Massage eine schnellere Regeneration des Muskels nach einer Reinnervation ermöglicht.

Langley und *Hashimoto* untersuchten die Wirkung der Massage auf denervierte Muskeln eines Kaninchens. Am dritten Tag nach der Operation begann man mit einer »kräftigen« Massage. Am siebenten Tag wurde die Behandlung beendet, weil sich am Bein offene Wunden bildeten. Am elften Tag wurde die Behandlung mit einer »milderen« Massage wiederaufgenommen und bis zum 23. Tag nach der Denervation fortgesetzt. Sie kamen zum Schluß, daß »die Behandlung die Atrophie im besten Falle nur geringfügig beeinflußte« und daß möglicherweise das Wachstum von Bindegewebe ein Resultat der Massage eines denervierten Muskels ist.

Hartman, Blatz und *Kelborn* untersuchten Gewicht und Arbeitskapazität von denervierten Muskeln bei 37 Kaninchen. Ein Bein der Tiere erhielt jeweils eine Knet- und Streichmassage. Beide Beine wurden passiv bewegt. Die Behandlung wurde 7 bis 190 Tage lang durchgeführt. Es ergab sich, daß 62 % der massierten Muskeln stärker waren, als die der Kontrollgruppe, daß aber dieser Unterschied nicht signifikant war. 17 Muskeln zeigten Abweichungen bei den Funktions- und Gewichtsuntersuchungen. Die Untersucher meinten, das Gewicht des Muskels sei nicht unbedingt ein Hinweis auf die Menge vorhandenen kontraktilen Gewebes.

Hartman und *Blatz* untersuchten später die Kraft von denervierten Mm. gastrocnemii von 60 Kaninchen. Die Muskeln auf der einen Seite wurden täglich 2 bis 20 Minuten lang massiert, beide Beine wurden täglich passiv bewegt. Die Muskeln wurden in unterschiedlichen Intervallen getestet, im Abstand von 10 bis 14 Tagen. Sie kamen zum Schluß, daß »das behandelte Bein insgesamt keinen besseren Eindruck machte, als das nicht-massierte«, daß Massage keinen Wert hatte, daß die Abnahme der Muskelkraft gleich war ohne signifikante Unterschiede zwischen behandelten Muskeln und Kontrollgruppe.

S. Wright meinte, deutlichere Beweise seien erforderlich für die Behauptung, Muskelschwund könne durch Massage verhütet oder die Versorgung der Muskeln mit Nährstoffen verbessert werden. Er glaubte, örtlich könnten zweifellos im Muskel Wirkungen erzielt werden. Dies könnte einmal durch chemische Stoffe, die freigesetzt oder ins Blut befördert werden, geschehen, oder dadurch, daß einige Stoffwechselprodukte aus der Muskeltätigkeit durch Massage freigesetzt werden. Er stellte in Frage, ob direkte mechanische Stimulation eine muskuläre Reaktion im denervierten Muskel erzeugen kann, bei dem ja Reflexreaktionen ausgeschlossen sind.

Suskind, Hajek und *Hines* untersuchten denervierte Mm. gastrocnemii von Katzen. Das eine Bein wurde täglich fünf Minuten lang jeweils gestrichen (Effleurage) und geknetet (Pétrissage), das andere Bein blieb zur Kontrolle unbehandelt. 28 Tage nach der Sektion wurden Kraft und Gewicht der Muskeln gemessen. Die Untersucher stellten fest: »Wenn denervierte Muskeln massiert werden, bleiben sie schwerer und stärker als die unbehandelten kontralateralen Muskeln. Es gab nur einen geringfügigen, aber statistisch signifikanten Effekt auf das Gewicht der Muskeln. ... Massage... trug dazu bei, den allmählichen Verlust der Kontraktionskraft zu vermindern, der bei Skelettmuskeln nach Denervation auftritt.«

Wood untersuchte die Auswirkungen der Massage auf Gewicht und Spannung des M. tibialis anterior von 14 Hunden. Der Ischiasnerv wurde bilateral durchtrennt und das eine Bein wurde täglich 10 Minuten lang mit einer Streich- und Knetmassage behandelt. Das andere Bein wurde zur Kontrollgruppe gezählt. Die Muskeln wurden in Intervallen von 13 $^{1}/_{2}$ bis 36 Wochen nach der Denervierung getestet. *Wood* beobachtete, daß »alle Mm. tibiales anteriores bei den behandelten Tieren blaß und klein erschienen im Vergleich zu normalen Muskeln. Im Verhältnis zur Gesamtmasse gab es einen größeren Anteil an Sehnen als bei normalen Muskeln und einen größeren Anteil an Fettgewebe. Durch oberflächliche Untersuchung konnte keinerlei Unterschied zwischen behandelten und unbehandelten Muskeln festgestellt werden. ... Histologische Untersuchungen von Mm. tibiales anteriores der Tiere (behandelte und unbehandelte Muskeln) zeigten keine deutlichen histologischen Unterschiede.« *Wood* schloß daraus, daß »Massage die Denervationsatrophie nicht verzögern kann, das zeigte sich durch Verminderung von Kraft und Gewicht und bei den histologischen Untersuchungen der experimentell denervierten Mm. tibiales anteriores des Hundes.«

Fibrose und Kontrakturen

Fibrose tritt auf bei ruhiggestellten, verletzten oder denervierten Muskeln. Oft führt das zu Kontrakturen. Wegen der geringeren Elastizität des fibrösen Gewebes, und weil sich zwischen den Lagen von Bindegewebe Adhäsionen bilden, wird der Muskel kürzer als im normalen Ruhezustand.

Durch Massage kann dieses fibröse Gewebe unter Spannung gesetzt werden; man tut das mit dem Ziel, die Bildung von Adhäsionen zu verhindern und kleine Adhäsionen, die sich bereits gebildet haben, abzubauen. Dies kann erreicht werden durch Massage in Form von Kneten.

Zusammenfassung

1. Massage hat keinen direkten Einfluß auf Kraftzuwachs oder auf die Muskelmasse, als Mittel zum Zweck aber ist sie effektiver als Ruhestellung, z. B. bei der Erholung nach exzessiver Anstrengung. Theoretisch kann Massage also mehr Anstrengung ermöglichen, wodurch dann die Kraft und Ausdauer vergrößert werden. Das ist ein wichtiger Faktor bei der Behandlung. Es scheint logisch, daß Massage in den Intervallen zwischen Übungen verabreicht wird, wenn diese dazu dienen sollen, Kraft und Ausdauer zu trainieren.
2. Massage beeinflußt den Muskeltonus nicht
3. Massage kann die Zunahme der Fibrose verringern, die sich unvermeidbar beim ruhiggestellten, verletzten oder denervierten Muskel entwickelt
4. Massage verhütet die Atrophie denervierter Muskeln nicht. Obwohl ein Muskel in einem erheblichen Grad von Schwund betroffen sein kann, kann bei minimaler Fibrose, guter Zirkulation und Ernährung ein kleiner Muskel größere Kraft haben, als ein Muskel mit größerem Gewicht (denn dieses größere Gewicht kommt zustande aufgrund eines überproportionalen Anteils an fibrösem Gewebe, das Funktion und Erholung der verbliebenen innervierten Muskelfasern behindert).
5. Mit der Massage wünscht man zu erreichen, daß die Muskeln im bestmöglichen Zustand der Ernährung, Elastizität und Dehnbarkeit verbleiben, so daß der Muskel nach Genesung von Verletzung oder Erkrankung seine maximale Funktionsfähigkeit wiedergewinnen kann.

Die Lunge (siehe auch Kap. 6, S. 63f und Kap. 10, S. 154–166)

Zur Prävention und Behandlung akuter und chronischer Lungenerkrankungen wurde Massage in Verbindung mit anderen physiotherapeutischen Maßnahmen angewandt. In den wenigen Untersuchungen über die Auswirkungen der Physiotherapie am Thorax werden die Wirkungen der verschiedenen Maßnahmen nicht voneinander getrennt. Kliniker aber heben die Bedeutung dieser Massageformen für die Behandlung von Emphysem, Bronchiektase, Asthma, Atelektase und Pneumonie hervor.

Cyriax (in dem Buch »Massage, Manipulation und Traktion« von *Licht*) meinte, daß Hakken, Klatschen, Klopfen, verbunden mit Drainagelagerungen Schleim und entzündliches Material aus den Bronchien lösen kann und daß die Schwerkraft und die Vibration helfen können, Sekrete von der nicht-innervierten Peripherie der Lunge in Bereiche zu bewegen, wo der Husten-Reflex dann seine Wirkung tut.

Bendixon und Mitarbeiter empfahlen Vibration und Klopfmassage mit der hohlen Hand, um Sekrete zu lösen. Sie verwendeten Klopf-Techniken in Fällen, wo »das normale Husten wegen der klebrigen, dicken Sekrete nutzlos ist.«

Cherniack, Cherniack und *Naimark* meinen, die Rolle der Physiotherapie in der Versorgung von Patienten mit akuten Atmungsproblemen könne nicht überbetont werden. Während der Drainagelagerung »sollte der Thorax vom Therapeuten in Vibration versetzt werden«, wobei der Patient häufig husten und die gelösten Sekrete auswerfen solle.

Blut

Mitchell stellte fest, daß bei gesunden wie anämischen Patienten die Zahl der roten Blutkörperchen nach der Massage größer sei. Bei anämischen Patienten ist die Zunahme eine Stunde nach der Behandlung am größten. *Schneider* und *Havens* wiesen nach, daß durch Massage des Abdomens der Hämoglobin-Wert und die Zahl der roten Blutkörperchen zunimmt. Die Blutentnahme geschah am Finger. *Pemberton* erklärte, Massage erhöhe unzweifelhaft den Hämoglobin-Wert und die Zahl der roten Blutkörperchen im zirkulierenden Blut, und daß es eine beschränkte, aber klare Zunahme der Sauerstoffkapazität des Blutes nach der Massage gebe. *Lucia* und *Rickard* stellten fest, daß nach Massage eines Kaninchenohrs von fünf Minuten Dauer bei 25 Strichen pro Minute mit einer maßvollen, aber kräftigen Streichung lokal eine Zunahme der Blutplättchen festgestellt werden konnte.

Die Untersuchungen von *Bork, Karling* und *Faust* zum Effekt der Ganzkörpermassage auf die Serum-Enzyme bei normalen Personen zeigten eine signifikante Zunahme von Glutamat-Oxalacetat-Transaminase, von Kreatin-Phosphokinase und Laktat-Dehydrogenase im Serum. Wegen dieser Wirkung halten sie die Ganzkörpermassage bei Patienten mit Dermatomyositis für kontraindiziert, insbesondere in schweren Fällen.

Haut

Man weiß wenig über den Metabolismus der Haut. Deshalb kann man die Auswirkungen der Massage auf den Hautstoffwechsel auch nur schwer feststellen. Einige Autoren behaupten, Massage habe einen direkten Effekt auf die oberen Lagen der Epidermis, indem die Poren der Talg- und Schweißdrüsen geöffnet werden und sie behaupten, daß dadurch – zusammen mit der verstärkten Zirkulation – direkt die Funktion dieser Drüsen verbessert wird. *S. Wright* sagte, die Schweißsekretion werde nicht wesentlich verstärkt, die Talgsekrete könnten aber ausgepreßt werden.

Nach *Rosenthal* erhöht die Massage die Hauttemperatur um 2 bis 3 Grad Celsius. Er stellte fest, daß bei neurasthenischen Personen unter vergleichbaren Bedingungen wie bei normalen Personen eine höhere Temperaturzunahme der Haut feststellbar ist und daß der Temperaturunterschied bei Frauen größer ist als bei Männern. Er erklärte diese Unterschiede damit, daß bei Neurasthenikern das gesamte Nervensystem einschließlich der vasomotorischen Nerven leichter stimuliert wird als bei normalen Personen und ebenso verhalte es sich bei Frauen im Vergleich zu Männern. Die Zunahme der Hauttemperatur kann auf direkte mechanische Wirkungen zurückgeführt werden und auf indirekte vasomotorische Aktionen.

Severini und *Venerando* stellten fest, daß die oberflächliche, wie auch die tiefenwirksame Massage zu einer signifikanten Hauttemperatur-Abnahme an der behandelten Stelle führte.

Barr und *Taslitz* stellten als Resultat der Massage eine Zunahme der Schweißproduktion und eine Abnahme des galvanischen Hautwiderstandes fest. Sie ermittelten eine große Bandbreite von Veränderungen der Hauttemperatur während der Kontrollphase wie auch während der Behandlungsphase und meinten, sie könnten daraus nicht schließen, daß durch Massage die Hauttemperatur erhöht oder gesenkt würde.

Klinische Beobachtungen zeigen, daß nach einer Massage an einem Körperteil, der einige Wochen lang in Gips gelegen hat, Hautstruktur und Aussehen sich deutlich verbessern.

Wenn die Haut am Untergewebe festhängt und Narbengewebe bildet, können Massagegriffe das anhängende Gewebe mechanisch lösen. *Bodian* empfiehlt Massage für bessere kosmetische Resultate nach chirurgischer Behandlung des Augenlides. Der modus operandi der von ihm beschriebenen Methode scheint »die Dehnung und Zerreißung von exzessivem Narbengewebe« zu sein. Er fand diese Massage bei der Behandlung dicker Narben am Lid nützlich; bei Keloiden, bei überkorrigierter Ptosis, bei überkorrigiertem Entropion, bei postoperativem Ektropion und bei flachen Fornices.

Fettgewebe

Es wurde behauptet, Massage entferne Ablagerungen adipösen Gewebes an verschiedenen Körperstellen. *Krusen* meint, diese Theorie werde nicht durch klinische Beobachtungen unterstützt und alle Versuche, lokale Fettablagerungen zu reduzieren, seien vergebens. *Rosenthal* untersuchte dieses Problem experimentell. Eine kräftige Massage wurde bei Tieren in bestimmten Bereichen der Bauchwand durchgeführt. Mikroskopische Untersuchungen des massierten und unbehandelten Gewebes zeigten, daß es in den behandelten Bereichen keine Veränderung des Fettgewebes gab, obwohl die Massage stark genug gewesen war, um zahlreiche kleine Hämorrhagien hervorzurufen.

S. Wright und *Kalb* machten in ihren Untersuchungen ähnliche Feststellungen.

Knochen

Key u. Mitarb. führten ein Experiment durch, um die Effekte von Wärme, Massage oder aktiver Gymnastik auf eine lokale Atrophie des Knochens, hervorgerufen durch Stillegung des Körperteils, festzustellen. 10 Patienten mit normalen unteren Extremitäten wurden untersucht. Beide Beine wurden in je zwei Gipsschalen gelegt, die während der Behandlung entfernt wurden. Ein Bein wurde als Kontrolle verwendet, das andere behandelt. Sechs Wochen lang wurde täglich jeweils 10 Minuten lang massiert. Vor Beginn und nach Ende des Experiments wurden Röntgenbilder hergestellt und der Vergleich zeigte, daß die Atrophie bei den Kontroll-Extremitäten praktisch ebenso groß war, wie bei den massierten. Sie schlossen daraus, daß kurze Perioden mit Wärmebehandlung (5 Patienten), Massage (2 Patienten) oder aktive Übungen (3 Patienten) hätten kaum feststellbare Auswirkungen auf die lokale Atrophie des Knochens, die durch die Stillegung des Gliedes in Gips hervorgerufen wurde.

Massage wird sehr häufig bei der Behandlung von Frakturen angewendet, und man hält sie für wirksam als Unterstützung der Heilung von Begleitverletzungen, die an den weichen Geweben auftraten. Es konnte nicht nachgewiesen werden, daß Massage die Heilung von Knochen unterstützt. Das »Fracture Committee of the American College of Surgeons« vertrat aber die

Meinung, bei der normalen Heilung von Knochen nach Frakturen »sind Effektivität und Geschwindigkeit des Gewebs-Wachstums abhängig von hinreichender Zirkulation in den betroffenen Teilen... Deshalb muß von Anfang an jede Anstrengung unternommen werden, um die Zirkulation zu unterstützen.«

Mock meinte: »Einige kürzlich durchgeführte Untersuchungen scheinen darauf hinzuweisen, daß sich Kallus bildet längs neu gebildeter Blutgefäße, die sich an Frakturen bilden, und deshalb wird jede Maßnahme, die die Zirkulation im Frakturbereich unterstützt ohne die Fragmente zu bewegen, die Bildung von Kallus fördern.«

Stoffwechsel

Es gibt sehr wenig neuere experimentelle Untersuchungen über die Effekte von Massage auf den Stoffwechsel. Vor über 50 Jahren aber wurden einige Untersuchungen durchgeführt. *Cuthbertson* rezensierte die Literatur zu diesem Thema und führte auch selbst einige Experimente durch. Diese Untersuchungen zeigen:

1. Nach Massage des Abdomens ist die Urin-Abgabe erhöht
2. die Säure-Ausscheidung ist unverändert, und es gibt keine Veränderung im Säure-Gleichgewicht des Blutes
3. Natrium-Chlorid, anorganischer Phosphor und Stickstoff werden verstärkt ausgeschieden
4. bei normalen Personen gibt es keine sofortige Wirkung auf den Grundumsatz an Sauerstoff, auch nicht auf die Pulsfrequenz oder auf den Blutdruck.

Pemberton glaubte, »im allgemeinen weisen die Untersuchungen darauf hin, daß es breite und allgemeine Einflüsse auf den Stoffwechsel durch Massage geben kann, daß es aber keine direkte oder starke Wirkung auf den allgemeinen Stoffwechsel an sich gibt.« Er stimmte mit *Rosenthal* darin überein, der kumulative Effekt von Massage auf verschiedene Stoffwechselprozesse sei auf ihren Einfluß auf die Zirkulation in den behandelten Teilen zurückzuführen.

Eingeweide

Baucheingeweide

In der neueren Literatur gibt es wenig Informationen über die Wirkungen der Massage auf die Baucheingeweide.

Mennell glaubte, die starke Bauchmassage, die früher gelehrt wurde, sei offenbar aus Überlegungen über ihren mechanischen Effekt gegeben worden, daß dies aber ein Irrtum sei, der aus mangelndem Verständnis für die Prozesse in diesem Bereich entstand. Er wies darauf hin, daß die leiseste Berührung eines exponierten Darms eines Frosches sofort einen Spasmus in dem entsprechenden Segment hervorruft, daß außerdem der Herzschlag verzögert werde und daß die Wirkung manueller Berührung auf die vegetative Muskulatur der Eingeweide bei Bauchoperationen beobachtet werden kann – exzessive manuelle Stimulation kann zu einer Überreizung führen und zu einer vorübergehenden Lähmung der glatten Muskulatur.

Es folgen *Mennells* Auffassungen von den tatsächlichen Effekten der Abdominal-Massage. Es ist offenbar unmöglich, so glaubte er, den Inhalt des Dünndarms mechanisch zu entleeren. Die Massagewirkung auf die Eingeweide ist fast ausschließlich eine reflektorische auf die mechanische Reizung durch Druck. Diese Reizung kann die Peristaltik verstärken und dadurch die Entleerung des Darminhalts beschleunigen. Er wies darauf hin, daß einige Teile des Dickdarms in bezug zur Bauchwand relativ unbeweglich sind und man deshalb den Weg des Inhalts im Duodenum, im aufsteigenden Ast des Kolon und im Sigmoideum verfolgen kann.

Beard und *Wood* sind davon überzeugt, daß die Bauchmassage unter Verwendung der Techniken des Knetens und des tiefenwirksamen Streichens, beschrieben unter dem Abschnitt »Lokale Massage des Bauches« (s. S. 148–151), wirksam ist, weil damit die Peristaltik angeregt wird. Diese Verfahren können vom Patienten selbst ausgeführt werden, wenn er dabei auf der Toilette sitzt.

Der Inhalt des Bauches – mit Ausnahme des Duodenum und der unbeweglichen Teile des Kolon – kann leicht durch Druck auf die Bauchwand verschoben werden, wodurch es unmöglich ist, eine mechanische Wirkung der Massage zu erzielen.

Mennell war der Überzeugung, daß es zwar möglich sein könne, eine eindeutige mechanische Wirkung der Massage bei der Behandlung einiger Bauchorgane zu erzielen, daß aber die Wirkungen wahrscheinlich in einem Reflex auf mechanische Reizung bestünden.

Er sagte, reflektorisch könne man auch eine Kontraktion der glatten Muskulatur der Milz erzielen, es sei aber schwierig, einen physiologischen Nutzeffekt davon zu erklären.

Nach *Mennell* ist es auch falsch, einen Nutzen zu erwarten, wenn man die »Leber aufrüttelt«, wie es von früheren Autoren empfohlen wird, jedoch könnten durch eine Bauchmassage die Zirkulation an der Porta hepatica und damit alle Leberfunktionen unterstützt werden.

Von einigen Autoren wurde Massage zur Behandlung des Pankreas vorgeschlagen; *Mennell* glaubte, es sei möglich, dieses Organ reflektorisch zu beeinflussen, wahrscheinlich aber sei die Wirkung nur indirekt durch eine Verbesserung der allgemeinen Vasomotorik. Die Gallenblase als Hohlorgan ist nach *Mennell* den mechanischen Reizen der Massage zugänglich.

Da es nur ein beschränktes Wissen über die Wirkungen der Massage auf die Organe im Bauch gibt, scheint der Physiotherapeut gut beraten, keinerlei Bauchmassage durchzuführen, bis genauere Informationen vorhanden sind. Ausgenommen davon ist die Massage der Muskeln der Bauchwand. Man kann eventuell auch indirekt die Zirkulation anregen und vielleicht reflektorisch die glatte Muskulatur der Eingeweide beeinflussen.

Um bestimmte Organe zu massieren, braucht man verschiedene Techniken, und diese sollten nur vom Arzt oder einem besonders ausgebildeten Physiotherapeuten durchgeführt werden. (Wegen der möglichen Gefahren einer Bauchmassage, s. S. 95–99, sollte sie bei der allgemeinen Massage nicht durchgeführt werden, ohne vorherige genaue Anweisungen des Arztes.)

Andere Bauchorgane

Mennell bezweifelte den Nutzen einer Massage für die Nieren. Er stellte zwar fest, mit einem Zystoskop könne man während der Nierenmassage sehen, wie Urin aus dem Urether in die Blase übertritt, er bezweifelte aber den klinischen Nutzen.

Massage zur Herzstimulation wird als Notbehandlung durchgeführt. Der Chirurg kann das Herz entweder zwischen Zwerchfell und Rippen zusammenpressen oder er kann das Herz direkt greifen. *Mennell* kannte keine direkte Auswirkung auf das Herz als Resultat der üblichen extern durchgeführten Massage.

Im Jahre 1960 berichteten *Kouwenhoven* u. Mitarb. von einer 70%igen Überlebenschance von Patienten mit Herzstillstand, die eine äußere Herzmassage erhalten hatten (s. Anhang S. 167–169).

Psychologische Wirkungen

Viele Menschen kennen den beruhigenden Effekt einer sanften Massage.

Durch die konzentrierte Aufmerksamkeit des Therapeuten, verbunden mit den angenehmen Empfindungen entsteht bei der Massage oft eine enge und vertrauensvolle persönliche Beziehung, durch die Patienten ermutigt werden, dem Therapeuten Probleme, Sorgen und gesundheitsbezogene Fakten anzuvertrauen, die sie für zu unwichtig hielten, um sie dem Arzt zu erzählen.

Der Therapeut ist in dieser Situation ein Zuhörer, der solche Informationen vertraulich behandelt. Er achtet darauf, daß der Patient nicht zu abhängig von dieser Art von Beziehung wird und ermutigt den Patienten dazu, dem Arzt Fakten mitzuteilen, die er wissen sollte.

Von der Massagebehandlung können auch negative psychologische Wirkungen ausgehen. Die für die Massage aufgebrachte Zeit und Aufmerksamkeit können in der Vorstellung des Patienten die Bedeutung des behandelten Schadens übertrieben groß erscheinen lassen. *Mennell* warnte: »Es ist leichter, ein Leiden in die Vorstellung eines Patienten hinein-, als es aus einem Körperteil herauszumassieren.« Man muß den ängstlichen Patienten beruhigen und jede Fehlinterpretation des Behandlungsanlasses korrigieren.

Die Massage wird oft als vorläufige Maßnahme verschrieben, bis eine spezifische Behandlung des Patienten erfolgt. Wenn der Patient weiß, daß etwas getan wird, hat er oft weniger Angst in bezug auf seine Krankheit.

Zusammenfassung

In diesem Kapitel wurde über Untersuchungen berichtet, in denen häufig Details über die Art der Massage fehlen, so daß die Forscher und Kliniker ihre Schlußfolgerungen sehr allgemein fassen mußten.

Häufig werden Rückschlüsse auf den klinischen Nutzen der Massage in der Form abgefaßt, daß »Massage bewirkt (oder bewirkt nicht)...«; »Massage wird (oder wird nicht)...«; »Massage sollte (oder sollte nicht) genutzt werden um...«; »Massage ist indiziert (oder kontraindiziert) zur Behandlung von...«. Diese Feststellungen sind selten auf Wissen oder Beachtung der Wirkungen spezifischer Massageformen, der Massagehäufigkeit oder Abfolgen von Massageformen auf bestimmte Gewebe begründet.

Das wird sich nicht ändern, bis zahlreiche, kontrollierte, klinische und Labor-Untersuchungen durchgeführt sind, in denen die vielen möglichen Kombinationen der verschiedenen Massagekomponenten beurteilt werden. Diese Untersuchungen müssen Gesichtspunkte aus Physiologie und Pathologie einbeziehen. Mit den heute zur Verfügung stehenden Instrumenten und Techniken der biologischen Forschung können Einzel- und Gruppenuntersuchungen von Ärzten, Physiotherapeuten, Physiologen und Ingenieuren die Kliniker (Ärzte und Therapeuten) zu Kenntnissen über viele Aspekte der Massage verhelfen, so daß damit die Verordnung der Behandlung eine wissenschaftlichere Grundlage als bisher erhält.

II. Techniken

5. Massage-Regeln

Grundlagen

Die sinnvolle Anwendung der Massage erfordert eine sorgfältige Konzentration.
Folgende Punkte sind Voraussetzung für jede Massage:

a) Der Rhythmus muß gleichmäßig bleiben
b) Die Massage muß mit der richtigen Geschwindigkeit durchgeführt werden
c) Die Hände müssen flexibel sein, damit sie sich den Konturen anpassen können
d) Der Therapeut muß die richtige Körperhaltung einnehmen
e) Je nach behandeltem Gewebe und je nach Ziel der Behandlung muß der richtige Druck verwendet werden.

Diese Punkte müssen bei allen Massageformen beachtet werden. Sie sind wichtiger, als die verschiedenen spezifischen Massageformen.

Rhythmus

Auf die Gleichmäßigkeit des Rhythmus sind wir bei der Beschreibung der Massageformen (s. Kap. 3, S. 31) eingegangen. Seine Bedeutung für eine gute Massage sei hier noch einmal betont. Das ist eine der Voraussetzungen für alle Massagen.

Geschwindigkeit der Bewegung

Auch auf die Geschwindigkeit sind wir bei der Beschreibung der verschiedenen Massageformen eingegangen (s. Kap. 3, Seite 31). Aus den dort genannten Gründen sollte man ein »langsames« Tempo einhalten und bei allen Massageformen beibehalten – außer bei der Klopfmassage und bei der Vibrationsmassage.

Biegsamkeit der Hände

Manche Menschen scheinen eine natürliche Begabung zu haben, ihre Hände rhythmisch und locker zu bewegen. Sie werden die Massagetechnik schneller lernen als andere. Jeder aber, der aufmerksam ist und lange genug übt, wird Kontakt und Rhythmus und damit eine gute Technik erlernen.

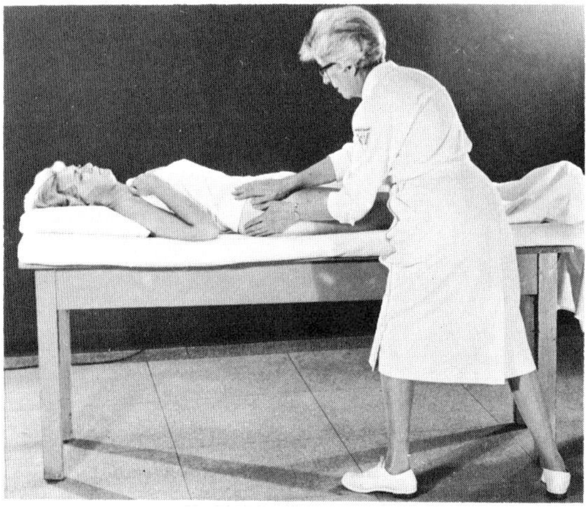

Abb. 1

Haltung

Eine lockere Haltung der Hände kann nur durch die optimale Gesamthaltung des Therapeuten erreicht werden. Wenn der Patient auf einem Bett oder einer Liege liegt, steht der Therapeut neben der Liege in Schrittstellung. (Abb. 1).

Wenn er dann mit leicht gebeugten Knien sich vor- und zurückbewegt, kann er mit seinen Händen einen großen Bereich erfassen, ohne sich viel in Hüften oder Wirbelsäule zu bewegen. Beide Füße sollen dabei fest auf dem Boden stehen, um die Balance zu wahren. Über längere Zeit können so Streichungen rhythmisch und gleichmäßig durchgeführt werden bei entspannten Armen und Händen; unnötige Ermüdung wird dabei vermieden (diese Ermüdung stellt sich ein, wenn man die Massage in angestrengter, gebückter Haltung durchführt). Dabei wird auch das Körpergewicht ausgenutzt für die Regulierung des Druckes. Auch sollte man unnötige Körperbewegungen vermeiden, weil das eventuell den Patienten irritiert und den Therapeuten unnötig ermüdet.

Druck und Berührung mit der Hand

Jede Massage muß direkt auf der Haut durchgeführt werden. Nur der Tastsinn des Therapeuten, der aufmerksame und sorgfältige Gebrauch dieses Sinnes kann die Urteilsfähigkeit entwickeln, die Voraussetzung ist für einen korrekten Druck. Man muß lange und intensiv üben, bis man dies kann.

Wie schon früher erwähnt, muß der Druck nicht stark sein, wenn die Muskeln entspannt sind – und er darf es auch nicht sein, weil sonst die empfindlichen Gewebe durch die Behandlung verletzt werden und dadurch die Behandlung nur schmerzhaft ist. Die einzige Ausnahme ist die Kompressionsmassage bei verwachsenen und verkürzten Geweben. Dabei muß eventuell eine leichte Verletzung in Kauf genommen werden, um diese Gewebe zu lösen; wenn verkürzte Gewebe gedehnt werden, entsteht vielleicht auch etwas Schmerz. Dieser Schmerz darf nicht länger als eine halbe Stunde anhalten, nachdem der behandelte Körperteil ruhiggestellt wurde. Wenn der Schmerz länger anhält, ist dies ein Hinweis auf eine Überdosierung der Behandlung.

Bei allen vorwiegend mit der Handfläche ausgeführten Massageformen muß die gesamte Handfläche oder soviel davon wie notwendig ist, um die Kontur des zu behandelnden Gebietes zu umschließen, in direktem Kontakt sein. Das ist offensichtlich eine Voraussetzung, damit der Zweck der Massage erreicht werden kann. Je größer der Bereich ist, den die Hand berührt, um so größer ist die Gewebsmenge, die durch jeweils gleichen Druck beeinflußt wird. Das kann man sehr leicht zeigen, indem man versucht, Flüssigkeit aus einer weichen Tube auszudrücken.

Bei Massageformen mit Daumen oder anderen Fingern, sollten die distalen Fingerglieder gestreckt werden, damit ein möglichst großer Teil von ihnen Kontakt hat und um das Kratzen mit den Fingernägeln zu vermeiden. Der Rest der Hand sollte leicht aufliegen, während die Bewegungen mit dem Daumen durchgeführt werden.

Ausstattung

Am wichtigsten für die Massage ist ein Paar trainierte Hände, geleitet von einem wachen Geist. Außerdem sollte vorhanden sein:

a) Ein stabiler Tisch, der so hoch ist, daß der Therapeut eine günstige Arbeitshaltung einnehmen kann
b) Eine feste und genügend dicke Matratze für die Lagerung des Patienten
c) Genügend Tücher und Kissen
d) Wenn gewünscht, ein Massage-Gleitmittel.

Tisch

Die Höhe des Tisches sollte so bemessen sein, daß der Therapeut sich nicht bücken oder nach oben strecken muß, um die Massage durchzuführen; durchschnittlich etwa 71 cm. Die Breite (61 bis 66 cm) sollte ausreichend sein, damit der Patient sich leicht umdrehen kann, aber nicht so, daß der Therapeut entweder den Patienten näher an den Rand rücken muß oder aber die korrekte Körperhaltung aufgeben muß. Der Tisch sollte eine Schublade oder Ablageplatte haben für die Tücher und für Salben. Diese Schublade sollte von beiden Seiten benutzbar sein. Man kann darauf verzichten, wenn es neben dem Tisch einen kleinen Schrank oder ein Regal gibt.

Matratze

Die Matratze sollte nicht mehr als gut 7 cm dick sein (sie sollte einen Schutzüberzug haben). Die Matratze sollte mit einem Laken glatt und fest bedeckt sein.

Tücher und Kissen

Zum Schutz vor Wärmeverlust sollte der Patient mit einem Tuch bedeckt sein und eventuell mit einer leichten Decke. Kleine Handtücher zum Abwischen von überschüssigem Gleitmittel und Badetücher – falls notwendig – zum Abdecken einzelner Körperteile und schließlich genügend Kissen sollten leicht erreichbar sein. Die Laken sollten immer ordentlich sein. Man kann jeweils unter den behandelten Körperteil ein Handtuch legen, um zu vermeiden, daß das Laken vom Gleitmittel beschmutzt wird, man kann Tuch und Decke ebenso mit einem Handtuch schützen, und zwar an den Knickstellen, an denen sie für die Massage zurückgeschlagen werden.

Gleitmittel

Bei fast jeder Massageform sollte man ein Gleitmittel benutzen, um beim Patienten eine Hautreizung zu vermeiden und um guten Kontakt herzustellen. Salbe ist flüssigen Ölen vorzuziehen, weil sie bequemer anzuwenden ist. Die Salbe sollte wenig von der Haut absorbiert werden, sie sollte aber auch nicht zu ölig sein, damit nach Beendigung der Massage nicht zuviel davon auf der Haut verbleibt. Man sollte davon nur soviel nehmen, daß ein gleichmäßiges Gleiten über die Haut möglich wird, denn zuviel Gleitmittel verhindert, daß man die Gewebe gut greifen kann und außerdem bleibt zuviel überschüssige Salbe auf der Haut des Patienten zurück. Die benötigte Salbenmenge hängt von der Trockenheit der Haut des Patienten und von der der Hände des Therapeuten ab. Erfahrung ermöglicht es dem Therapeuten, ein Gefühl dafür zu entwickeln, wieviel Salbe benutzt werden muß. Die richtige Menge für einen Bereich sollte in beide Handflächen gegeben werden und dann mit der ersten Streichbewegung aufgetragen werden. Bei Beendigung der Massage sollte eventuell überschüssiges Gleitmittel mit einem weichen Tuch entfernt werden und zwar durch sanftes Reiben in zentripetaler Richtung.

In manchen Fällen kann man einen feinen unparfümierten Talkumpuder oder französische Kreide als Ersatz für Salbe zum Schutz für die Haut des Patienten nehmen, aber meist läßt sich damit das Gewebe nicht so gut greifen wie bei Verwendung einer Creme.

Um den festen Hautkontakt zu erreichen, der für die Reibungen notwendig ist, muß man unbedingt auf Gleitmittel verzichten. Bei Massage an trockenem, schuppigem Narbengewebe sollte die Massage ohne irgendwelche Mittel durchgeführt werden und danach sollte ein wenig Gleitmittel aufgetragen werden. Wenn die Haut des Patienten und die Handflächen des Therapeuten trocken sind, kann man oft Streich- oder Knetmassagen mit kleiner Amplitude recht zufriedenstellend ohne irgend ein Massagemittel durchführen.

Körperhaltung des Patienten

Der Patient sollte bequem gelagert sein, so daß alle Muskeln entspannt sind. Der zu behandelnde Körperteil soll nicht bekleidet sein. Auch im unmittelbar anschließenden Bereich der zu behandelnden Extremität darf keine Kleidung sein (z. B. ein aufgerolltes Hosenbein, wenn Knie, Unterschenkel oder Fuß behandelt werden). Man soll darauf achten, daß es der Patient warm hat; deshalb sollten alle Körperteile, die nicht massiert werden, von einem Laken oder von Handtüchern bedeckt sein.

Der zu behandelnde Körperteil sollte so gelagert sein, daß die Schwerkraft keine negativen Einflüsse hat oder daß die Schwerkraft den venösen Kreislauf des Blutes, den Lymphkreislauf und den Ausstoß von Schleim und anderen Flüssigkeiten aus den Lungen unterstützt bzw. so, daß Druck auf einen verletzten Körperteil vermieden wird. Am besten ist es, wenn der Patient auf dem Rücken liegt und durch Kissen genügend abgestützt wird. Der zu behandelnde Körperteil (Extremität oder Rumpf) muß so gelagert sein, daß Zugbelastungen an den Gelenken vermieden werden.

Wenn der Patient auf dem Rücken liegt, wird ein Kissen unter den Kopf gelegt und ein kleines Kissen oder ein gerolltes Badetuch unter die Knie. Wenn der Patient auf dem Bauch liegt, sollte ein Kissen unter den Bauch gelegt werden. Ein kleines Kissen oder ein gerolltes Badetuch unter den distalen Unterschenkeln wird eine Streckung des Sprunggelenks verhindern. Das kann man auch dadurch erreichen, indem man den Patienten so legt, daß die Füße über die Behandlungsbank hinausreichen. Kein Kissen unter den Kopf legen. Wenn der Patient Seitenlage einnimmt, was manchmal notwendig ist, weil er Schmerzen hat, nach Verletzungen oder

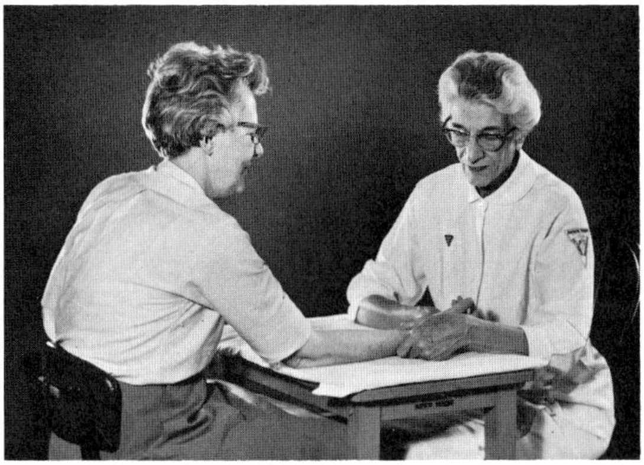

Abb. 2

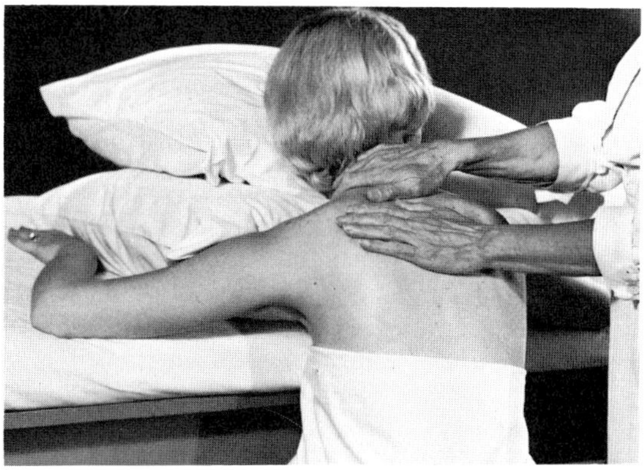

Abb. 3

chirurgischen Eingriffen Druck vermieden werden muß, große Gips- oder andere Verbände angelegt wurden oder weil er Atemschwierigkeiten hat, dann sollen Kopf, Rumpf und Extremitäten bequem gelagert werden.

In den meisten Fällen soll der Patient in Rückenlage sein, ganz gleich welcher Körperbereich massiert wird. Eine Ausnahme kann man bei der Behandlung von Hand oder Unterarm machen, wenn es keine Ödeme oder Zirkulationsstörungen gibt und die Muskeln von Arm und Schulter innerviert sind. Dann kann der Patient an einem kleinen Tisch sitzen, der so hoch ist, daß er den Arm mit dem Ellenbogen bequem aufstützen kann, wobei Unterarm und Hand auf dem Tisch liegen. Der Therapeut sollte ihm gegenüber auf einem Schemel oder Stuhl sitzen, der eine freie Bewegung der Arme ermöglicht (Abb. 2).

Bei der Massage von Schulter, oberem Rücken und Nackenmuskulatur, soll der Patient auf einem Stuhl sitzen, das Gesicht zum Tisch, und sich in den Hüften nach vorn neigen; Rumpf, Schultern, Nacken und Kopf sind gut mit Kissen unterstützt und der Patient legt Arme und Hände auf den Tisch zu beiden Seiten des Kissens. Der Therapeut steht zum Massieren hinter dem Patienten oder ein wenig seitwärts. (Abb. 3). Der Therapeut sollte nie neben dem Bett oder der Liege des Patienten sitzen oder eine Extremität in seinen Schoß stützen. Über die Position des Patienten bei der Bindegewebsmassage s. S. 64 ff.

Behandlungsablauf

Alle Vorbereitungen für die Behandlung sollen immer ruhig und systematisch sein. Tücher und Kissen müssen in Ordnung sein. Jeder Anschein von Hast vor, während oder nach der Behandlung soll vermieden werden (bei guter Planung, Durchführung der Arbeit und Pünktlichkeit, ist Eile normalerweise vermeidbar).

Jede Bewegung soll einen Zweck haben. Die Hände sollen nicht ziellos auf dem Körper des Patienten hin und her bewegt werden. Um die Massage wirksam auszuführen, muß der Therapeut den Zustand der Gewebe sorgfältig beachten, sich dabei von seinem Tastgefühl leiten lassen und die geeignete Massageform auswählen. Die Berührung soll nicht unterbrochen werden, wenn man von einer Massageform zu einer anderen wechselt. Jede Unterbrechung des Kontakts und Wiederauflegung der Hände führt zu einer Stimulierung der sensiblen Rezeptoren der Haut.

Das oberflächliche Streichen leitet wegen des Entspannungseffektes die Behandlung ein; es kann dazu dienen, das Gleitmittel auf den zu behandelnden Bereich aufzutragen. Danach sollen tiefenwirksame Streichungen folgen, beginnend mit leichtem Druck. Dabei wird der Therapeut den Zustand der Gewebe in diesem Bereich kennenlernen. Der Druck kann dann nach und nach gesteigert werden, bis er je nach Festigkeit der Gewebe ein Maximum erreicht. Kneten und Streichen können einander ablösen. Das Kneten kann auf das tiefenwirksame Streichen folgen, um den Blut-und Lymphkreislauf weiter zu fördern und um den Stoffwechsel in den Geweben zu unterstützen. Diese beiden Massageformen können so lange durchgeführt werden, bis die gewünschte Wirkung erreicht ist; beendet wird die Behandlung mit tiefenwirksamen und schließlich mit oberflächlichen Streichungen.

Auf Reibungen folgt Streichen oder Kneten, um die Zirkulation zu unterstützen und um die Regeneration zu fördern, wenn Adhäsionen gelöst sind und um Schmerz zu lindern, der eventuell vorher entstanden ist. Man darf die Reibungen nicht zu lange an derselben Stelle durchführen, weil unnötige Verletzungen und Schmerz entstehen könnten.

Bei Ödem in einer Extremität sollte die Behandlung in den proximalen Teilen beginnen. Danach soll die Massage der distalen Abschnitte fortgesetzt werden und abschließend wieder zu den proximalen Teilen zurückkehren. Wenn die Zirkulation im proximalen Teil nicht zu Beginn verbessert wird, ist es sinnlos zu versuchen, das Ödem distal zu vermindern; das wäre so, als wollte man versuchen, eine Flasche zu leeren, während der Korken noch steckt.

Alle Arbeitsgänge sollen langsam und rhythmisch durchgeführt werden, und man achtet auf Druck, Körperkontakt und alle anderen Details der Massagebehandlung.

6. Massageformen

Einzelbeschreibungen

Mennell ordnete alle Massageformen unter drei einfachen Überschriften:
Streichung, Rollungen und Drückungen und Hacken, Klatschen, Klopfen.

Wir werden diese allgemeine Klassifikation beibehalten, um Verwirrung zu vermeiden und um die Terminologie zu klären. Alle Massageformen können hinsichtlich Druck, Richtung und Teil der Hand, mit der sie durchgeführt werden, variiert werden. Eine gleichmäßige Geschwindigkeit sollte bei jeder Massageform beibehalten werden und ein gleichmäßiger Rhythmus während der gesamten Behandlung.

Streichung

Beim Streichen wird die Hand oder ein Teil der Hand über einen vergleichsweise großen Bereich des Körpers hinweg geführt; der dabei ausgeübte Druck ist mehr oder weniger konstant. Der Druck kann von der denkbar leichtesten Berührung bis hin zu starkem Druck variiert werden.

Oberflächliches Streichen

Das oberflächliche Streichen wird mit extrem leichtem Druck durchgeführt, dabei wird die gesamte Handfläche benutzt. Die Finger liegen aneinander, der Daumen ist abduziert (Abb. 4) oder adduziert (Abb. 5) je nachdem, ob die Handfläche vergrößert oder verkleinert werden muß, um sich dem Körperteil anzupassen, der gerade massiert wird. Man kann dabei eine oder beide Hände einsetzen (Abb. 4, 5, 6).

Von *Lucas-Championnière* lernte *Mennell,* welchen Wert das sehr leichte Streichen hat, das »kaum mehr als ein Streicheln« ist. Diese Massageform sieht sehr einfach aus, ist jedoch sehr

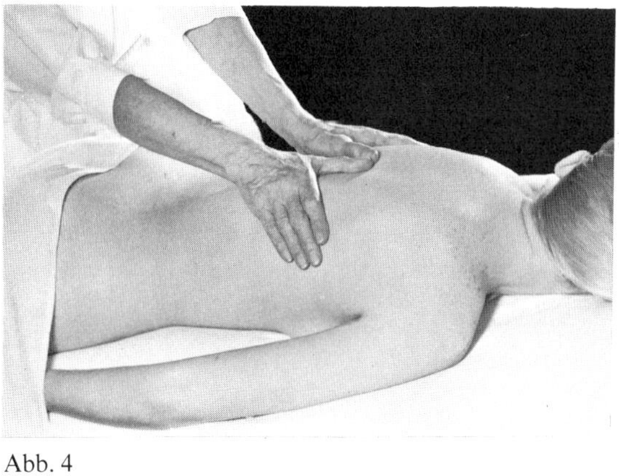

Abb. 4

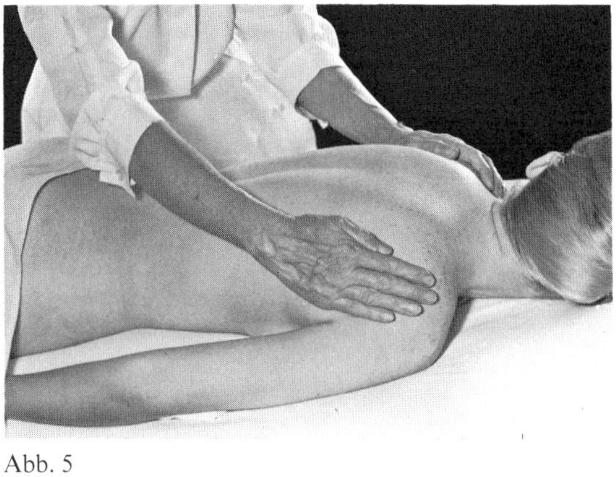

Abb. 5

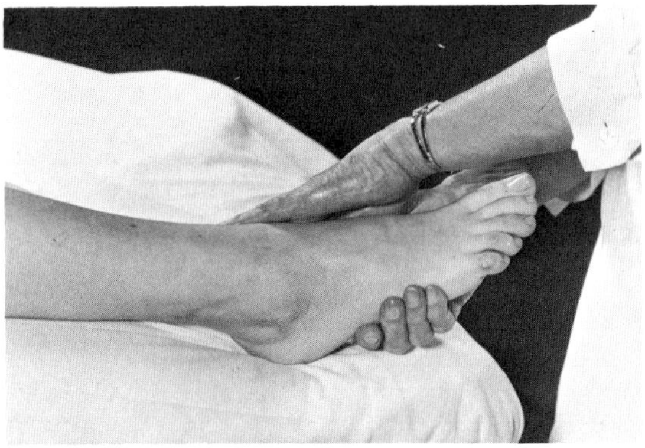

Abb. 6

schwierig durchzuführen. Man braucht große Erfahrung in der Anwendung, um den gewünschten Entspannungseffekt zu erzielen. Man kann durch oberflächliches Streichen bei richtiger Anwendung eine Entspannung kontrahierter Muskeln und eine Lösung von Muskelspasmen erreichen. Dazu ist allerdings Übung und sorgfältige Beachtung der folgenden Punkte erforderlich:

Der Druck muß sehr leicht sein. Beginn und Lösung der Berührung der Hand mit der Haut zu Beginn und am Ende der Bewegung müssen so sanft und allmählich sein, daß der Patient es kaum wahrnimmt. Die Hand muß flexibel und sicher sein; die gesamte Handfläche muß in Kontakt sein und sich den Konturen des zu behandelnden Bereichs mit gleichmäßigem Druck anpassen.

Die Massagebewegung kann in jeder gewünschten Richtung ausgeführt werden, denn der Druck ist so leicht, daß die Zirkulation davon nicht direkt beeinflußt wird. Dabei kann man den Wünschen des Patienten folgen, je nachdem, was er als am meisten beruhigend und lindernd empfindet. An den Extremitäten wird der Strich gewöhnlich in zentrifugaler Richtung durchgeführt. Normalerweise wachsen auch die Körperhaare in dieser Richtung – wenn man gegen sie anstreicht, ist das unangenehm. Die Bewegungsrichtung sollte während der gesamten Behandlung beibehalten werden, wenn sie einmal gewählt ist.

In bestimmten Fällen, besonders wenn der Patient ängstlich ist und sehr empfindliche Partien massiert werden sollen, kann vorteilhaft sein, langsam vom oberflächlichen Streichen zu einem tiefenwirksamen überzugehen, indem man nach und nach den Druck verstärkt. In diesem Fall sollte das oberflächliche Streichen in zentripetaler Richtung durchgeführt werden.

Der gleichmäßige Rhythmus ist eine wichtige Voraussetzung für den Entspannungseffekt. Man erzielt ihn dadurch, daß man Strich und Pause zwischen zwei Strichen jeweils zeitgleich macht. Guter Rhythmus ist nur möglich, wenn der ganze Körper des Therapeuten in einer bequemen Stellung ist und dadurch kontrollierte Bewegungen von Armen und Händen möglich sind. Man muß diese Massageform immer wieder üben. Beim Lernen hilft es natürlich, wenn man dabei zählt und die Bewegungen danach richtet.

Die einmal gewählte Geschwindigkeit muß während des Strichs immer konstant bleiben, und zwar während die Hand die Haut berührt und auch bei der Rückbewegung durch die Luft. Das muß der Therapeut so lange üben, bis er es instinktiv tut.

Tiefenwirksames Streichen

Jede Massageform, bei der genügend Druck ausgeübt wird, um mechanische und reflektorische Wirkungen zu erzielen, wird als tiefenwirksames Streichen bezeichnet, auch wenn der Druck sehr leicht ist. Ein Ziel des tiefenwirksamen Streichens ist die Unterstützung des venösen und lymphatischen Kreislaufs durch die mechanischen Wirkungen auf die Gewebe.

Das tiefenwirksame Streichen kann mit einem Teil der Hand oder auch mit beiden Händen durchgeführt werden, je nachdem, welcher Bereich massiert wird. Gewöhnlich benutzt man die Innenseite der Hand, die Finger oder den Daumen. Der jeweils tätige Teil der Hand bleibt beim Ende des Strichs in Kontakt und wird mit einem oberflächlichen Strich über dasselbe Gebiet zurückgeführt. Abgesehen davon hat der Rückstrich selbst keine bestimmte Bedeutung. Wenn der Druck aber so leicht ist, wie beim oberflächlichen Streichen, stört das den mechanischen Effekt des tiefenwirksamen Strichs auf Blut- und Lymphzirkulation nicht. In der Literatur gibt es keine allgemeine Übereinstimmung darin, daß die Hand beim Rückstrich in Kontakt bleiben sollte; nach der Erfahrung des Autors ist es aber für den Patienten weniger irritierend, als die häufige Unterbrechung des Kontakts. Damit diese Massage wirkt, müssen die Muskeln des Patienten entspannt sein, man muß auf die Wirkung der Schwerkraft achten, den Druck der Größe und dem Zustand der Muskeln anpassen, der Druck muß in der Richtung des venösen und lymphatischen Rückstromes erfolgen. Wichtig ist, daß alle Muskeln des zu behandelnden Bereichs und die der näheren Umgebung entspannt sind.

Das oberflächliche Streichen kann als Einleitung zum tiefen eingesetzt werden, um diese Entspannung der Muskeln zu erreichen. Um vollkommen entspannt zu sein, muß der Patient bequem auf dem Rücken liegen. In dieser Lage wirkt sich auch die Schwerkraft auf den venösen und lymphatischen Kreislauf weniger aus. Wenn man den Begriff »tiefenwirksames Streichen« benutzt, so bedeutet das nicht unbedingt, daß man dabei viel Kraft aufwenden muß. Der erforderliche Druck kann sehr leicht sein. Der Begriff wird nur deshalb verwendet, um vom oberflächlichen Streichen zu unterscheiden.

Die Hände müssen beweglich und geschickt sein und sich den Konturen des zu behandelnden Bereichs anpassen, so daß sich der Druck unter der Hand gleichmäßig verteilt. Während des Streichens muß der Druck immer konstant bleiben. Der Therapeut muß beachten, daß beim Massieren die Gewebe leicht gereizt oder verletzt werden können, starker, kraftvoller Druck ist nicht nur unnötig, er kann auch schädlich sein. Die Wirksamkeit dieser Massageform kann verringert werden, wenn als Schutz gegen Schmerz die Muskelspannung sich erhöht, auch kann man durch ungleichmäßigen oder zu starken Druck auf kleine Bereiche die Gewebe verletzen.

Aus den bereits erwähnten Gründen (s. S. 36–39) sollten die Glieder immer in zentripetaler Richtung gestrichen werden. Bei Beendigung des tiefenwirksamen Strichs bleibt die Hand jeweils in Kontakt zur Haut und wird mit einem oberflächlichen Strich an das distale Ende des Behandlungsbereichs zurückgeführt. Das tiefe Streichen wird dann ohne Unterbrechung des Kontakts und ohne Veränderung der Geschwindigkeit wiederholt.

Aus den gleichen Gründen wie beim oberflächlichen Streichen muß das tiefe Streichen immer im gleichmäßigen Rhythmus durchgeführt werden. Hauptzweck des tiefen Streichens ist zwar die mechanische Wirkung, die reflektorische durch die Berührung der Hand darf man dabei aber nicht außer acht lassen. Wenn der Rhythmus unregelmäßig ist, kann dadurch eine Abwehrreaktion hervorgerufen werden.

Die einmal gewählte Geschwindigkeit (s. S. 31) sollte auch beim tiefenwirksamen Streichen immer beibehalten werden. Schnelle Bewegungen sind sinnlos, denn das Blut in den Venen und die Lymphe in ihren Gefäßen fließen relativ langsam. Nur wenn man die Bewegungen jeweils langsam durchführt, kann man das Ziel dieser Massage überhaupt erreichen.

Rollungen und Drückungen

Diese Massage besteht darin, daß man mit beiden Händen oder Teilen davon Gewebe wiederholt greift und losläßt und sie dabei abhebt, rollt oder drückt. Das besondere Charakteristikum dieser Massageform ist, daß der Druck mit Unterbrechungen ausgeübt wird im Gegensatz zur Streichung.

Der Zweck der Kompression ist, verkürzte Gewebe zu dehnen, verhaftetes Gewebe zu lösen und den venösen und lymphatischen Kreislauf zu beschleunigen.

Die Kompressionsbewegungen werden bezeichnet als a) Kneten und b) Reiben.

Kneten

Das *Kneten* besteht darin, daß man eine Muskelgruppe, einen Muskel oder Muskelteil greift und zusammendrückt, Druck ausübt und dann den Druck wieder nachläßt, diesen Vorgang im direkt daneben liegenden Gebiet wiederholt und so weiter. Diese Massage kann mit einer Hand durchgeführt werden (Abb. 7) oder mit beiden Händen (Abb. 8) und zwar mit der Handfläche, mit der Palmarseite der Finger (Abb. 9), mit dem Daumen (Abb. 10) oder mit Daumen und

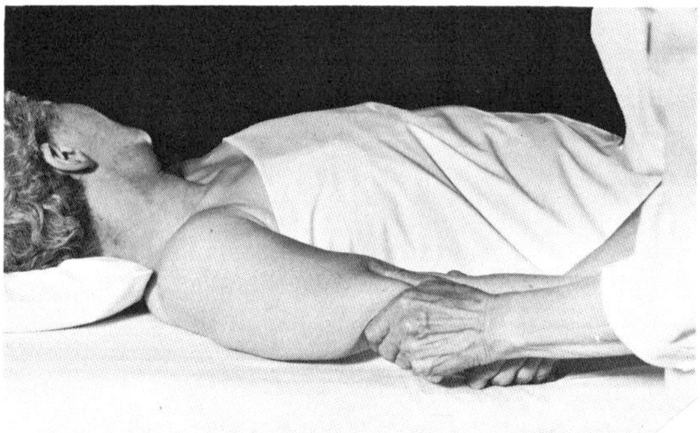

Abb. 7

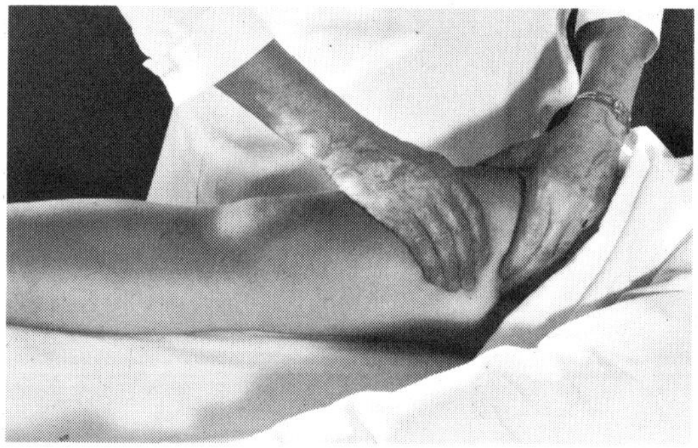

Abb. 8

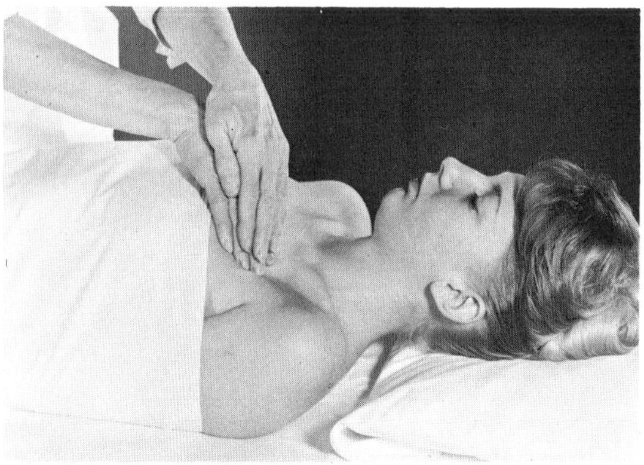

Abb. 9

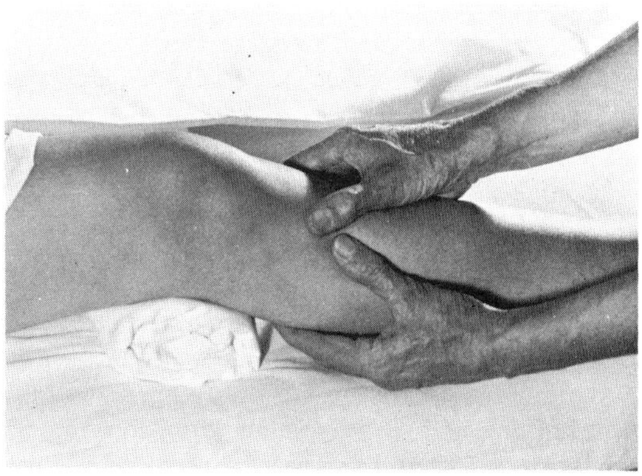

Abb. 10

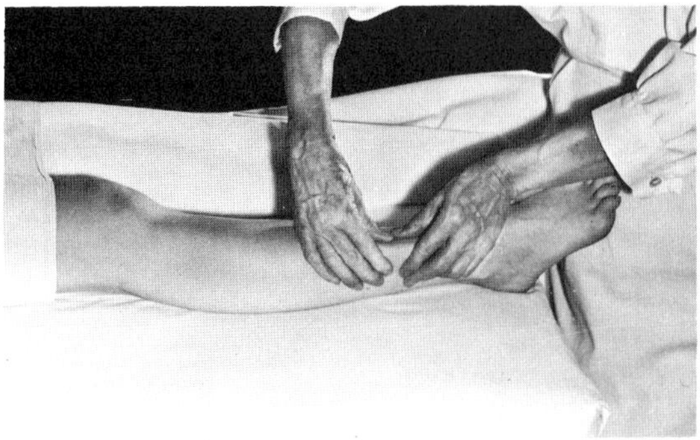

Abb. 11

Fingern (Abb. 11). Man kann die Knetmassage noch unterteilen, je nach dem Teil der Hand, der eingesetzt wird (z. B. Handflächen-Kneten und Daumen-Kneten).

Grundvoraussetzungen für wirkungsvolles Kneten sind: Der Patient muß in bequemer, entspannter Lage sein, die Schwerkraft wird ausgenutzt, die Knetbewegungen werden langsam, sanft und rhythmisch ausgeführt, die Hand bzw. der Teil der Hand, der eingesetzt wird, muß sich jeweils den Konturen anpassen. Muskelentspannung ist wichtig aus denselben Gründen, wie schon unter der Überschrift *tiefenwirksames Streichen* dargestellt (siehe S. 36 ff und 59).

Einige Autoren glauben, diese Massageform sei besser zur Unterstützung des Gewebsstoffwechsels als das tiefenwirksame Streichen. Nach meiner Erfahrung konnte dies oft klinisch demonstriert werden.

Die folgenden Punkte müssen beim Kneten beachtet werden:

Obwohl intermittierender Druck ausgeübt wird, muß man sehr vorsichtig sein, um zu vermeiden, daß die Haut und Oberflächengewebe gequetscht werden. Um das zu vermeiden, sollte man den Druck nachlassen, wenn die jeweils behandelte Gewebsmenge geringer wird.

Wenn die Muskeln entspannt sind, sollte der Druck nicht extrem stark sein, wie schon auf den Seiten 36 ff betont.

Die Bewegungs*richtung* ist nur insofern wichtig, als sie im Zusammenhang steht mit dem Zweck der Massage. Wenn man z. B. eine Extremität behandelt, kann man am proximalen Teil anfangen und mit jeder Knetbewegung weiter in Richtung des distalen Endes fortfahren. Wenn so verfahren wird, kehrt die Hand (oder der für die Massage eingesetzte Teil der Hand) zu den proximalen Teilen mit einem tiefenwirksamen Strich zurück. Die Massage kann aber auch am distalen Teil der Extremität beginnen und mit jeder Knetbewegung weiter in Richtung der proximalen Teile fortfahren. Dann kehrt aber die Hand oder der eingesetzte Teil der Hand zum distalen Teil mit einem oberflächlichen Strich zurück. In jedem Falle aber ist die Richtung des starken Druckes bei jeder einzelnen Knetbewegung immer zentripetal auszuüben.

Wie auch bei der Streichung sollte *Rhythmus und Geschwindigkeit* der Bewegung gleichmäßig sein.

Reiben

Ein Zweck der Reibung ist, Haut-Adhäsionen zu lösen, Narben von tiefer gelegenen Strukturen zu lösen und die Resorption lokaler Ergüsse um Gelenke herum zu unterstützen. Ein weiteres Ziel ist statischer Druck über »Druckpunkten«, um Reflexwirkungen zu erzielen.

Die Reibung kann mit dem gesamten Handteller oder mit dem proximalen Rand des Hand-

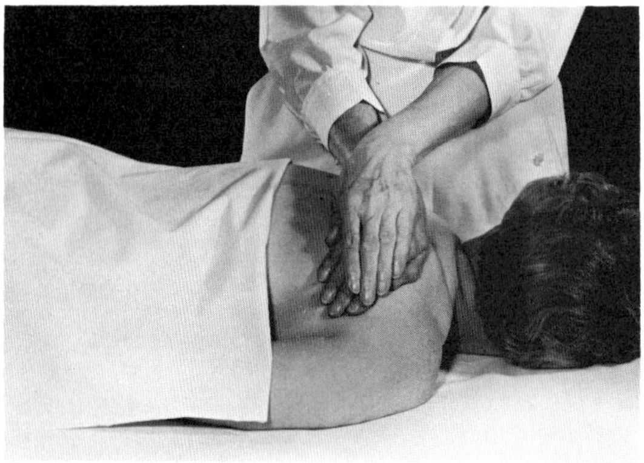

Abb. 12

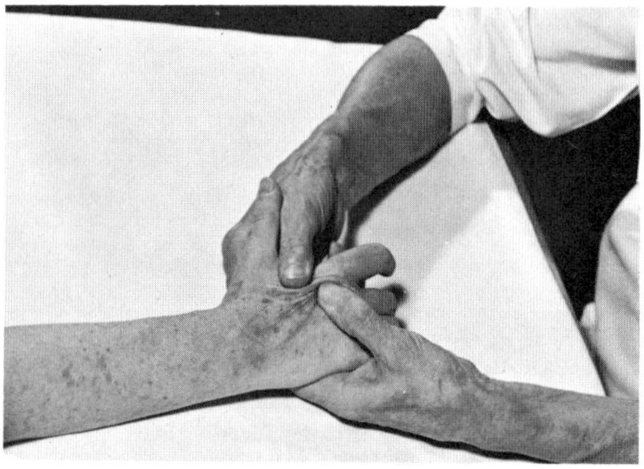

Abb. 13

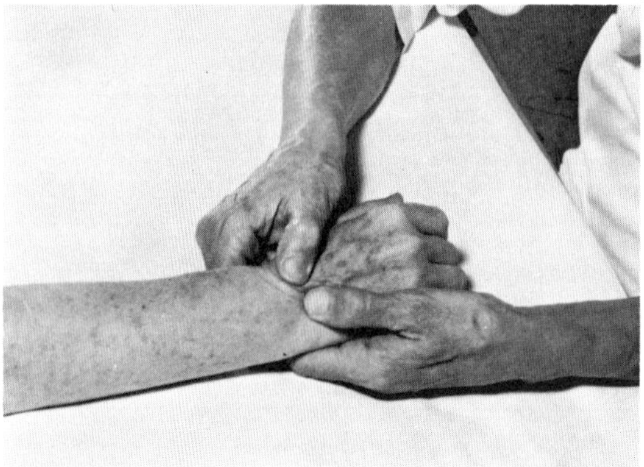

Abb. 14

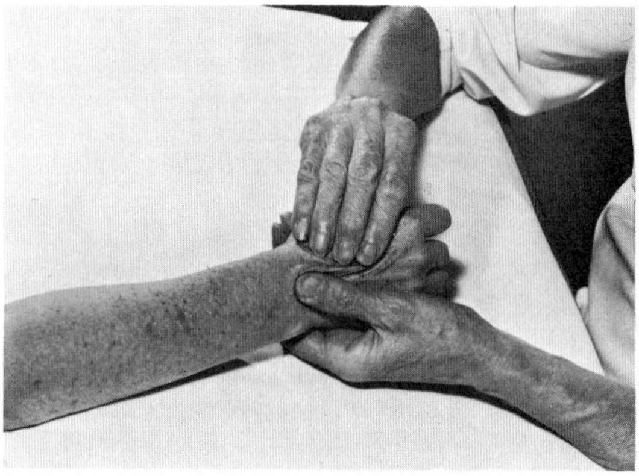

Abb. 15

tellers (Abb. 12), mit der Palmarseite des Daumenendgelenkes (Abb. 13 und 14) oder der Finger (Abb. 15) durchgeführt werden.

Die oberflächlichen Gewebe werden über die darunterliegenden Strukturen verschoben, indem man die Hand oder den eingesetzten Teil der Hand in festem Kontakt mit der Haut hält und kreisförmige Bewegungen über einem eng begrenzten Gebiet macht. Nach nur wenigen Kreisbewegungen wird der Druck gelöst, so daß die Hand (ohne den Kontakt zu verlieren) in das nächste Gebiet gleiten kann und die Bewegung dort wiederholt.

Cyriax verwendet lineare Bewegungen quer zu den Muskelfasern. Beim statischen Druck über Druckpunkten bei der Akupressur bleibt die Hand in fast völliger Ruhe.

Der Druck beim Reiben sollte tiefenwirksam und kräftig sein, aber nicht so stark, daß die darunter liegenden Gewebestrukturen verletzt würden.

Der Druck muß jeweils in die Richtung zielen, die Spannung in den jeweiligen Strukturen erzeugt, wodurch sie gedehnt und gelöst werden.

Beim Reiben sollen wie bei den anderen Massageformen auf gleichmäßigen Rhythmus und gleichmäßige Geschwindigkeit der Massagebewegung geachtet werden.

Für das Reiben kann eine oder können auch beide Hände eingesetzt werden. Zum Beispiel:

a) Beide Daumen können sehr eng nebeneinander aufgesetzt werden und einander in der Massagebewegung ablösen (Abb. 13).

b) Die Daumen können eine gegenläufige Bewegung durchführen (Abb. 14).
c) Auf einer großen, ebenen Fläche führt die eine Handfläche die Reibebewegung aus und wird dabei von der anderen Hand unterstützt (Abb. 12).
d) Die Finger der einen Hand können sich gegen den ruhig gehaltenen Daumen bewegen, wobei die andere Hand den jeweils behandelten Körperteil stabilisiert (Abb. 15).

Hacken, Klatschen, Klopfen und Vibrieren

Diese Massageformen bestehen aus sehr kurzen und schnellen Kontakten der Hand oder der Hände in alternierender Abfolge. Es gibt die Unterklassifizierungen Hacken (mit der Handkante), Klatschen (wobei die Finger, der Daumen und die Handfläche eine konkave Fläche bilden) (s. Abb. 16), Klopfen (mit den Fingerspitzen) und Klopfen (mit halb-geschlossenen Fäusten).

Das Klatschen ist eine besonders wichtige Technik bei der Behandlung von Patienten mit Atemschwierigkeiten (s. S. 155f).

Schütteln und Vibration sind Techniken, um grobe und verfeinerte Vibrationen der Geweben zu erzielen. Bei beiden Massageformen bleiben die Hände in Kontakt mit dem Gewebe und

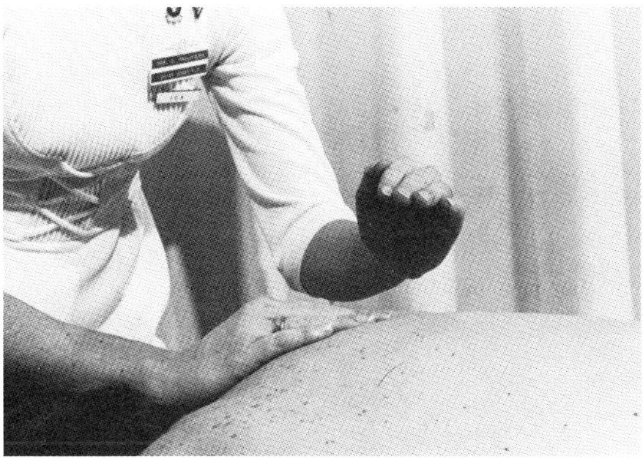

Abb. 16

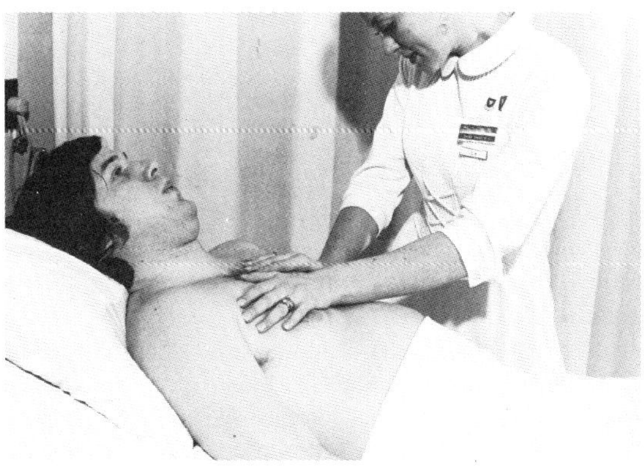

Abb. 17a

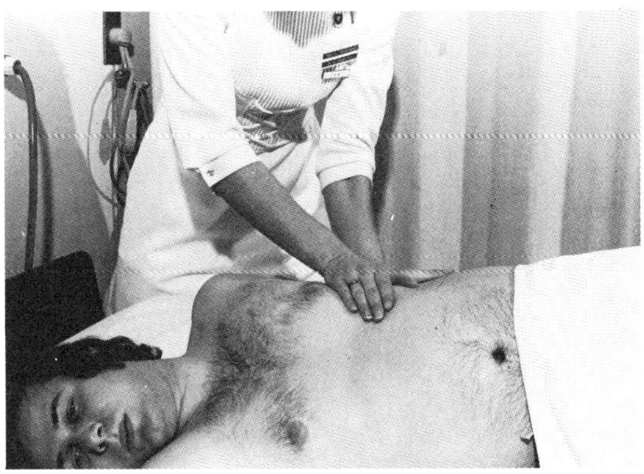

Abb. 17b

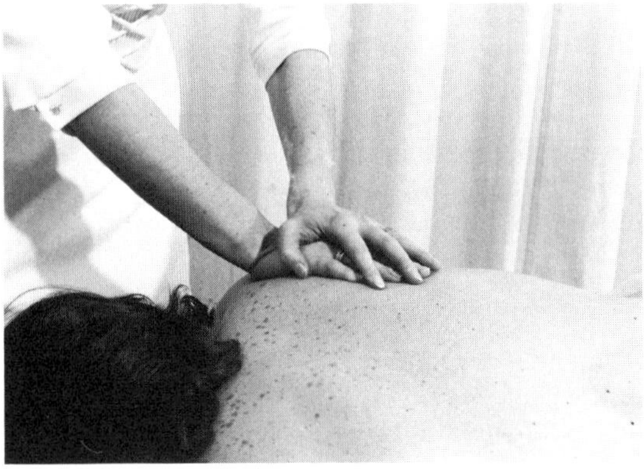

Abb. 18

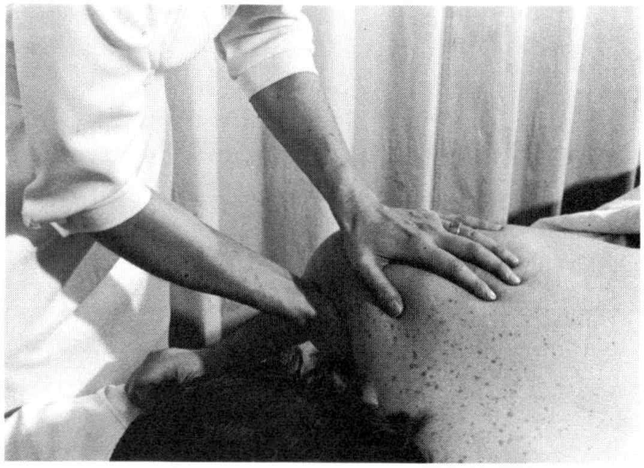

Abb. 19

das Schütteln oder die feine Vibration wird über die Hände des Therapeuten auf den Patienten übertragen. Das Schütteln wird therapeutisch bei Patienten eingesetzt, die einen beweglichen Brustkorb haben (s. Abb. 17a, b), die Vibration (s. Abb. 18 und 19) ist oft eine wichtige Komponente bei der Behandlung von Atembeschwerden. Sie wird allein oder in Verbindung mit Klatschen und anderen Maßnahmen eingesetzt (s. S. 156ff). Im Gegensatz zu den anderen Massageformen erfordert die Vibration von seiten des Therapeuten eine große Muskelleistung und deren präzise Kontrolle. Sie wird normalerweise an proximalen Muskeln ausgeführt (z. B. Schulter, Schulterblatt).

Bindegewebsmassage

Elisabeth Dicke, eine deutsche Krankengymnastin, entwickelte 1929 die Technik der Bindegewebsmassage. Während einer schweren, schmerzvollen Krankheit, hauptsächlich Endarteriitis obliterans im rechten Unterschenkel, dessen Amputation ernsthaft in Erwägung gezogen wurde, versuchte sie sich selbst etwas Linderung von ihren Schmerzen zu verschaffen, indem sie mit den Fingerspitzen über die schmerzenden Bereiche strich. Sie fand, daß diese Bereiche zunächst überempfindlich waren, daß bei fortgesetztem Streichen jedoch die verspannten Muskeln sich etwas entspannten, der Schmerz nachließ und ein Wärmegefühl sich in der Haut einstellte. Eine solche Behandlung an aufeinanderfolgenden Tagen schien nicht nur den Schmerz und die Spannung im Rücken zu lindern, sondern auch einige Wirkungen auf das Bein zu haben. Die Sensibilität stellte sich wieder ein und die Haut fühlte sich warm und nicht mehr kalt an. Als Frau *Dicke* mit dieser Selbstmassage fortfuhr, schloß sie auch den Trochanter major ein und den Bereich des Tractus iliotibialis. Nach drei Monaten Massage (von einem Kollegen durchgeführt) begannen die schweren Symptome nachzulassen. Nach einem Jahr konnte Frau *Dicke* ihre Arbeit als Physiotherapeutin wieder aufnehmen.

Eine große Zahl klinischer Untersuchungen und deren Auswertungen folgten auf diese Anfangserfahrung. Aus der Weiterentwicklung dieses ursprünglichen Streichens durch Frau *Dicke* und andere und aus der Ausweitung der Anwendung dieser Behandlungsmethode auf viele pathologische Gewebsveränderungen und auf Organe des Körpers entwickelte sich die Methode der »Bindegewebsmassage«, die heute in Europa und besonders in Deutschland von

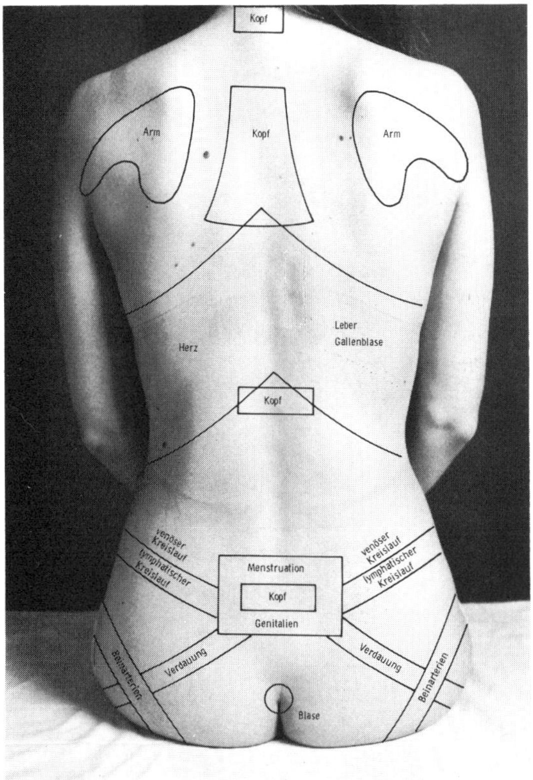

Abb. 20

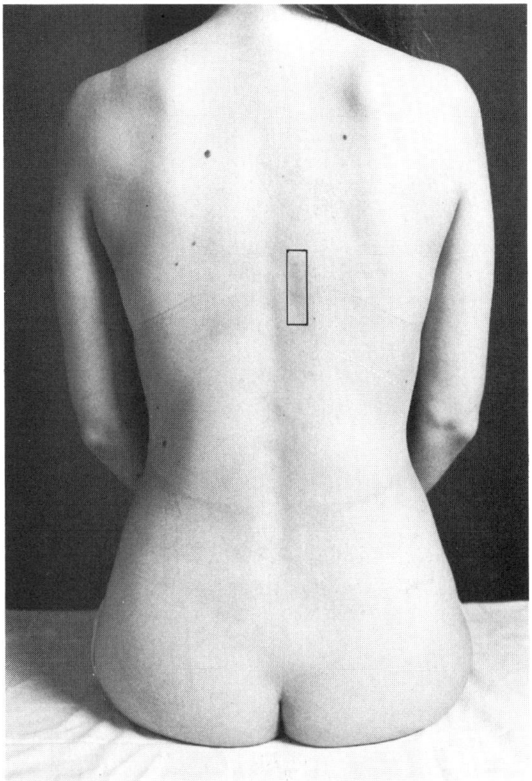

Abb. 21

Abb. 20 In dieses Foto wurden nicht alle Reflexzonen eingezeichnet. Es soll hier gezeigt werden, daß sich die einzelnen Zonen zum Teil stark überlappen. Deutlich erkennbar liegen die Kopf-Zone und die Zonen für Menstruations-, Genital- und Kolonfunktionen alle im gleichen Bereich des Sakrum bzw. gehen strahlenförmig davon aus. Die Breite dieser bandförmigen Zonen wird meist mit 5 bis 8 cm angegeben. Eine Magenzone liegt innerhalb der Herz-Zone; oberhalb der linken Scapula kann oft eine weitere Magen-Zone lokalisiert werden.

Abb. 21 Der umrandete Bereich wurde übersehen, als während der fotografischen Aufnahmen eine Untersuchung durchgeführt wurde. Auf der Aufnahme aber ist die Stelle deutlich erkennbar. Fotografien werden häufig zur besseren Erkennung und zur Dokumentation von Veränderungen benutzt.

Ärzten und Physiotherapeuten verwendet wird. Allgemein gesagt handelt es sich bei den Wirkungen, die von Frau *Dicke* und anderen festgestellt wurden, darum, daß diese Massage das autonome Nervensystem beeinflußt und über die Reflexzonen aus dem Gleichgewicht geratene vegetative Funktionen des Körpers korrigiert.

Nur sehr wenige amerikanische Ärzte kennen die Bindegewebsmassage und nur wenige Therapeuten sind entsprechend ausgebildet. Man geht davon aus, daß Veränderungen des Bindegewebes an der Körperoberfläche mit pathologischen Veränderungen innerer Organe korrespondieren. Auf der Abbildung sind nicht alle Reflexzonen enthalten. Das Bild soll die starken Überlappungen der Zonen und ihre jeweilige Zuordnung zeigen. Wie man sehen kann, gibt es

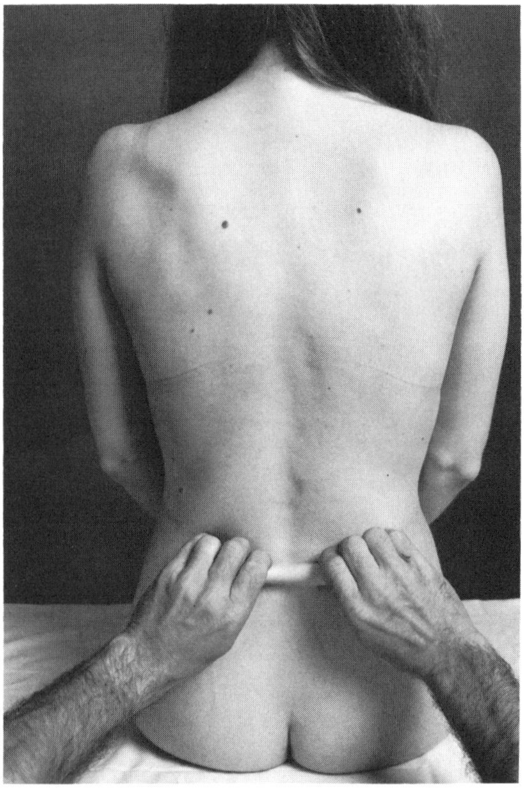

Abb. 22

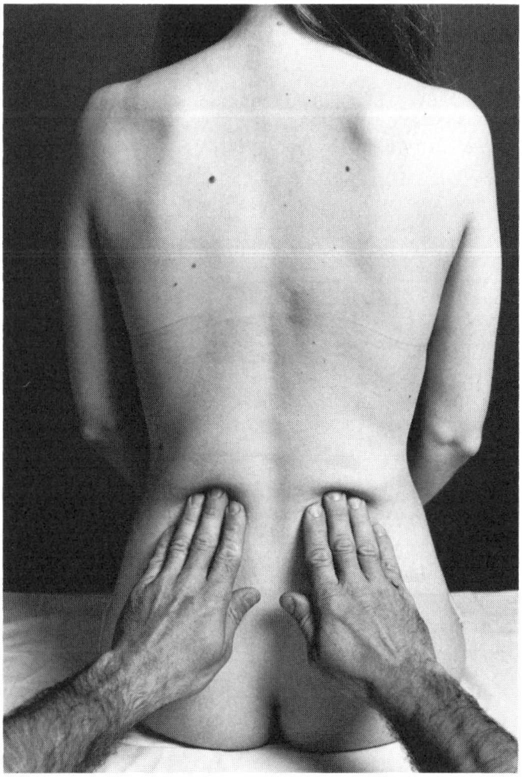

Abb. 23a

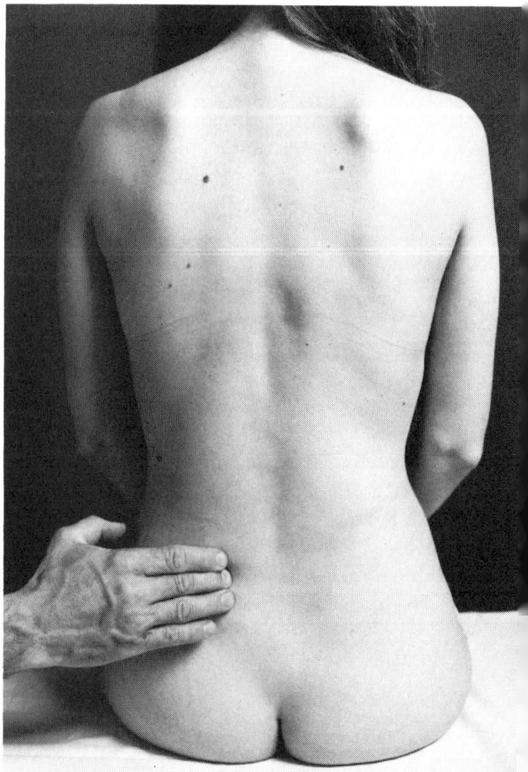

Abb. 23b

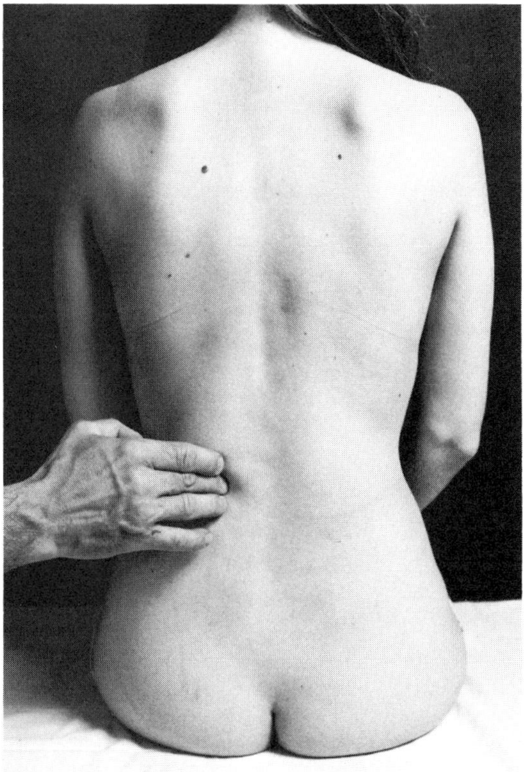

Abb. 24

eine Kopfzone und Zonen für Menstruationsfunktionen und Kolonfunktionen, die alle über dem Kreuzbein liegen oder strahlenförmig davon ausgehen. Diese schmalen Zonen werden meist als 5 bis 8 cm breite Bänder beschrieben (modifiziert nach *Ebner* und *Teirich-Leube*). Eine Zone für den Magen liegt innerhalb der Herz-Zone, sie kann aber auch oberhalb des linken Schulterblattes liegen (Abb. 20). Diese Veränderungen zeigen sich oft als abgeflachte Bereiche oder Einziehungen, die von erhöhten Gebieten umgeben sein können. Die umrandete Stelle wurde bei der Untersuchung während der photographischen Sitzung nicht bemerkt, ist aber deutlich sichtbar. Die Photographie wird oft eingesetzt, um Veränderungen sichtbar zu machen und zu dokumentieren (Abb. 21). Die abgeflachten Gebiete sind Primärreaktionen und hier ist das Bindegewebe fest und läßt sich in kaum einer Richtung verschieben. Die sekundären erhöhten Bereiche sehen aus wie lokal begrenzte Schwellungen und fühlen sich auch so an.

Man benutzt manuelle Methoden, um nicht sichtbare Veränderungen des Bindegewebes zu identifizieren. Diese Techniken werden bilateral, symmetrisch verwendet, um die beiden Seiten des Körpers zu vergleichen. Zum Abheben von Hautfalten wird eine genügend große Falte gewählt, um die Haut von den darunter liegenden Faszien abzuziehen (Abb. 22). Bei einer anderen Technik werden die Fingerspitzen benutzt, um die Haut über die darunter liegenden Strukturen zu verschieben (Abb. 23 a, b). An den Fingerspitzen wird nur so viel Kraft eingesetzt, daß verhindert wird, daß die Finger auf der Haut verrutschen; die Richtung hält sich an die Reflexzonen. Diese Reflexzonen sind klar begrenzt und genau lokalisiert, wie in Abb. 20

gezeigt. Im Bild ist auch ein diagnostischer Strich dargestellt, wobei eine Gewebsfalte unter dem Mittelfinger gezogen wird, der vom Ringfinger dabei unterstützt wird (Abb. 24). Der bei diesen manuellen Techniken entstehende Widerstand im Gewebe korrespondiert meist mit einem Schneide- oder Kratzgefühl beim Patienten. Wenn er mit der Massagebewegung zu weit gegangen ist, fühlt der Therapeut eventuell ein Zerren. Die Darstellung der viszeralen Reflexzonen wurde hier einbezogen, um den Therapeuten aufmerksam zu machen, wenn sich bei traditionellen Massagetechniken Bereiche zeigen, in denen von außen kein pathologischer Zustand festzustellen ist.

Diese Massagemethode hat sich als außerordentlich wirksam für die Behandlung funktioneller Störungen erwiesen. Wenn sie sachgerecht durchgeführt wird, kann sie bei bestimmten pathologischen Zuständen mit recht genau vorhersagbaren Resultaten eingesetzt werden. Voraussetzung dafür ist die Ausbildung bei einem erfahrenen Therapeuten. *Ebners* Beschreibung der Methode ist ausgezeichnet. Frau Dr. med. *Teirich-Leubes* Buch enthält neben Beschreibungen auch ausgezeichnete Bilder.

7. Ermittlung allgemeiner und lokaler Gewebereaktionen auf die Massage

Die Bedeutung von Massagestrichen und Palpation als Untersuchungsmittel wurde bislang nicht genügend betont. Die menschliche Hand ist ein vielseitiges Instrument mit einer erstaunlichen Ansammlung sensibler Rezeptoren. Die Hand kann einige der psychischen Energien ermitteln und übermitteln, die in therapeutischen Beziehungen so wichtig sind. Die Fähigkeit, eine ganze Reihe von physischen Parametern simultan wahrzunehmen, eröffnet enorme klinische Möglichkeiten. Die Tatsache, daß die Informationen, die man durch Palpation und physischen Kontakt gewinnt, nicht so objektiv sind, wie die durch Instrumente erlangten Informationen, ist eher ein Hinweis auf die Beschränkungen instrumenteller Untersuchung als ein Hinweis auf die beschränkte menschliche Wahrnehmungsfähigkeit.

Oberflächliches Streichen

Durch oberflächliches Streichen gewinnt man erste Informationen über die Haut und an der Oberfläche liegende Muskelgruppen. Kontur, Beschaffenheit, Gewebetonus und Temperatur können auf akute oder chronische Veränderungen in diesen Geweben hinweisen. Die Gewebe eines Bereiches können mit den daneben liegenden verglichen werden, um festzustellen, ob die Veränderungen lokal begrenzt oder allgemein verbreitet sind. Durch solch oberflächliches Streichen kann meistens die genaue Lage von Reflex- und Druckpunkten erkannt werden. Bereiche mit verändertem Hautwiderstand, veränderter Temperatur und Empfindlichkeit – sekundäre Faktoren bei lokalen und regionalen Veränderungen des autonomen Systems – sind die Schlüssel für die Lokalisierung solcher Punkte. Die durch oberflächliches Streichen gewonnenen Informationen können auch als Hinweis auf spezifische therapeutische Verfahren benutzt werden. Jede Veränderung, die nach diesem oberflächlichen Streichen festgestellt wird, vermittelt subjektive Daten über die Wirkung der verwendeten Verfahren.

Oberflächliches Streichen erleichtert die Feststellung allgemeiner Muskelverspannung. Außerdem hat der Patient durch diese Behandlung Zeit, sich an den manuellen Kontakt zum Therapeuten zu gewöhnen und sich an den zusätzlichen sensiblen »Input« anzupassen. Diese Massageform wird traditionell zur Entspannung verwandt, jedoch können manche Patienten so empfindlich auf manuelle Berührung reagieren, daß für sie nach einer anderen Methode gesucht werden muß. Wichtig ist jedenfalls, daß der ganze Körper des Patienten und die speziell zu behandelnden Bereiche entspannt sind. Die Entspannung kann durch das oberflächliche Streichen verstärkt werden.

Die unterschiedlichen Reaktionen auf fortgesetzten oder unterbrochenen Kontakt weisen wahrscheinlich auf selektive Stimulation tonischer oder phasischer Rezeptoren hin und auf einen integrierten zentralen Einfluß des einen oder des anderen. Bis heute kennen die Autoren keine allgemeine Regel für die Vorhersage, welche Art von Reiz die größte Auswirkung hat; die Erfahrung lehrt allerdings, daß ständiger Kontakt und rhythmische Bewegung beruhigend und entspannend wirken.

Tiefenwirksames Streichen

Das langsam ausgeführte, tiefenwirksame Streichen auf ausgedehnten Körperzonen bewegt die Flüssigkeit in den Lymph- und Venenkanälen. Auf diese Weise bekommt man das Gefühl für die Beteiligung der interstitiellen Flüssigkeit an lokalen und regionalen Schwellungen. Wenn die oberflächlichen Gewebe untersucht sind und mehr Informationen gewünscht werden, kann dies durch Pétrissage, Kneten und Anheben spezieller Muskeln an der Oberfläche und in der Tiefe geschehen. Mit diesen Massagestrichen kann man auch bestimmte Gefäße, Sehnen, Bänder und mit ihnen zusammenhängende Strukturen ertasten.

Bestimmte Variationen dieser Massageformen wie das Hautrollen und das Ziehen der Haut helfen, spezielle lokale Veränderungen zu erkennen. Auf die Ähnlichkeit der klassischen Massage mit den Grundformen der Bindegewebsmassage muß hier ausdrücklich hingewiesen werden. Lokale Veränderungen des Bindegewebes, die nicht durch bekannte pathologische Veränderungen erklärt sind, bedürfen besonderer Aufmerksamkeit. Zugbelastung der Haut in Verbindung mit einer Untersuchung des unteren Rückens kann zu unerwünschten Veränderungen des autonomen Systems führen, wenn sie auch in benachbarte Reflexzonen ausgedehnt werden und mehrere Male wiederholt werden.

Kneten

Das Kneten und Abheben von Gewebe spielen eine spezielle Rolle für die Untersuchung von Muskeln. Örtliche oder allgemeine Muskelverspannungen können erkannt und dann behandelt und mobilisiert werden. Der Therapeut kann sich von der Wirksamkeit einer Behandlung überzeugen, indem er in einem späteren Stadium der Behandlung wieder zurückkehrt zu einem Bereich, der anfangs nicht bewegt werden konnte. Dadurch wird Massage zu einer sehr dynamischen Behandlungsform. Ein Muskel kann eventuell seine Funktion nicht erfüllen, weil er zusammengezogen ist (Kontraktur). Wenn man diese Schwierigkeit durch tiefenwirksames Reiben angeht und dadurch reduziert, wird der Muskel mobiler und kann seine Funktion wieder aktiv erfüllen. Damit werden beide Ziele, Untersuchung wie auch Behandlung erreicht.

Reiben

Das Reiben ermöglicht die am stärksten örtlich begrenzten oder spezifischen Informationen über bestimmte Strukturen des Bindegewebes. Die Nachgiebigkeit und Festigkeit von Bindegewebe kann untersucht werden. Ferner können Muskelfaszien und Muskelscheiden, Gelenkkapseln, Sehnenscheiden und die damit in Verbindung stehenden Strukturen untersucht werden, auch können örtliche oder allgemeine Veränderungen dieser Strukturen erkannt und beurteilt werden. Insbesondere bei Gelenken an der Körperoberfläche kann das quer verlaufende Reiben zur Untersuchung der Mobilität der Gelenkkapsel eingesetzt werden. Das quer verlaufende Reiben ist meist wirksamer als das längs verlaufende, weil dadurch eine stärkere plastische Deformierung der Gewebe erreicht wird. Gelegentlich kann es notwendig werden, diese Technik mit der passiven Bewegung zu verbinden oder eine Extremität in eine bestimmte Lage zu bringen, um bestimmte Strukturen einer optimalen Untersuchung zugänglich zu machen und Gewebespannung jeweils optimal zu erfassen. Durch wiederholte Bewegung einer benachbarten Struktur und der umgebenden Rezeptoren wird die Schmerzwahrnehmung verändert und außerdem kann eine plastische Dehnung des Bindegewebes erreicht werden.

Hacken, Klatschen, Klopfen und Vibrieren

Diese Techniken werden zur Zeit hauptsächlich zur Behandlung von thorakalen oder pulmonalen Störungen eingesetzt (s. Kap. 10). Sie werden im allgemeinen an der Brustwand, und zwar besonders an den Rippen und den interkostalen Muskeln durchgeführt. Sofort rückwirkender Schmerz beim Klopfen kann oft eine Bedeutung bei speziellen orthopädischen Störungen haben.

Zusammenfassung

Praktische Erfahrung in all den hier beschriebenen Massagetechniken hat großen Wert als Teil der Massage wie auch als Untersuchungsinstrument in anderen Therapiebereichen. Wenn man die dabei gewonnenen Erkenntnisse jeweils in Beziehung zu bestimmten anatomischen Strukturen setzt, dann wird vielleicht viel von dem, was man leicht als subjektive Information abtut, zu einer recht nützlichen.

Während der Behandlung kann der Therapeut wiederholt zu einem Bereich zurückkommen, der nicht hatte bewegt oder angehoben werden können, um so eine Urteilsgrundlage für die Wirksamkeit der Behandlung zu bekommen. Auf diese Weise wird die Massage ein dynamischer Teil der Behandlung. Ein Muskel kann durch eine Kontraktur funktionsunfähig sein. Wenn man dieses Problem durch Massage angeht, dann wird der Muskel mobiler und kann seine Funktion besser erfüllen. Auf diese Weise werden sowohl Ziele der Untersuchung als auch der Behandlung verfolgt.

8. Ganzmassage

Wenn der Körper insgesamt massiert wird, so nennt man dies gewöhnlich Ganzmassage. Massage kann kein Ersatz sein für körperliche Bewegung, wenn man versucht, Funktionsfähigkeit wiederherzustellen. Da Massage aber die Zirkulation von Blut und Lymphen verbessert, hat sie in dieser Hinsicht ähnliche Effekte, wie die körperliche Bewegung. Unter bestimmten Umständen also, wenn die normale aktive körperliche Bewegung unmöglich und der bestehende pathologische Zustand keine Kontraindikation ist, ist Massage nützlich. Wenn der Patient lange Zeit hindurch im Bett bleiben muß, unterstützt eine täglich durchgeführte Ganzmassage die allgemeine Zirkulation ganz erheblich und vermittelt dem Patienten ein angenehmes und entspanntes Gefühl. Bei alten Menschen kann die Ganzmassage die frühere Muskelaktivität zum Teil ersetzen.

Wie *Pemberton* feststellte, kann die Ganzmassage Müdigkeit hervorrufen. Wenn der Patient sich ein wenig matt fühlt und direkt nach der Ganzmassage ruhen möchte, so ist das ein Hinweis auf den Erfolg der Behandlung, und man sollte den Patienten deshalb 1 bis 1 1/2 Stunden nach der Behandlung ruhen lassen. Echte Erschöpfung sollte vermieden werden und wenn der Patient nach einer Ruhephase nicht erfrischt ist, dann war die Behandlung zu lang oder die Technik zu intensiv. Wir gehen davon aus, daß 45 Minuten bis 1 Stunde im allgemeinen eine sinnvolle Zeitspanne für die Ganzmassage ist. Die empfohlene Anzahl der Massagestriche ist jeweils angegeben und entspricht dieser zeitlichen Begrenzung.

Entspannung und Beruhigung sind normalerweise Hauptziele der Ganzmassage; um sie zu erreichen, müssen die Übergänge von einer Massageform zu einer anderen glatt und ohne Unterbrechung des Kontakts durchgeführt werden, außerdem müssen alle Massagebewegungen einen bestimmten Rhythmus haben.

Eine modifizierte Massage nach dem schwedischen System scheint am besten für die Ganzmassage geeignet zu sein. Dabei werden die Bewegungen am gesamten Abschnitt jeder Extremität durchgeführt, ohne dabei einem bestimmten Muskel oder einer Muskelgruppe besondere Aufmerksamkeit zu schenken. Eine Massage, die sich gezielt Muskelgruppen und speziellen Muskeln zuwendet, ist wirksamer bei der Behandlung örtlicher Verletzungen oder erkrankter Bereiche und wird später beschrieben.

Bei der Ganzmassage sollte so vorgegangen werden, daß der Patient sich nicht öfter als notwendig bewegen oder umdrehen muß. Auch der Therapeut sollte seine Position so wenig wie möglich verändern und alle seine Bewegungen sollten effizient und mit großer Ruhe durchgeführt werden. Die folgende Reihenfolge wird ein solches Programm ermöglichen:

1. Der Patient liegt auf dem Rücken mit einem Kissen unter dem Kopf
   a) Der Therapeut steht rechts vom Patienten und massiert den rechten Unter- und Oberschenkel
   b) Dann geht der Therapeut an das Fußende des Tischs und massiert den rechten Fuß
   c) Dann geht der Therapeut auf die linke Seite des Patienten und massiert den linken Ober- und Unterschenkel
   d) Dann geht der Therapeut zum Fußende der Behandlungsliege und massiert den linken Fuß
   e) Dann geht der Therapeut wieder auf die linke Seite des Patienten und massiert den Oberarm, den Unterarm und die Hand
   f) Dann geht der Therapeut auf die rechte Seite des Patienten und massiert den rechten Oberarm, Unterarm, die Hand, die Brust und den Bauch. Anstelle des Kissens, das normalerweise unter dem Kopf liegt, kann man während der Brustmassage ein kleineres Kissen verwenden. Dadurch kann der Therapeut ohne Bewegungsunterbrechung auch den Nackenbereich erreichen

2. Der Patient dreht sich auf den Bauch und die Behandlung wird abgeschlossen mit einer Rückenmassage. (Für diesen Behandlungsteil braucht der Therapeut seine Stellung nicht zu verändern.)

Voraussetzung für eine gute Ganzkörpermassage ist die gleichmäßige Bewegung, die Entspannung der Hände, damit sie sich den Konturen jeweils anpassen können und ein gleichmäßiger Rhythmus der Massagebewegungen; deshalb sollte sie als erste Massageform von den Studenten gelernt werden. Wenn sie bei dieser Massage erst einmal gelernt haben, wie der Körperkontakt herzustellen und ein gleichmäßiger Rhythmus zu wahren ist, dann werden sie das auch bei allen anderen Massageformen beherzigen. Es erfordert lange und unermüdliche Übung, bis diese Dinge instinktiv beherrscht werden. Erst dann kann der Therapeut sich darauf konzentrieren, jeweils Massageformen auszuwählen, mit denen bestimmte Effekte erzielt werden können.

Technik

Die folgende Darstellung der Technik ist eine vom Autor modifizierte Form eines schwedischen Massagesystems, das an die der Ganzmassage angepaßt wurde. Die Stellung des Therapeuten wird jeweils angegeben. Außer für die Rückenmassage liegt der Patient auf dem Rükken.

Rechter Oberschenkel

Der Therapeut steht neben der Behandlungsliege an der rechten Seite des Patienten.

1. Oberflächliches Streichen

Beide Hände greifen um den Schenkel herum, umschließen ihn soweit wie möglich und streichen vom oberen Beckenrand zum Knie (Abb. 25, 26, 27, 28). (Viermal auszuführen)

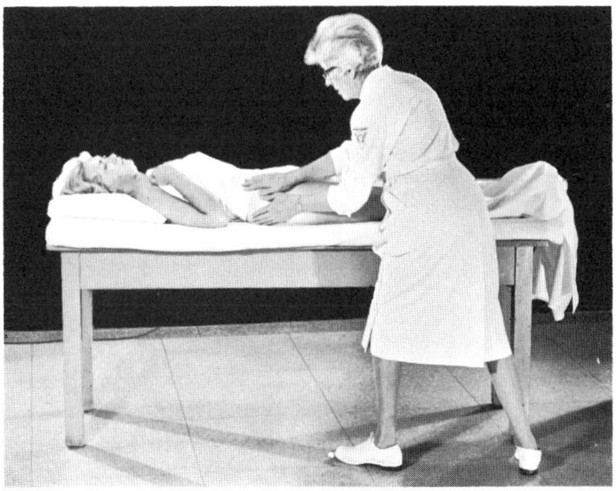

Abb. 25

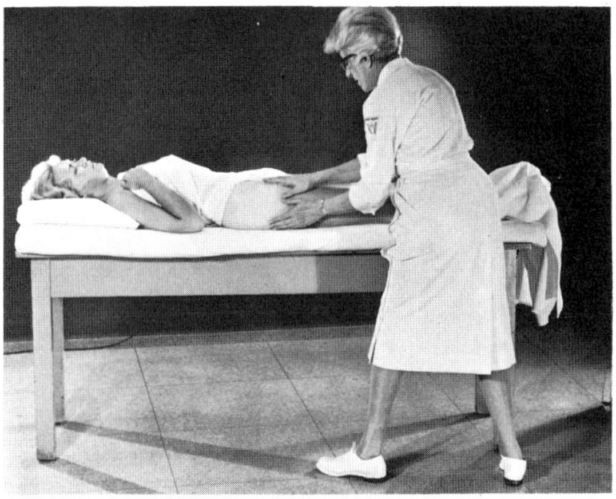

Abb. 26

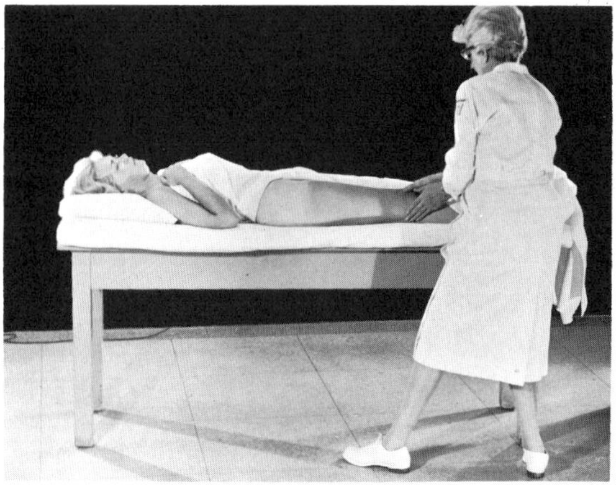

Abb. 27

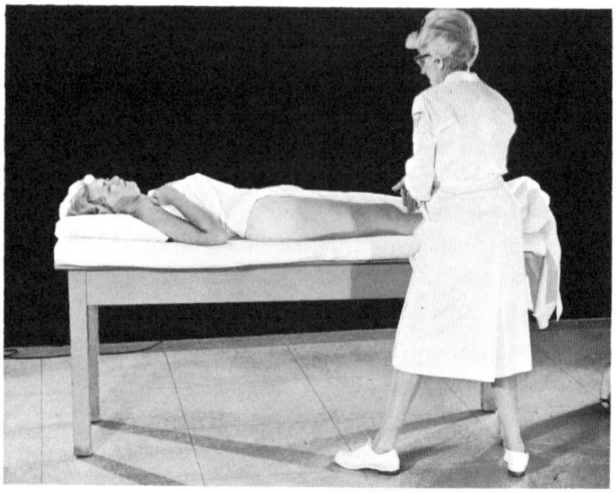

Abb. 28

2. Kneten des Quadrizeps

Der ulnare Rand der rechten Hand wird unter die Patella gelegt, der Daumen liegt am lateralen Rand und die Finger am medialen Rand der Patella.

Die linke Hand greift in den distalen Teil des Muskels oberhalb der Patella (Abb. 29). Die rechte Hand streicht über die Patella zur linken Hand, wobei während des aufwärts gerichteten Drucks der ulnare Rand fest aufgedrückt wird. Der Muskel wird zwischen Daumen und Fingern gegriffen und fest in der Handfläche gehalten. Die Palmarfläche der Finger der linken Hand zieht den Muskel lateral und zur gleichen Zeit drücken abgespreizter rechter Daumen und Handfläche die Gewebe medial. Dann drücken abgespreizter Daumen und Handfläche der linken Hand die Muskeln medial und zur gleichen Zeit ziehen die Finger der rechten Hand die Gewebe lateral. Diese Bewegung wird vom distalen zum proximalen Teil des Quadrizeps fortgesetzt, indem die Hände jeweils beim »Ziehen« weitergleiten (Abb. 30).

Bei dieser Bewegung kommt es nicht zum »Kneifen«. Daumen und Finger beider Hände bleiben während der gesamten Massagebewegung in der gleichen Stellung zueinander. Das

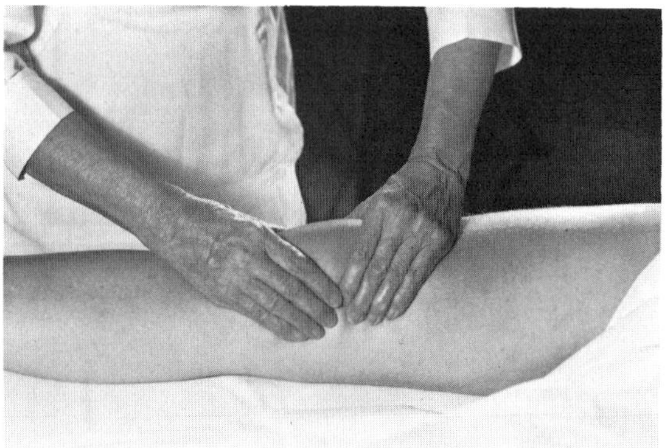

Abb. 29

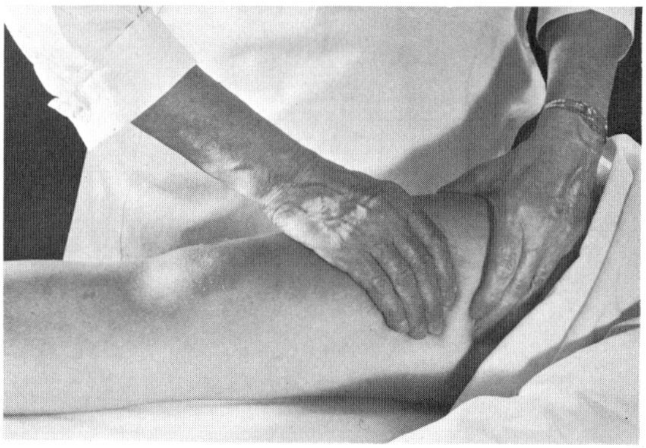

Abb. 30

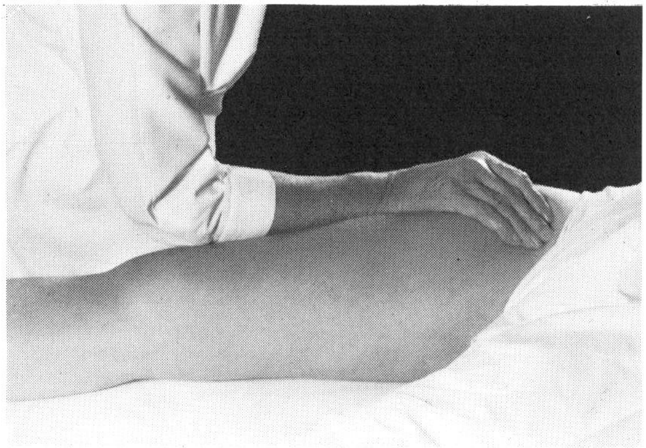

Abb. 31

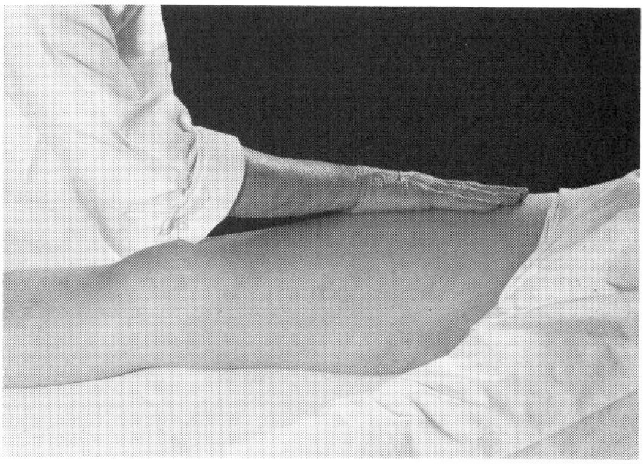

Abb. 32

»Ziehen« und »Drücken« wird ausschließlich durch Beugung und Streckung der Arme in Schulter und Ellenbogen erreicht.

Wenn der Muskelansatz erreicht ist, wird die linke Hand abgehoben und die rechte folgt in einem oberflächlichen Strich den Konturen des Muskelendes (Abb. 31) und kehrt dann mit einem oberflächlichen Strich an die untere Grenze der Patella zurück (Abb. 32).

(Dreimal auszuführen)

3. Palmares Kneten des rückwärtigen Oberschenkels

Hüfte und Knie werden leicht gebeugt und der Oberschenkel leicht nach außen gedreht. Beide Hände greifen über die mediale Oberfläche des Oberschenkels nach den Beugern am Knie (Abb. 33) und führen dort dieselben Bewegungen durch, wie bei der Massage des Quadrizeps, außer daß die Hände stärker transversal zu den Muskeln gehalten werden (Abb. 34). Die Massage wird einige Zentimeter unterhalb des Hüftgelenks beendet. Die linke Hand wird abge-

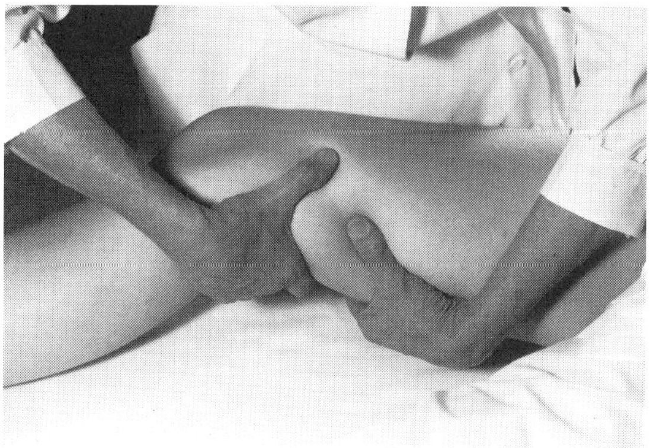

Abb. 33

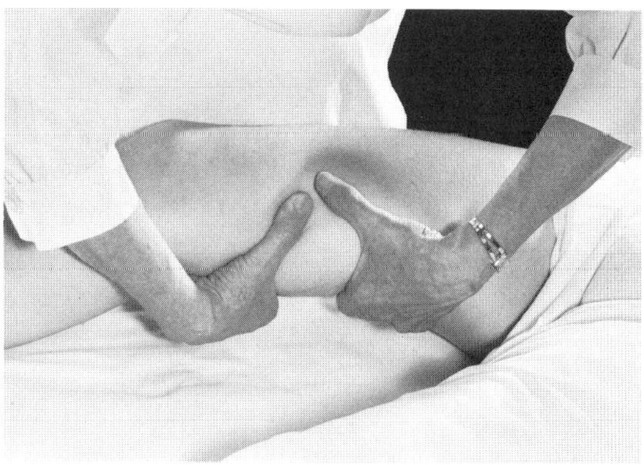

Abb. 34

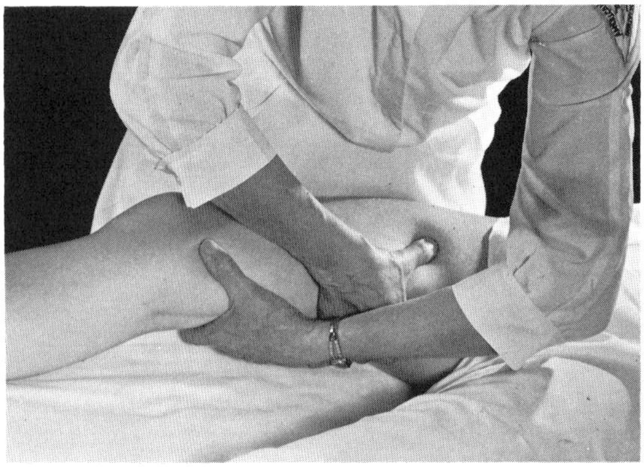

Abb. 35

hoben; sie kreuzt die rechte Hand und greift die Muskeln oberhalb des Knies (Bild 35) und die rechte Hand kehrt mit einem oberflächlichen Strich über die mediale Oberfläche des Oberschenkels zurück.
(Dreimal auszuführen)

4. Alternierendes palmares Kneten

Beide Hände umgreifen den Oberschenkel am oberen Ende (Abb. 36); die Hände rollen die Muskeln abwechselnd zwischen den Handflächen hin und her und üben dabei kräftigen Druck nach oben aus (Abb. 37), dies setzt sich in Richtung Knie fort. Beide Hände kehren in die Ausgangsposition mit einem tiefenwirksamen Strich zurück; siehe 5. unten.
(Dreimal auszuführen)

5. Tiefenwirksames Streichen

Beide Hände umgreifen den Oberschenkel direkt oberhalb des Kniegelenks, die Daumen sind abduziert, die Finger liegen aneinander. Die Hände stehen gegeneinander und die Finger-

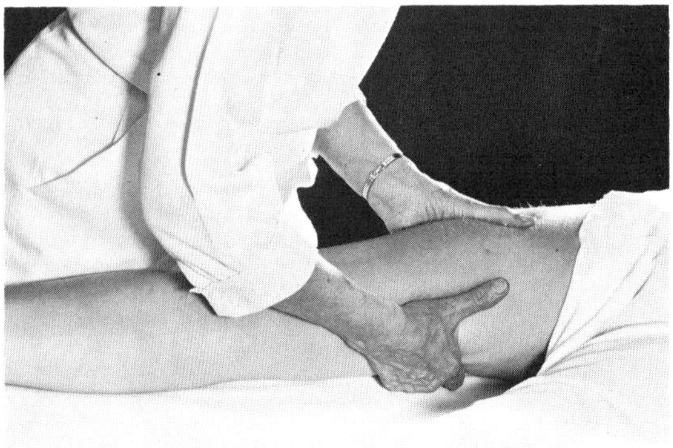

Abb. 36

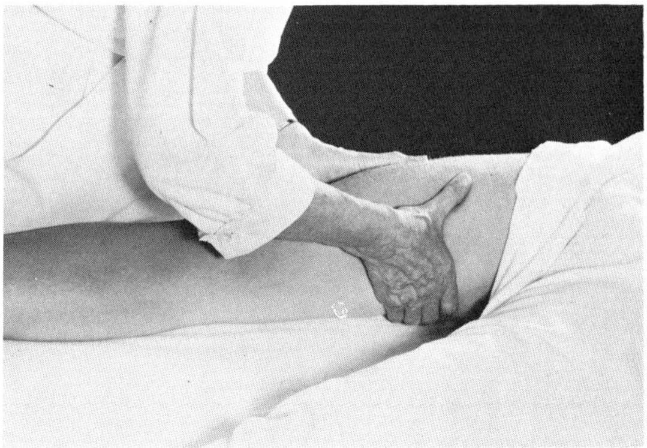

Abb. 37

spitzen berühren sich auf der Rückseite des Oberschenkels. Mit kräftigem Druck der ganzen Handfläche streichen beide Hände aufwärts zum oberen Ende des Oberschenkels und kehren dann zum Knie mit einem oberflächlichen Strich zurück.

(Dreimal auszuführen)

Rechter Unterschenkel und Knie

Der Therapeut steht neben der Behandlungsliege an der rechten Seite des Patienten.

1. Oberflächliches Streichen

Beide Hände streichen vom Kniegelenk zum Sprunggelenk, dabei wird die gesamte Oberfläche des Beins berührt (Abb. 38, 39, 40).

(Dreimal auszuführen)

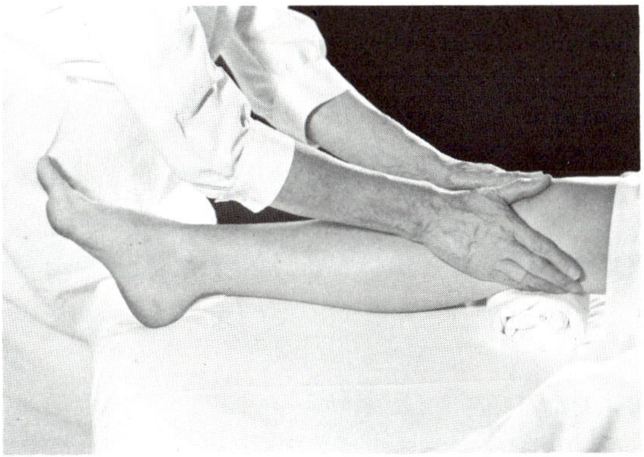

Abb. 38

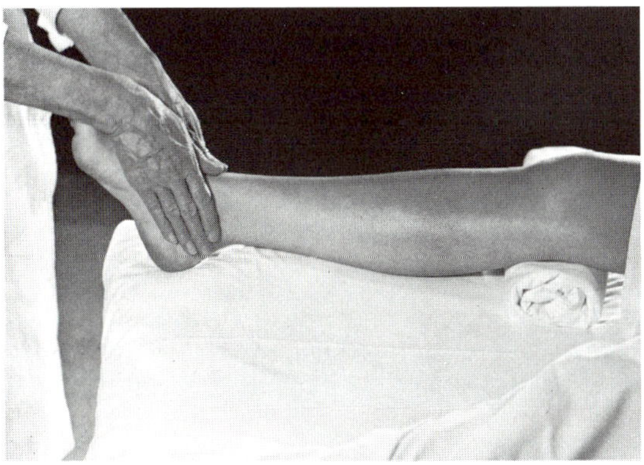

Abb. 39

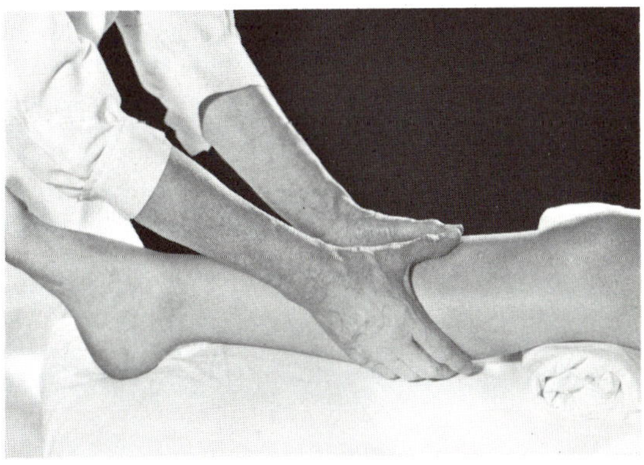

Abb. 40

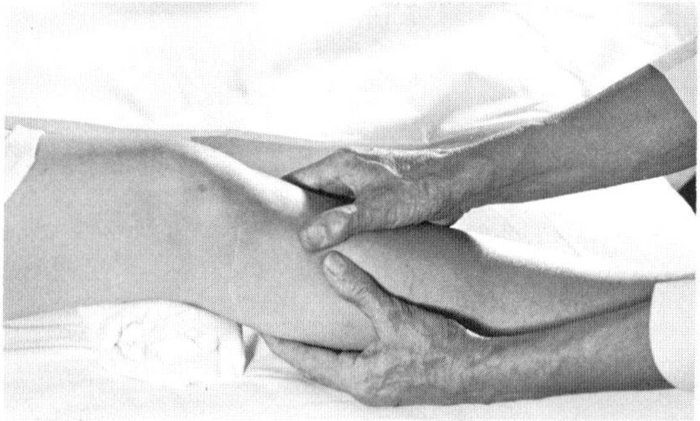

Abb. 41

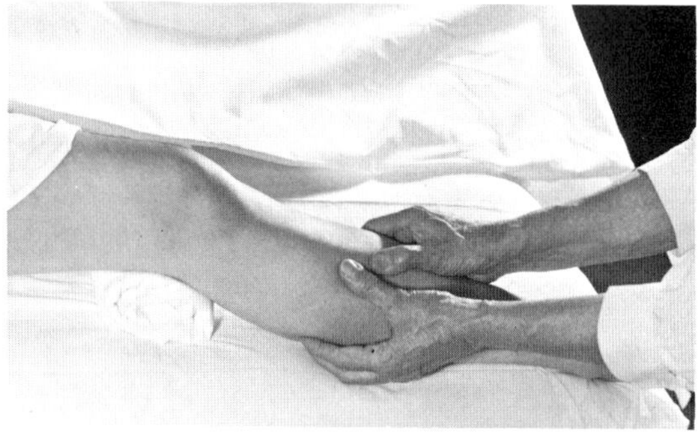

Abb. 42

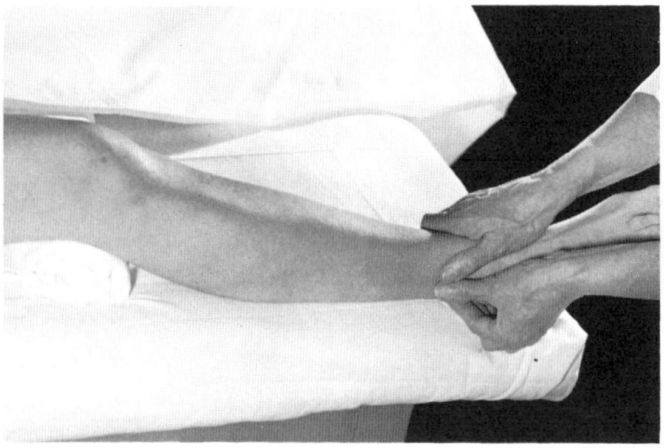

Abb. 43

2. Kneten mit den Daumen: M. tibialis anterior und die darunter liegenden Muskeln

Die distale Phalanx beider Daumen wird mit kräftigem Druck auf den Muskelansatz gelegt; die Hände liegen leicht auf der Haut des Beines auf (Abb. 41). Die Daumen bewegen sich abwechselnd in Kreisen, wobei der Druck nach oben und außen gerichtet ist. Nach Vollendung einer Kreisbewegung bewegen sich die Hände in distaler Richtung. Auf diese Weise (Abb. 42) wird die Massage bis zum Sprunggelenk (Abb. 43) fortgeführt. Die Hände kehren in ihre Ausgangspositionen zurück, wobei die Daumen einen tiefenwirksamen Strich durchführen und die übrige Hand nur leichten Kontakt hat.

(Zweimal auszuführen)

3. Palmares Kneten der Wadenmuskulatur

Die rechte Hand stützt das leicht gebeugte Knie an der Mediallinie. Die linke Hand greift die Muskelgruppe direkt unterhalb des Knies und die Muskeln werden zur lateralen Seite des Beins gezogen, wobei der Druck mit der Palmarseite der Finger ausgeübt wird (Abb. 44). Danach drückt die Palmarseite des abduzierten Daumens und der Daumenballen die Muskeln nach oben und zur medialen Seite des Beines (Abb. 45). Danach gleiten die Finger distal, und diese

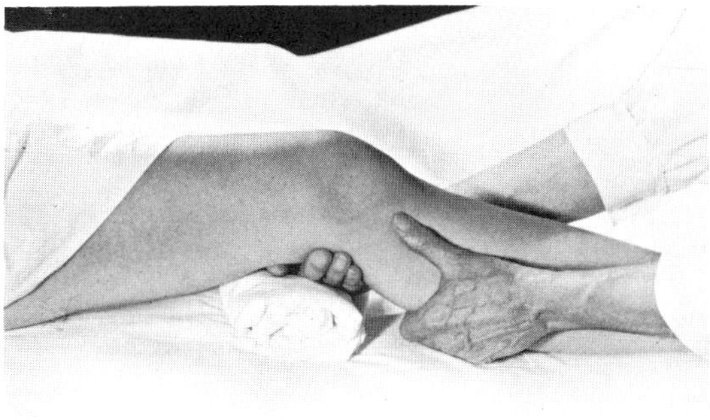

Abb. 44

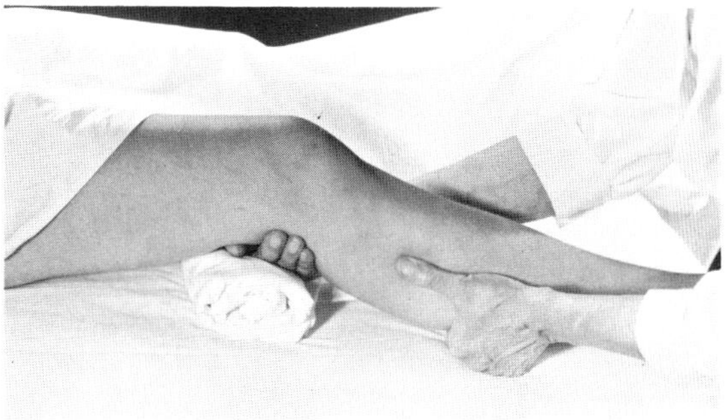

Abb. 45

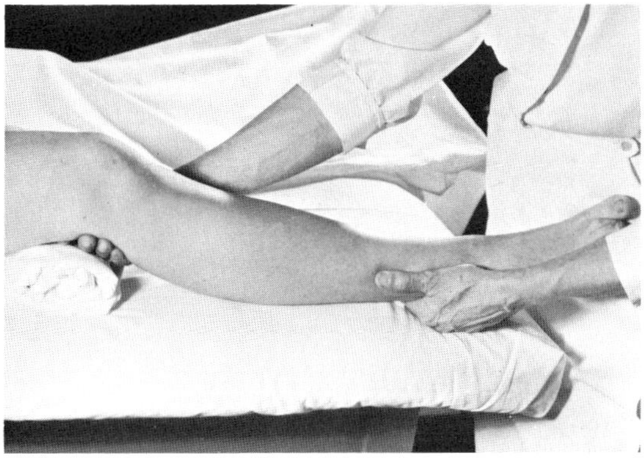

Abb. 46

Bewegungen werden wiederholt, bis das Sprunggelenk erreicht ist (Abb. 46). Dann kehrt die Hand mit einem tiefenwirksamen Strich über die Muskeln zum Knie zurück.

(Dreimal auszuführen)

Die Hände werden vertauscht: Das Knie wird mit der linken Hand gestützt und das Verfahren wird mit der rechten Hand wiederholt.

(Dreimal auszuführen)

4. Alternierendes palmares Kneten

Beide Hände umgreifen die Muskeln am Knie und rollen die Muskeln abwechselnd zwischen den Handflächen hin und her mit kräftigem Druck nach oben. Dabei bewegen sie sich in Richtung Sprunggelenk. Die Hände werden zum Knie mit einem tiefenwirksamen Strich über die Muskeln zurückgeführt. (Diese Technik wird auch beim alternierenden palmaren Kneten des Oberschenkels angewendet. Siehe S. 76).

(Dreimal auszuführen)

5. Palmares Streichen um die Patella

Die Handwurzeln beider Hände werden auf den unteren Rand der Patella gelegt; die Palmarseite der distalen Phalangen der Finger berührt die Haut oberhalb des proximalen Rands der Patella (Abb. 47). Die Daumenballen beider Hände streichen mit kräftigem Druck um die Patella herum in einer kreisförmigen Bewegung, wobei die Finger gebeugt werden, während die Fingerspitzen leicht aufliegen (Abb. 48). Die Handwurzeln beider Hände kehren in die Ausgangsposition mit einem oberflächlichen Strich zurück, wobei die Daumen leicht über die Patella gleiten.
(Viermal auszuführen)

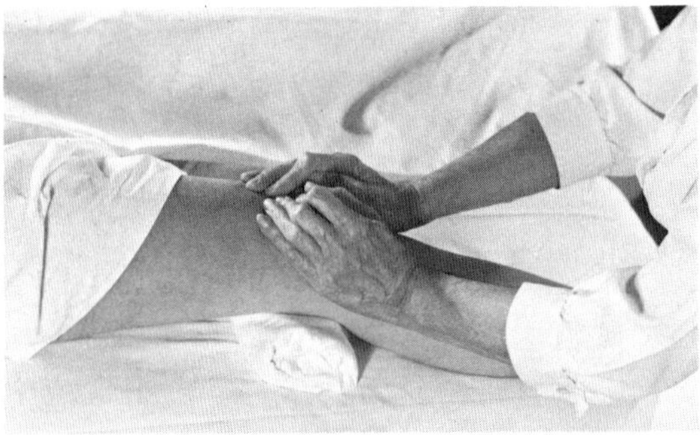

Abb. 47

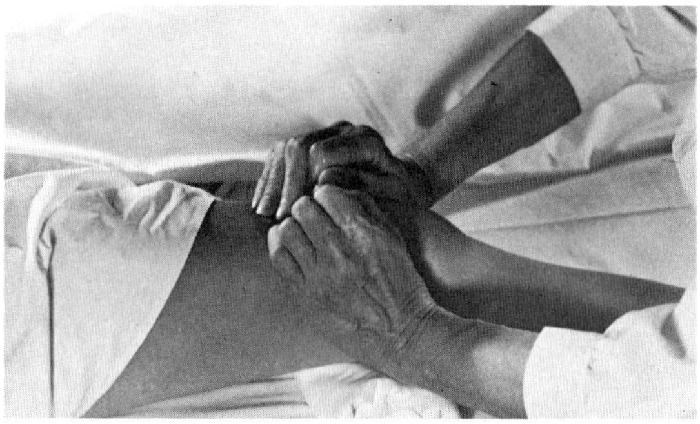

Abb. 48

6. Streichen der Kniekehlen mit den Fingern

Die Fingerspitzen beider Hände werden nebeneinander an den distalen Rand der Kniekehle gelegt; sie streichen dann kräftig bis an den proximalen Rand und kehren mit einem oberflächlichen Strich in die Ausgangsposition zurück.
(Viermal auszuführen)

7. Tiefenwirksames Streichen mit beiden Händen am gesamten Bein

(Dreimal auszuführen)

Rechter Fuß

Der Therapeut steht am Fußende der Behandlungsliege und ist dem Patienten zugewandt.

1. Oberflächliches Streichen des Fußrückens

Der Fuß wird mit der Fläche der rechten Hand gestützt und die linke Hand streicht vom

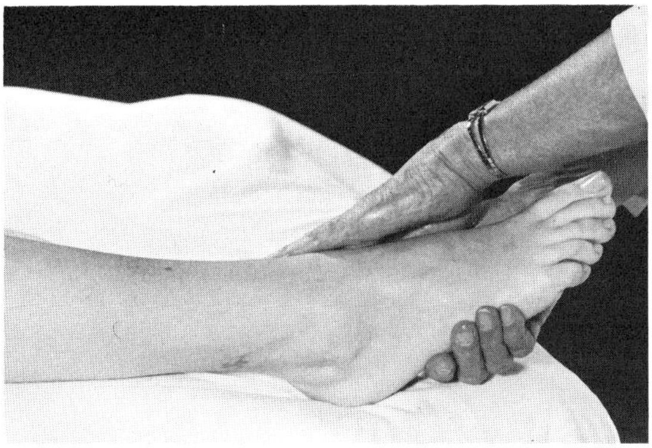

Abb. 49

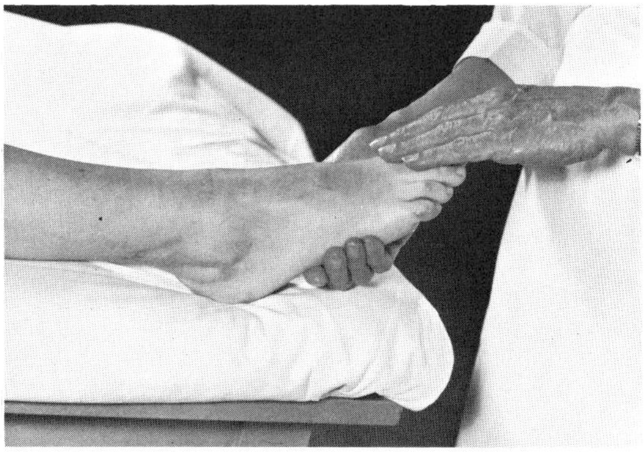

Abb. 50

Sprunggelenk (Abb. 49) zu den Zehenspitzen (Abb. 50), dabei werden die seitlichen und mittleren Flächen des Fußrückens abwechselnd gestrichen.
(Zweimal auszuführen)

2. Kneten mit den Daumen am Fußrücken

Die distale Phalanx beider Daumen wird mit kräftigem Druck auf den Mittelfuß gelegt, und zwar distal des medialen Knöchels, die Finger liegen auf der Fußunterseite auf (Abb. 51). Das Kneten mit den Daumen wird so durchgeführt, wie beim M. tibialis anterior, und zwar beginnend am Sprunggelenk bis hin zu den Mittelfußgelenken. Danach kehren die Daumen mit einem tiefenwirksamen Strich über denselben Bereich in die Ausgangsposition zurück. Das Kneten wird sukzessiv in den lateralen Sektionen weitergeführt, bis der ganze Fußrücken massiert ist (Abb. 52).
(Zweimal auszuführen)

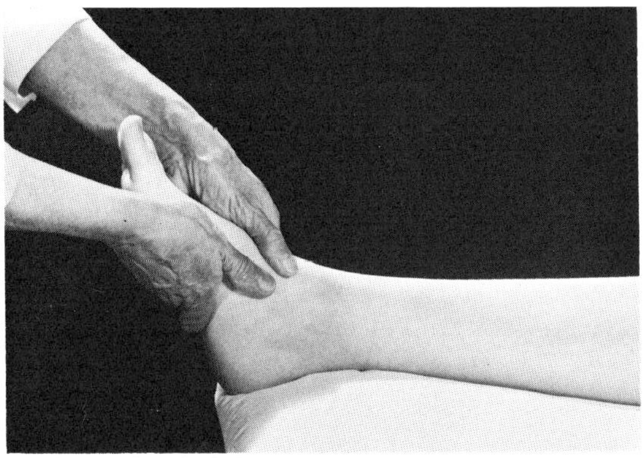

Abb. 51

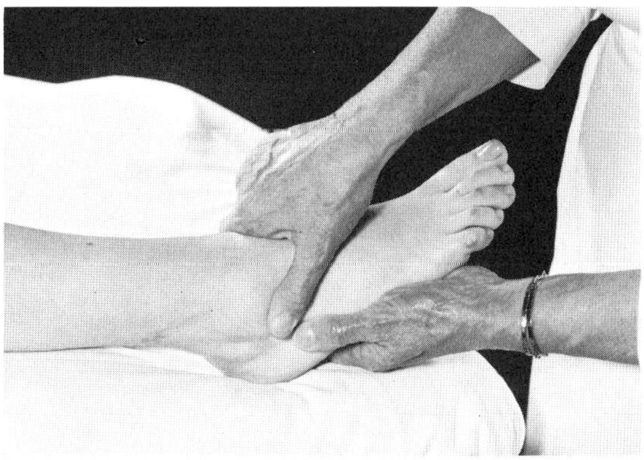

Abb. 52

3. Streichen mit den Daumen auf der Fußunterseite

Die Daumen werden auf die Zehenballen gelegt, der rechte an der Fußinnenseite, der linke an der Fußaußenseite. Die Finger liegen leicht auf dem Fußrücken auf (Abb. 53). Die Daumen streichen mit kräftigem Druck gegeneinander von den Fußrändern her, in der Fußmitte streichen sie aneinander vorbei (Abb. 54). Das Streichen beginnt an den Fußballen und wird bis zur Ferse fortgesetzt. Die Bewegung geht hauptsächlich von einer Abduktion und Adduktion der Arme in den Schultern aus. Die Daumen werden dann abgehoben, die Finger kehren mit einem oberflächlichen Strich in die Ausgangsposition zurück.
(Zweimal auszuführen)

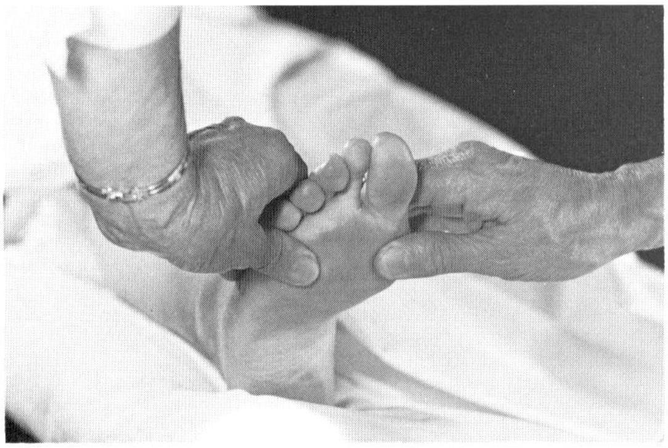
Abb. 53

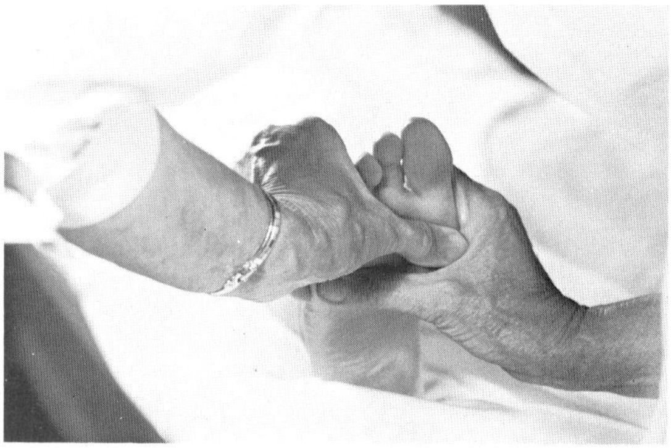
Abb. 54

4. Palmares Streichen der Plantarfläche des Fußes

Der Therapeut dreht sich so, daß er quer über das Ende der Behandlungsliege sieht. Die linke Hand auf dem Fußrücken stabilisiert den Fuß. Die Handkante der rechten Hand wird mit kräftigem Druck auf die plantare Fläche an den Zehenballen aufgelegt (die Hand ist dabei nach oben geöffnet) (Abb. 55). Wenn die Hand dann mit kräftigem Druck nach unten zur Ferse streicht, wird sie gedreht und paßt sich dabei dem Fußgewölbe gut an (Abb. 56), am Ende des Strichs liegt die Handfläche flach auf der Behandlungsliege.
(Viermal auszuführen)

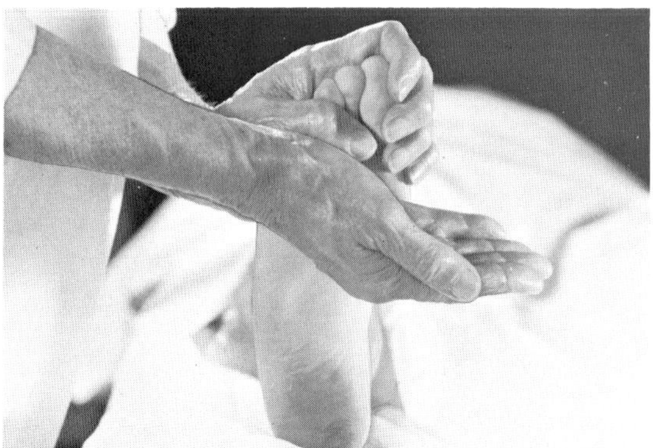
Abb. 55

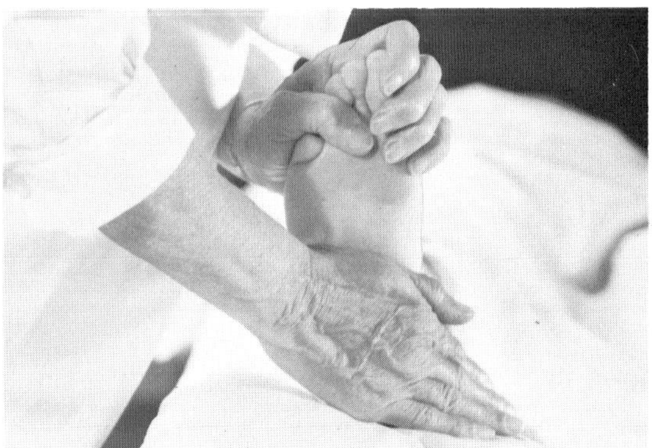
Abb. 56

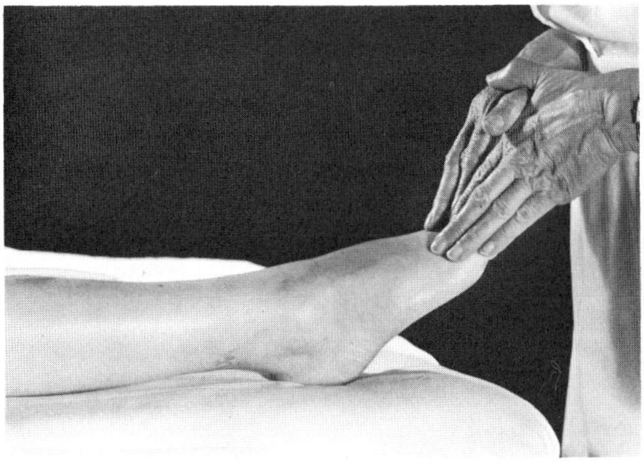

Abb. 57

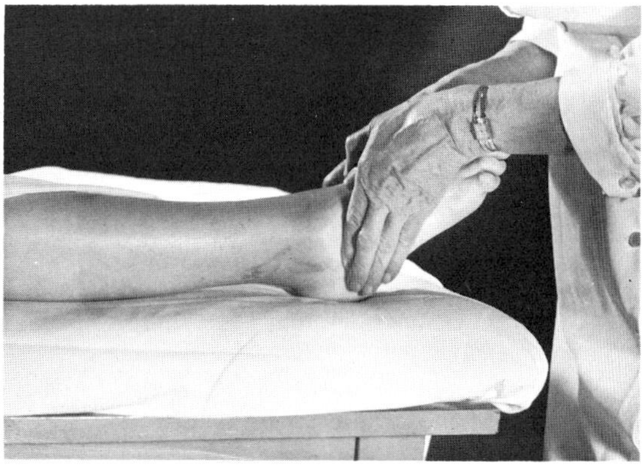

Abb. 58

5. Streichen um den Fußknöchel mit den Fingern

Der Therapeut dreht sich wieder herum, so daß er den Patienten vom Fußende her anblickt. Beide Hände werden auf den Fußrücken aufgelegt, und zwar mit den Fingerspitzen an den Zehenwurzeln, die Zeigefinger liegen aneinander und die Daumen werden gekreuzt (Abb. 57). Die Finger führen einen tiefenwirksamen Strich in Richtung auf das Sprunggelenk. Am Sprunggelenk teilen sich die Hände; die Finger der linken Hand streichen über den lateralen Fußknöchel, während die Finger der rechten Hand um den medialen Fußknöchel herum streichen (Abb. 58). Die Palmarseite der Finger übt weiterhin kräftigen Druck aus, wobei sie sich an die Konturen des Fußes anpassen, während sie in einer Kreisbewegung zurück zum Fußrücken streichen; schließlich werden sie mit einem oberflächlichen Strich in die Ausgangsposition zurückgeführt.

(Viermal auszuführen)

6. Streichen der Achillessehne mit den Fingern

Die Handgelenke werden gebeugt, und die radialen Seiten der Zeigefinger streichen mit kräftigem Druck nach oben jeweils auf einer Seite der Sehne (Abb. 59). Ohne den Kontakt zu lösen,

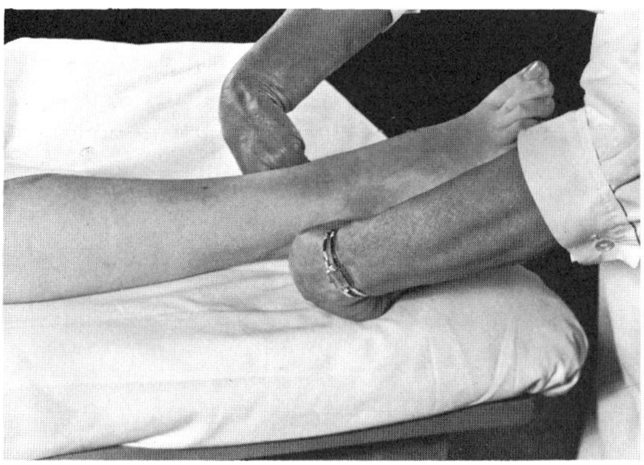

Abb. 59

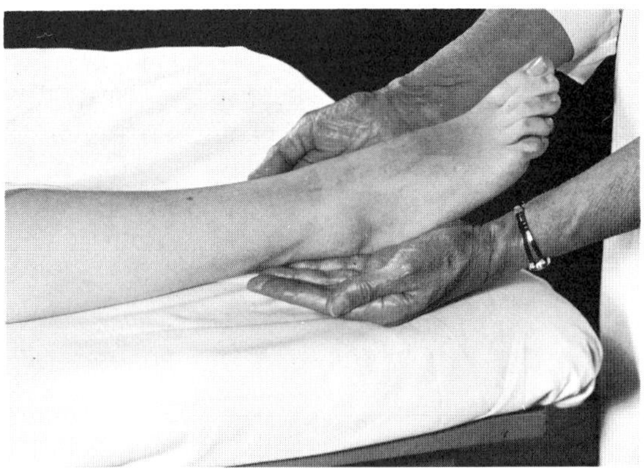

Abb. 60

werden die Hände gedreht, so daß die ulnaren Seiten der kleinen Finger nun mit leichtem Druck hinab zur Ferse streichen können (Abb. 60).
(Viermal auszuführen)

7. Tiefenwirksames Streichen von Unter- und Oberschenkel

Der Therapeut geht wieder an die Seite der Behandlungsliege, dabei gleiten die Hände in ihre Positionen für ein tiefenwirksames Streichen der Beine. Beide Hände führen tiefenwirksame Striche am gesamten Bein durch und kehren zum Fuß mit einem oberflächlichen Strich zurück.
(Dreimal auszuführen)

8. Oberflächliches Streichen des gesamten Beines und Fußes

(Viermal auszuführen)

Linker Oberschenkel, Unterschenkel und Fuß

Der Therapeut steht auf der linken Seite des Patienten. Die Massagebewegungen sind dieselben wie die am rechten Bein, abgesehen davon, daß hier jeweils die rechte Hand durch die linke ersetzt wird und umgekehrt.

Linker Oberarm, Unterarm und Hand

Der Therapeut bleibt an der linken Seite der Behandlungsliege stehen, aber in einer Position, die ihm die Massage am Arm leicht ermöglicht.

1. Oberflächliches Streichen

Beide Hände streichen von der Schulter (Abb. 61) bis zu den Fingerspitzen (Abb. 62).
(Viermal durchzuführen)

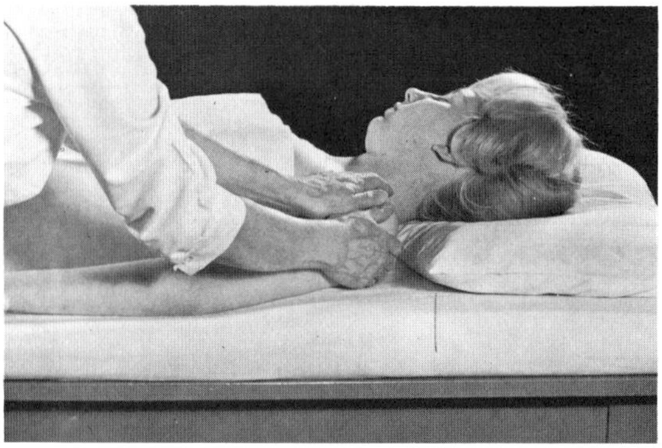

Abb. 61

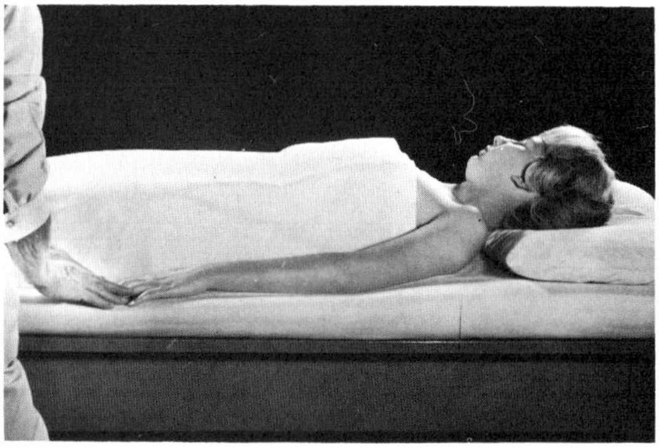

Abb. 62

2. Alternierendes palmares Streichen am M. deltoideus

Die Hände werden am Rand des M. deltoideus aufgelegt (Abb. 63). Die rechte Hand wird mit kräftigem Druck über die hintere Hälfte des M. deltoideus nach oben geführt (Abb. 64). Während sie mit einem oberflächlichen Strich in ihre Ausgangsposition zurückkehrt, streicht die linke Hand über die Vorderseite des M. deltoideus nach oben (Abb. 65). Während diese mit einem oberflächlichen Strich in ihre Ausgangsposition zurückkehrt, beginnt die rechte Hand ihren zweiten Strich (Abb. 66).
(Zehnmal auszuführen)

3. Daumenkneten am Oberarm

Man geht hier ähnlich vor, wie bei der Massage des M. tibialis anterior (s. S. 78). Die Gesamtfläche des Armes wird aber in drei Sektionen aufgeteilt: anteriore, laterale und posteriore Seite (Abb. 67). Das Kneten beginnt an der Schulter und setzt sich fort bis an das Handgelenk, danach kehrt die Hand mit einem tiefenwirksamen Strich von Handgelenk zur Schulter zurück.
(Zweimal auszuführen)

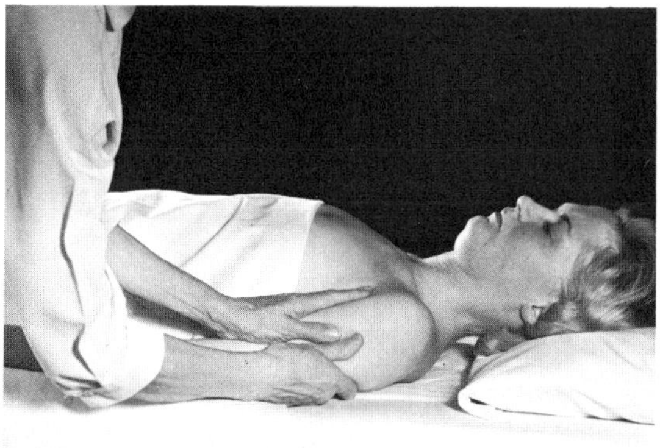

Abb. 63

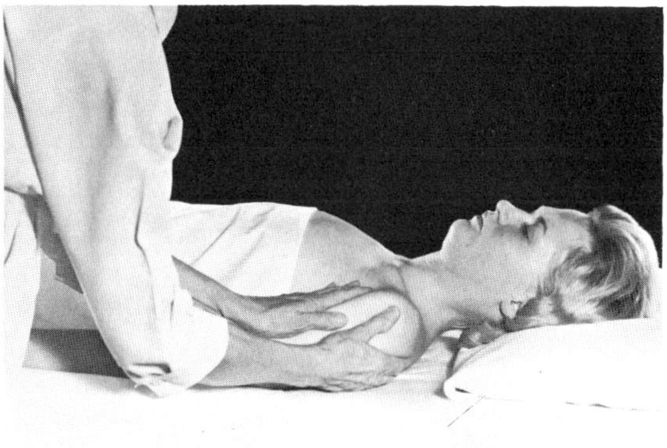

Abb. 64

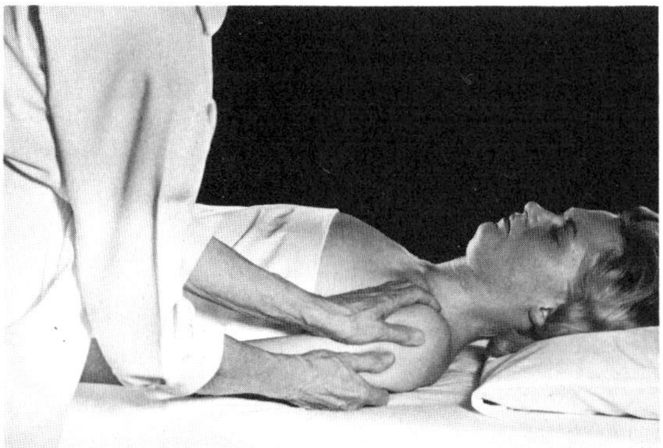

Abb. 65

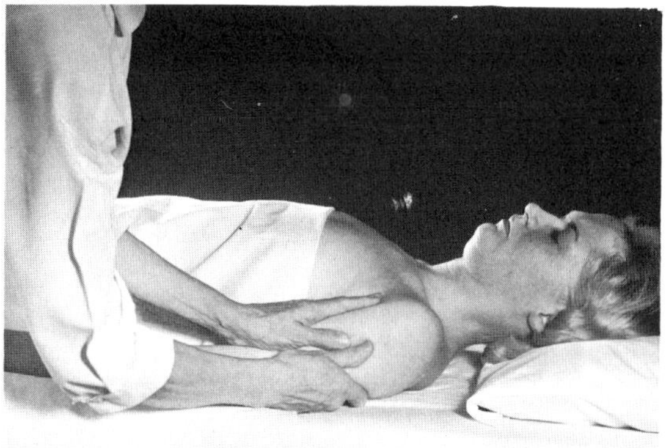

Abb. 66

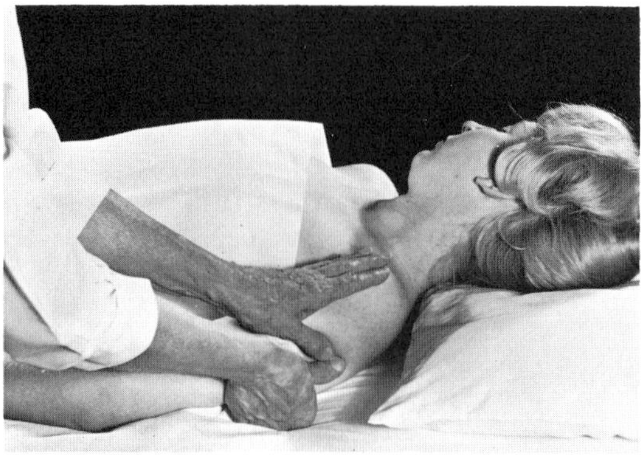

Abb. 67

4. Palmares Kneten am Oberarm und Unterarm

Mit der rechten Hand wird das palmare Kneten wie beim Bein beschrieben durchgeführt, während der Therapeut den Arm des Patienten am Ellenbogen bei der Massage des Oberarms mit der linken Hand unterstützt (Abb. 68). Danach legt er den Arm des Patienten auf die Behandlungsliege und stützt den Unterarm am Handgelenk, während er den Unterarm massiert (Abb. 69). Die Gewebe auf der lateralen Seite des Oberarms und Unterarms werden mit der rechten Hand geknetet. Die rechte Hand kehrt dann an die Schulter zurück, die linke kehrt zum Ellenbogen mit einem oberflächlichen Strich zurück und das Kneten von Oberarm und Unterarm wird wiederholt.

Am Ende des zweiten Knetens kehrt die linke Hand zur Schulter zurück und die rechte Hand wird zum Ellenbogen geführt, der Arm des Patienten wird leicht nach außen gedreht und die Hand nach oben geöffnet. Die medialen Gewebe werden dann von der linken Hand massiert, während die rechte Hand stabilisiert. Am Ende der zweiten Massage mit der linken Hand kehren beide Hände zur Schulter mit einem tiefenwirksamen Strich zurück (ähnlich wie am Unter- und Oberschenkel).

(Dreimal mit jeder Hand auszuführen)

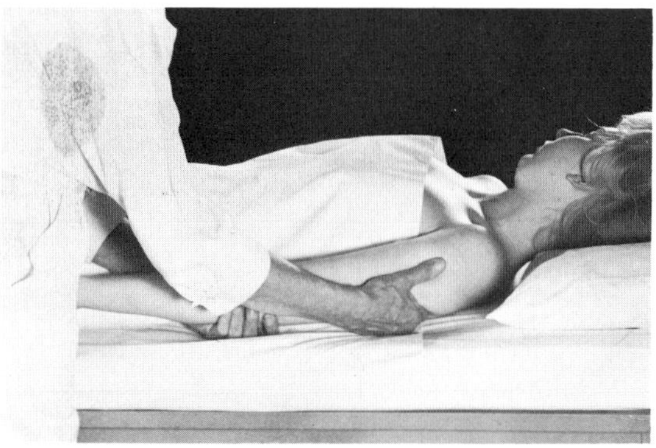

Abb. 68

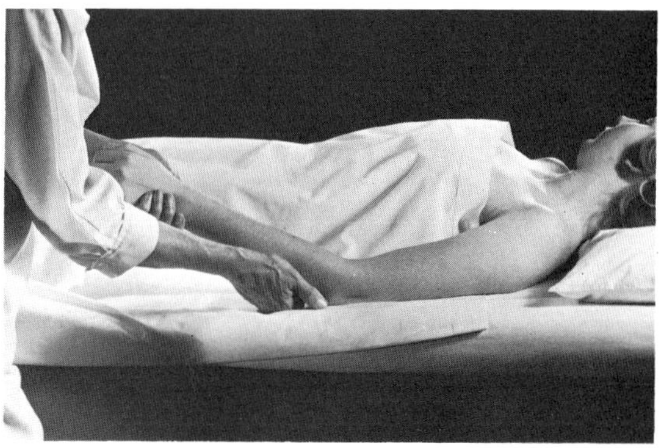

Abb. 69

5. Alternierendes palmares Kneten

Diese Massage wird am Arm ebenso durchgeführt, wie am Bein (s. S. 76), wobei die Massage an der Schulter beginnt und am Handgelenk endet (Abb. 70, 71).

(Dreimal auszuführen)

Bei der letzten Wiederholung kehren die Hände nicht zur Schulter mit einem tiefenwirksamen Strich zurück, sondern bleiben am Handgelenk, um dort mit dem Daumenkneten des Handrückens zu beginnen.

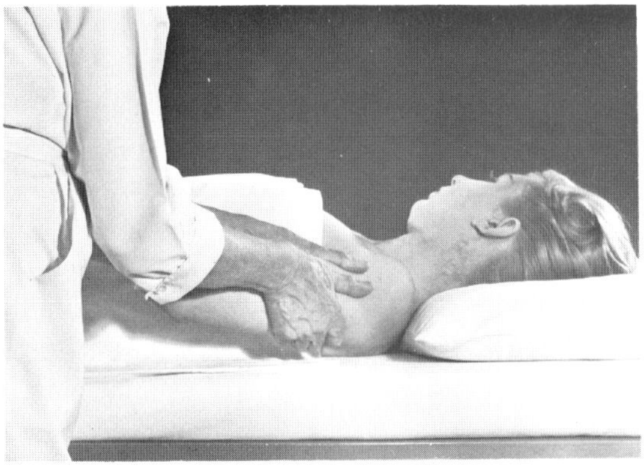

Abb. 70

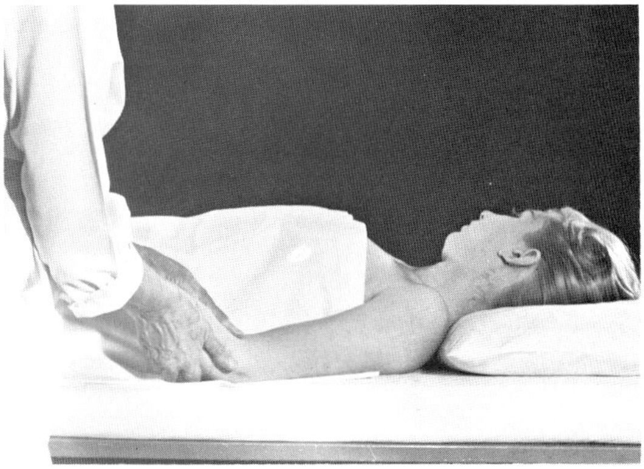

Abb. 71

6. Daumenkneten am Handrücken

Das Daumenkneten beginnt am Handgelenk und wird bis zum metacarpophalangealen Gelenk fortgesetzt, und zwar in jedem metacarpalen Raum (Abb. 72) entsprechend der Beschreibung des Daumenknetens am Fußrücken (s. S. 81).

(Zweimal auszuführen)

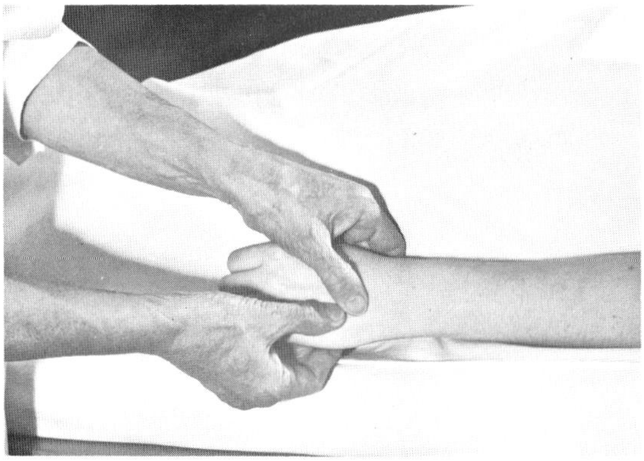

Abb. 72

7. Daumenkneten an der Plantarseite der Metacarpophalangeal-Gelenke

Die nach oben geöffnete Hand des Patienten wird mit den Fingern beider Hände unterstützt, der linke Daumen befindet sich am medialen Rand und der rechte Daumen am lateralen Rand (Abb. 73); die Daumen streichen mit kräftigem Druck aufeinander zu und aneinander vorbei (Abb. 74) und kehren in ihre Ausgangspositionen mit leichtem Druck zurück, entsprechend der Beschreibung der Massage an der Plantarseite des Fußes (s. S. 82).
(Viermal auszuführen)

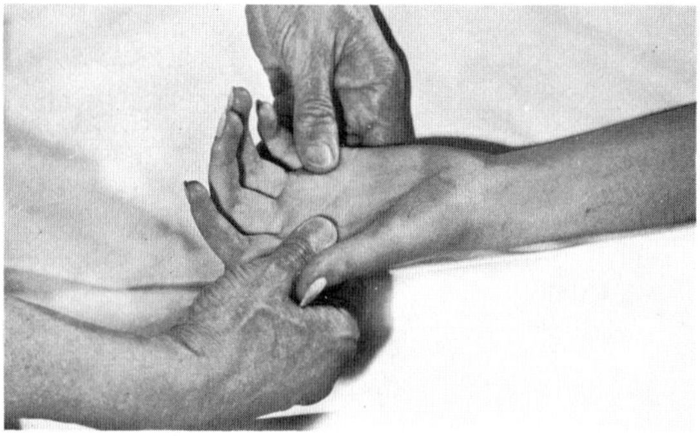

Abb. 73

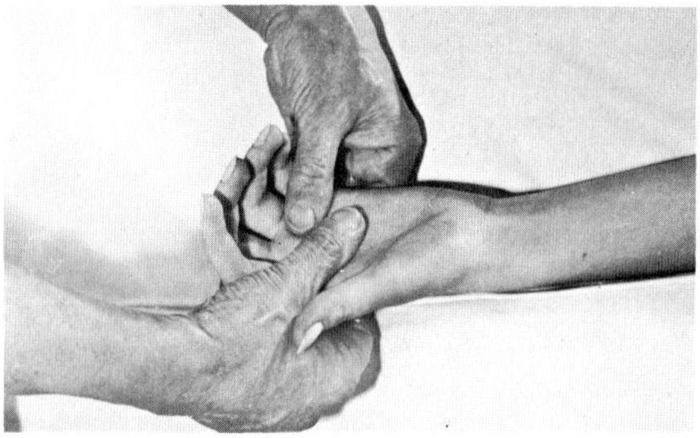

Abb. 74

8. Streichen mit den Daumen am Daumenballen und am Kleinfingerballen

Die Hand des Patienten wird nach oben geöffnet und auf den Fingern beider Hände des Therapeuten gehalten, wobei der linke Daumen auf dem Kleinfingerballen und der rechte Daumen auf dem Daumenballen liegt (Abb. 75). Die Daumen streichen abwechselnd in Richtung Handgelenk mit kräftigem Druck und kehren mit leichtem Druck in ihre Ausgangspositionen zurück.
(Viermal auszuführen)

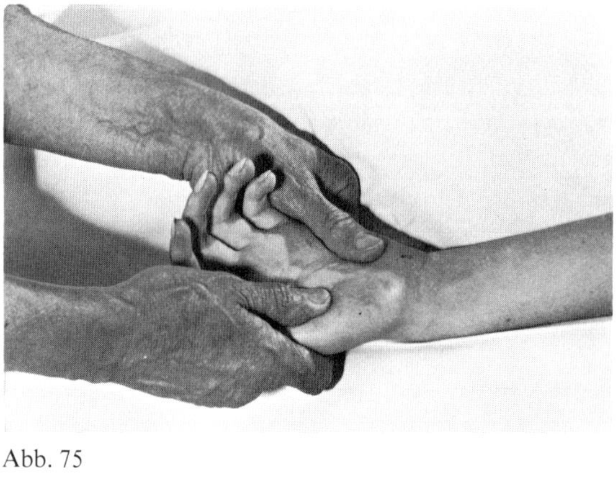

Abb. 75

9. Daumenkneten am Daumen und an den Fingern

Der Therapeut hält die nach unten geöffnete Hand des Patienten in seiner linken Hand. Der rechte Daumen knetet einen kleinen Bereich des medialen Teils des kleinen Fingers mit kräftigem Druck in zentripetaler Richtung, beginnend am metacarpophalangealen Gelenk (Abb. 76), streicht leicht über den Fingerrücken und knetet dann den lateralen Teil; der Daumen streicht dann leicht über den Fingerrücken zurück und wiederholt das Kneten im direkt anschließenden distalen Bereich; das wird fortgesetzt bis zur Fingerspitze (Abb. 77). Daumen und Zeigefinger streichen dann mit kräftigem Druck zur Fingerbasis zurück. Die gesamte Massage ist zweimal an jedem Finger durchzuführen. Der Daumen wird auf gleiche Weise massiert, jedoch wird dann die Hand des Patienten mit der rechten Hand gehalten und die Massage wird dann mit der linken Hand durchgeführt (Abb. 78).

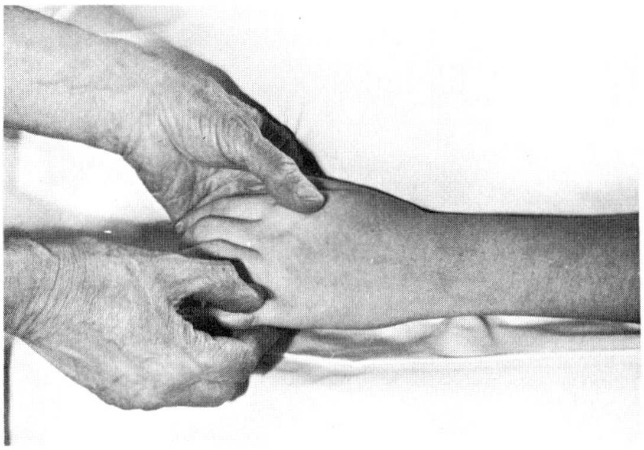

Abb. 76

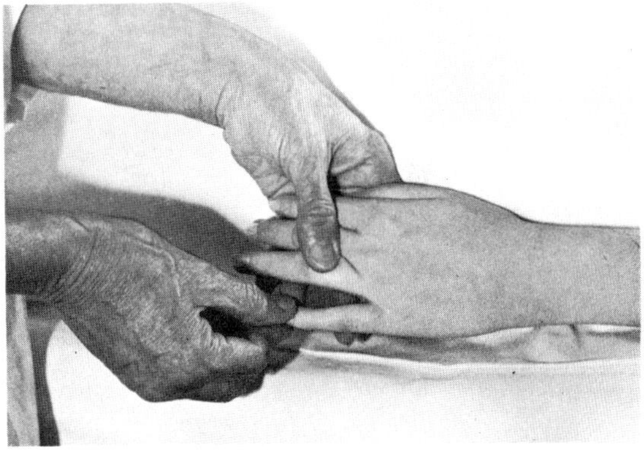

Abb. 77

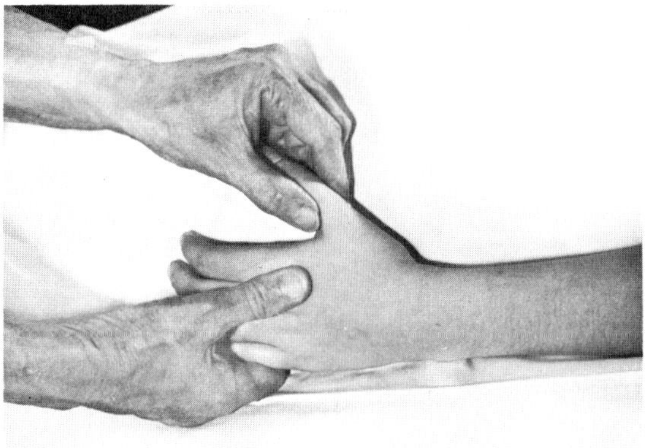

Abb. 78

10. Tiefenwirksames Streichen

Beide Hände streichen mit kräftigem Druck vom Handgelenk zur Schulter und kehren mit einem oberflächlichen Strich zurück.
(Dreimal auszuführen)

Nach dem dritten tiefenwirksamen Strich beginnt mit dem oberflächlichen Rückstrich das oberflächliche Streichen.

11. Oberflächliches Streichen

Beide Hände streichen von der Schulter bis zu den Fingerspitzen.
(Viermal auszuführen)

Rechter Oberarm, Unterarm und Hand

Der Therapeut geht um das Fußende der Behandlungsliege und steht dann auf der rechten Seite des Patienten in der Nähe der rechten Hand. Die Massage wird am rechten Arm in derselben Weise durchgeführt wie am linken Arm, jedoch gelten die Angaben jeweils für die andere Hand des Therapeuten.

Brust

Der Therapeut steht auf der rechten Seite des Patienten neben der Behandlungsliege.

1. Oberflächliches Streichen

Die Hände streichen abwechselnd von den Schultern zum Sternum. Die rechte Hand beginnt an der rechten Schulter des Patienten und wenn der Strich am Sternum aufhört, beginnt die linke Hand den Strich von der linken Schulter. Dabei ist darauf zu achten, daß immer eine Hand in Kontakt bleibt. Die rechte Hand beginnt wieder mit dem Strich, wenn die linke Hand ihren beendet hat (Abb. 79).
(Viermal auszuführen)

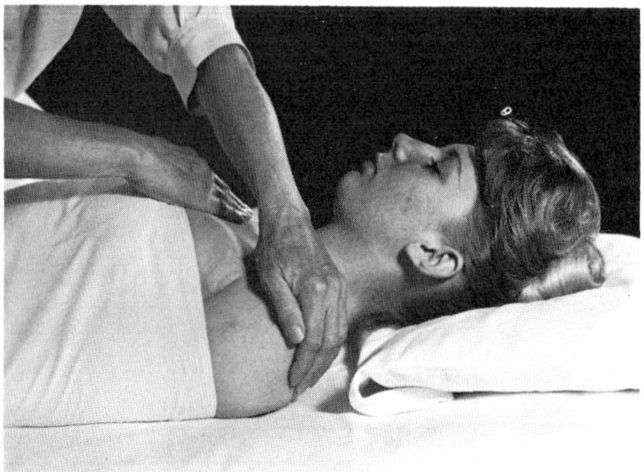

Abb. 79

2. Tiefenwirksames Streichen an Schulter und um den Hals

Beide Hände werden mit adduzierten Daumen am unteren Ende des Sternum aufgelegt (Abb. 80). Beide Hände streichen gleichzeitig, wobei die rechte Hand sich ein wenig nach oben bewegt und dann zur Seite und dann um das linke Schultergelenk, die linke Hand bewegt sich ein wenig aufwärts, dann lateral und um das rechte Schultergelenk (Abb. 81). Beide Hände werden am oberen Rand des M. trapezius zur Mittellinie des Körpers weitergeführt.

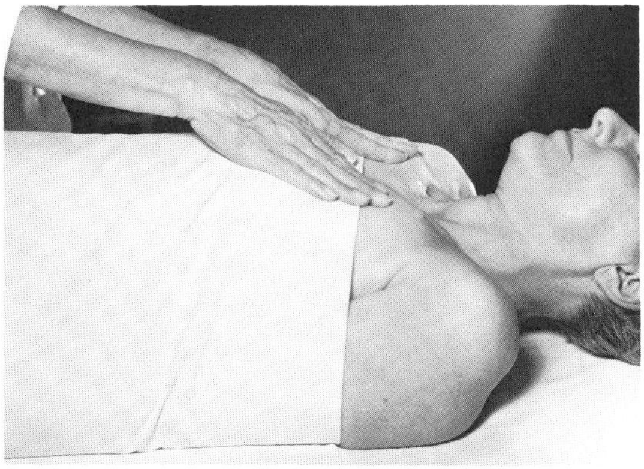

Abb. 80

a) Die Finger treffen sich am unteren Ende der Halswirbelsäule und danach streichen die Hände mit kräftigem Druck über die Schulteroberseite und kehren in ihre Ausgangsposition am Sternum zurück (Abb. 82).

Diese Bewegung ist zu wiederholen bis a). Wenn sich dann die Finger wieder am unteren Ende der Halswirbelsäule treffen, b) streichen die Hände um den Hals und ziehen dabei die

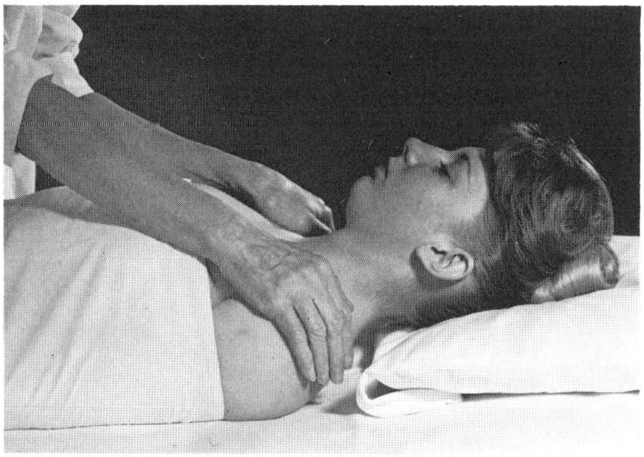

Abb. 81

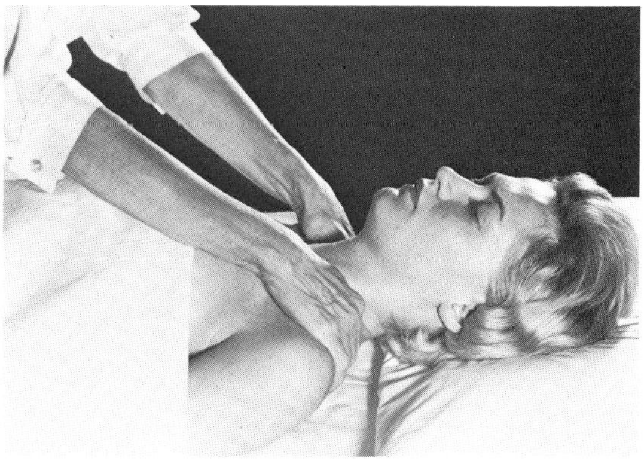

Abb. 82

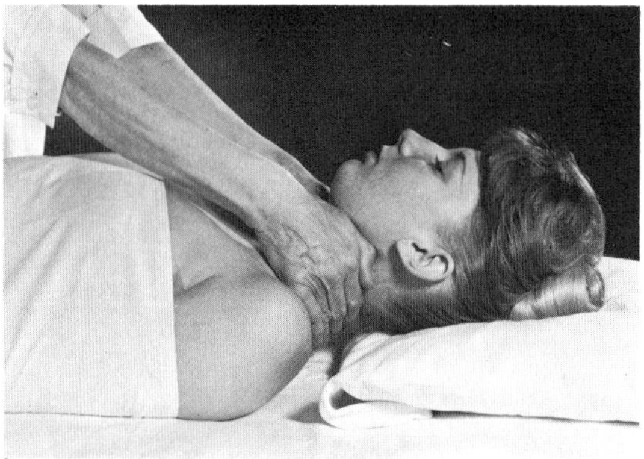

Abb. 83

Muskeln kräftig nach vorn (Abb. 83). Mit vermindertem Druck streichen die Hände dann über die Halsvorderseite und kehren in ihre Ausgangspositionen am Sternum zurück.
(Zweimal auszuführen, a) und b) wechseln miteinander ab)

3. Fingerkneten vom Sternum zur Schulter

Die Fingerspitzen der rechten Hand werden am Sternum auf den oberen Rand des linken M. pectoralis major gelegt, die linke Hand wird darüber gelegt, um den Druck der rechten zu verstärken (Abb. 84). Das Kneten wird mit den Fingerspitzen in kleinen Kreisen im Uhrzeigersinn durchgeführt, wobei der Druck bei der nach oben und außen gerichteten Kreisbewegung leicht ist, bei der nach unten und innen gerichteten kräftig. Es werden vier Kreise beschrieben, wobei jeder etwas näher zur Schulter hin liegt. Wenn die Fingerspitzen das Schultergelenk erreichen, wird mit der Handfläche um das Gelenk herum gestrichen (Abb. 85) und die ganze Hand wird in einem tiefenwirksamen Strich zum Sternum zurückgeführt.
(Dreimal auf der linken Seite auszuführen)

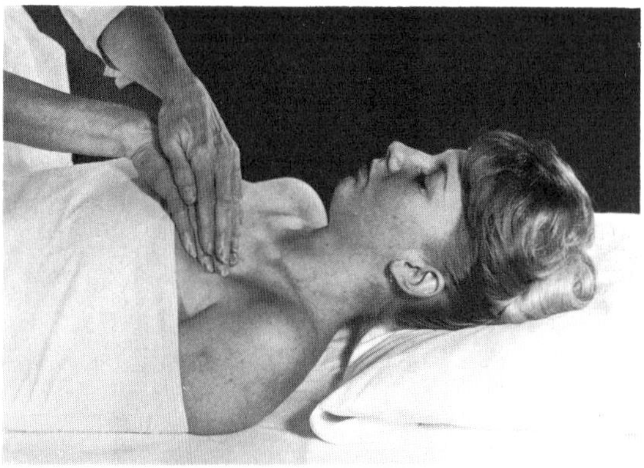

Abb. 84

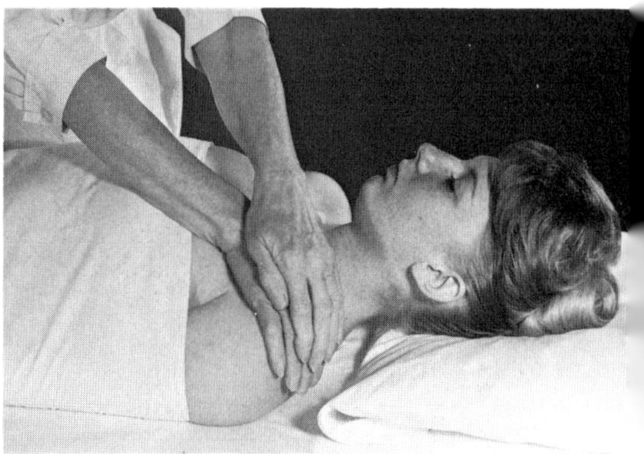

Abb. 85

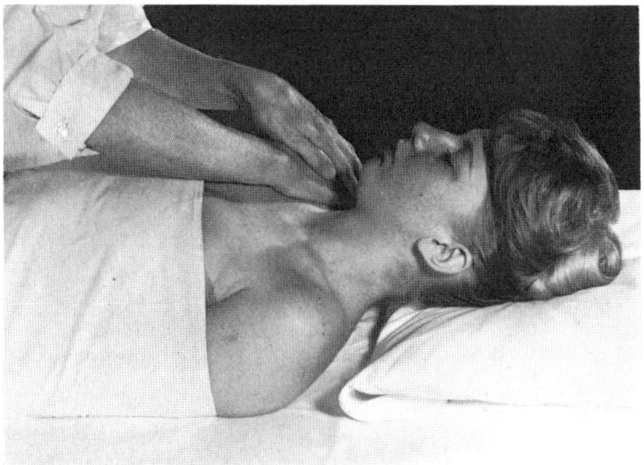

Abb. 86

Auf der rechten Seite wird die Behandlung gegen den Uhrzeigersinn durchgeführt mit den Händen in derselben Position (Abb. 86).
(Dreimal auf der rechten Seite auszuführen)

4. Alternierendes tiefenwirksames Streichen von Schulter zum Sternum

Die Hände befinden sich in derselben Position, wie auf Abb. 84. Mit der gesamten palmaren Fläche streicht die rechte Hand mit leichtem Druck zum linken Schultergelenk. Die Handfläche streicht dann um das Gelenk herum und kehrt mit kräftigem Druck zum Sternum zurück (wie bei der vorhergehenden Massagebewegung). Dies ist auf der rechten Seite zu wiederholen.
(Viermal auszuführen)

5. Streichen um den Hals herum mit den Fingern

Die Hände beginnen in derselben Position, wie auf Abb. 84. Die rechte Hand streicht über die Oberkante der linken Schulter und nach innen zur Mittellinie des Körpers. Wenn die Fin-

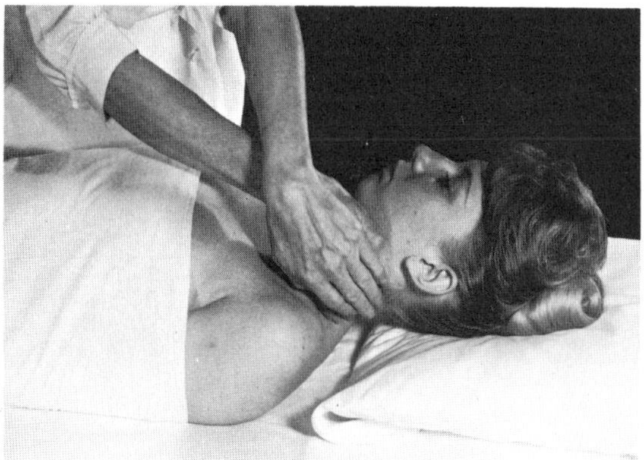

Abb. 87

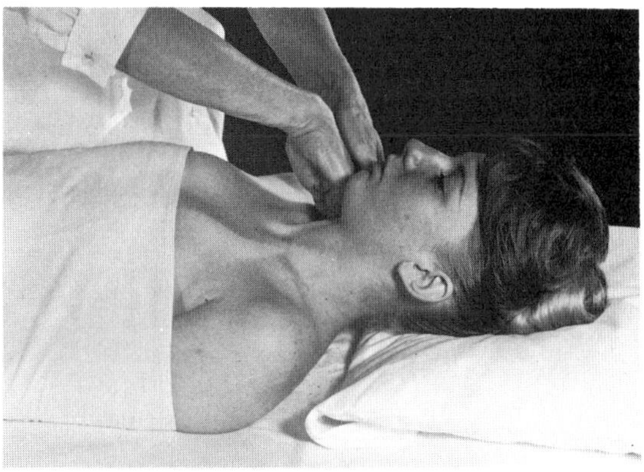

Abb. 88

gerspitzen das untere Ende der Halswirbelsäule erreichen, streichen sie nach oben, bis die Handfläche auf dem Nacken liegt. Dann zieht die Hand die Muskeln mit kräftigem Druck nach vorn (Abb. 87), übt leichten Druck auf der Vorderseite des Halses und dem Schlüsselbein aus und kehrt in die Ausgangsposition zurück. Die Massagebewegung wird dann in gleicher Weise auf der rechten Seite durchgeführt (Abb. 88).
(Viermal auszuführen)

6. Tiefenwirksames Streichen bei der Vena jugularis (Drosselvene)

Mit weit abgespreiztem Daumen wird die Palmarseite der Finger der rechten Hand auf die linke Halsseite und die der rechten Hand auf die rechte Halsseite gelegt, wobei sich die Zeigefinger in Höhe der Ohrläppchen befinden (Abb. 89). Die Hände streichen mit kräftigem Druck abwärts zum Halsansatz. Dabei öffnen sich die Hände nach unten und die Oberarme werden abduziert (Abb. 90). Die Daumen kommen bei dieser Bewegung nicht in Berührung mit dem Hals. Mit nachlassendem Druck streichen die Hände weiter nach außen und werden an den Schulterenden abgehoben (Abb. 91).
(Viermal auszuführen)

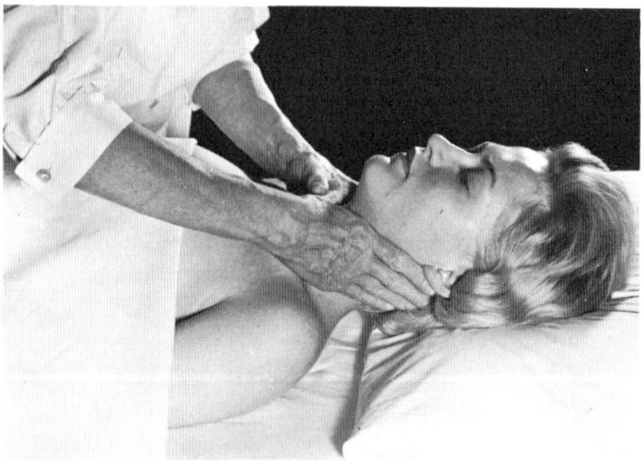

Abb. 89

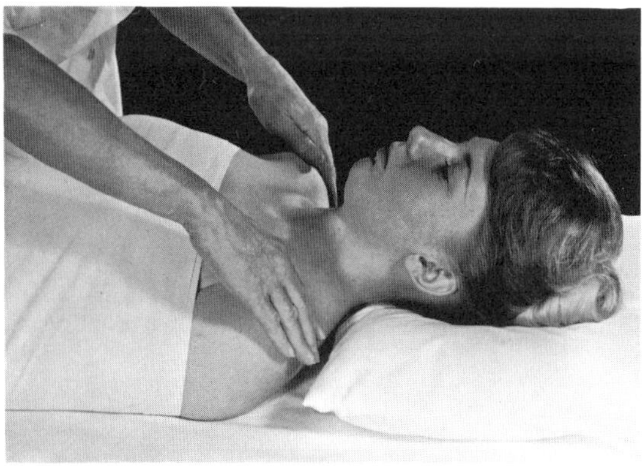

Abb. 90

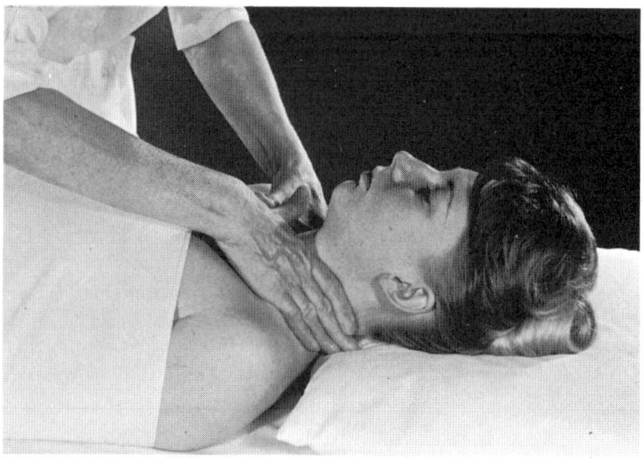

Abb. 91

7. Tiefenwirksames Streichen

Wiederhole 2. (siehe S. 91), dabei wird aber mit jedem Strich der Druck weiter vermindert, bis der letzte Strich nur noch ein oberflächliches Streichen ist.

Abdomen

Der Therapeut steht neben der Behandlungsliege auf der rechten Seite des Patienten. Die Knie des Patienten sind gebeugt und werden mit einem Kissen unterlegt.

1. Oberflächliches Streichen

Die rechte Hand wird mit weit abduziertem Daumen an den unteren Rand des linken Brustkorbs gelegt; die linke Hand wird in gleicher Weise an den unteren Rand des rechten Brustkorbs gelegt. Beide Hände streichen gleichzeitig zur Symphysis pubica, dabei wird die gesamte Bauchoberfläche gestrichen. Am Ende des Strichs werden die Hände abgehoben und wieder in die Ausgangsposition zurückgeführt – ohne Hautkontakt.
(Viermal auszuführen)

2. Tiefenwirksames Streichen

Die Fingerspitzen beider Hände werden nebeneinander an der Symphysis pubica aufgelegt. Die rechte Hand streicht mit leichtem Druck nach außen zum linken Beckenrand, während die linke Hand zum rechten Beckenrand streicht (Abb. 92). Beide Hände werden weitergeführt und folgen dem Beckenrand, bis sie sich im Rücken am Kreuzbein treffen. Die Handflächen streichen dann mit kräftigem Druck nach vorn um die Hüfte herum (Abb. 93) und über den Bauch zur Symphysis pubica. (Zweck dieser Massage ist die Behandlung der abdominalen Muskulatur, nicht aber Druck auf den Bauchinhalt.)
(Viermal auszuführen)

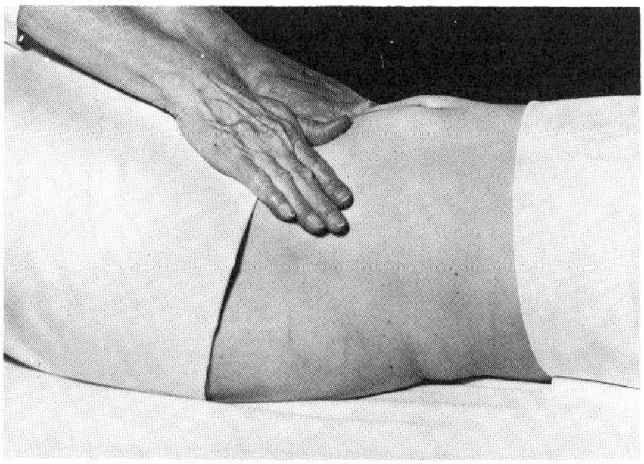

Abb. 92

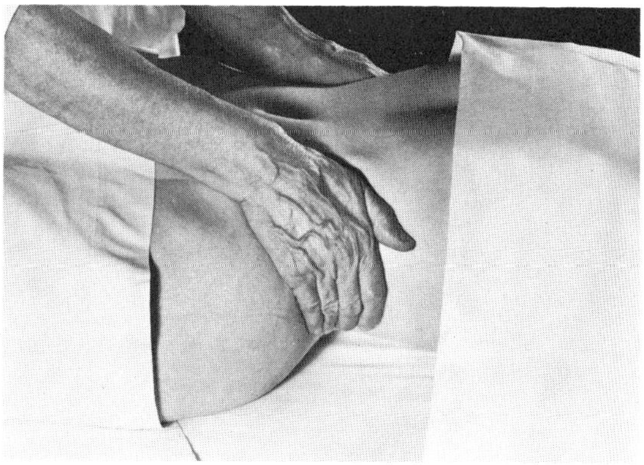

Abb. 93

3. Tiefenwirksames Streichen über dem oberen Abdomen

Die rechte Hand wird so aufgelegt, daß die Finger am unteren Rand des linken Rippenbogens liegen und die Handfläche an der Basis des Sternum; die linke Hand wird auf die rechte Hand aufgelegt, um den Druck zu verstärken (Abb. 94). Die rechte Hand streicht mit leichtem Druck in lateraler Richtung über die Rippen und dann abwärts über die oberen Bauchmuskeln (Abb. 95), und kehrt dann in die Ausgangsposition mit kräftigem Druck über dem Oberbauch zurück.

(Viermal auf der linken Seite auszuführen)

Danach wird die rechte Hand mit den Fingerspitzen an die Basis des Sternum gelegt und die Handfläche über das untere Ende des rechten Rippenbogens (Abb. 96). Die oben beschriebene Bewegung wird nun auf der rechten Seite durchgeführt (Abb. 97). Damit die Handfläche auf dieser Seite immer voll aufliegen kann, muß das rechte Handgelenk zu Beginn der Bewegung ganz gestreckt sein (Abb. 96).

(Viermal auf der rechten Seite auszuführen)

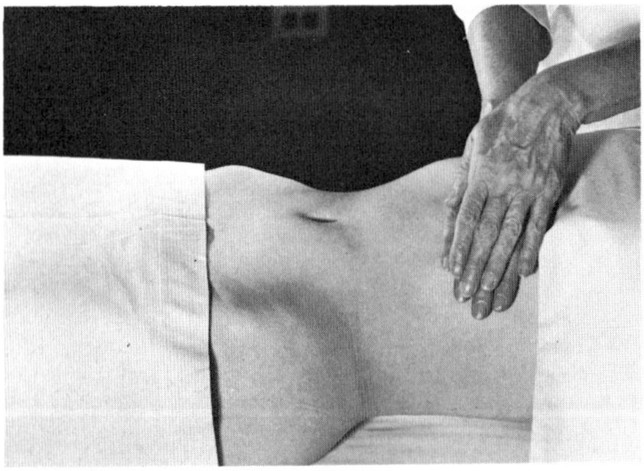

Abb. 94

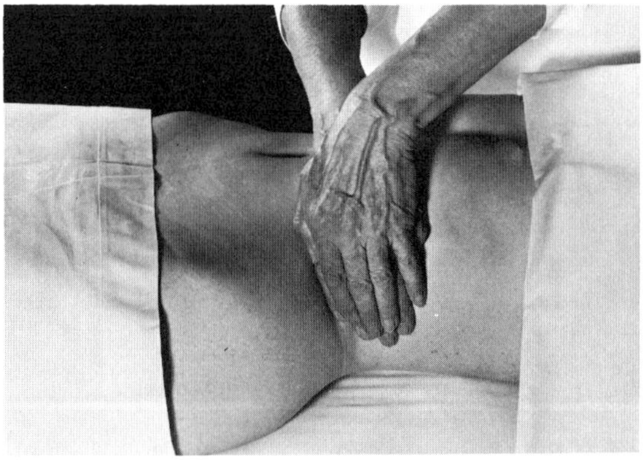

Abb. 95

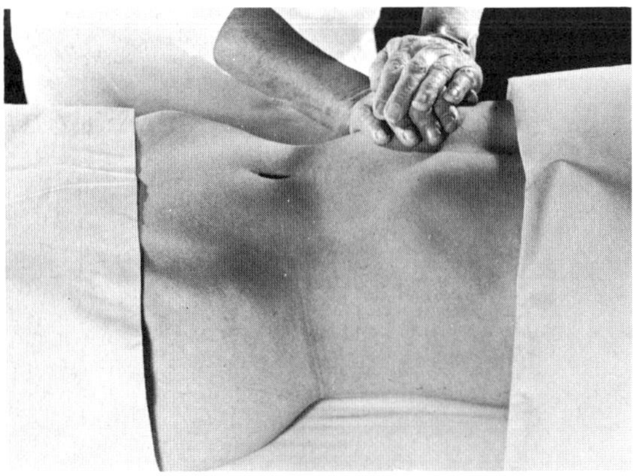

Abb. 96

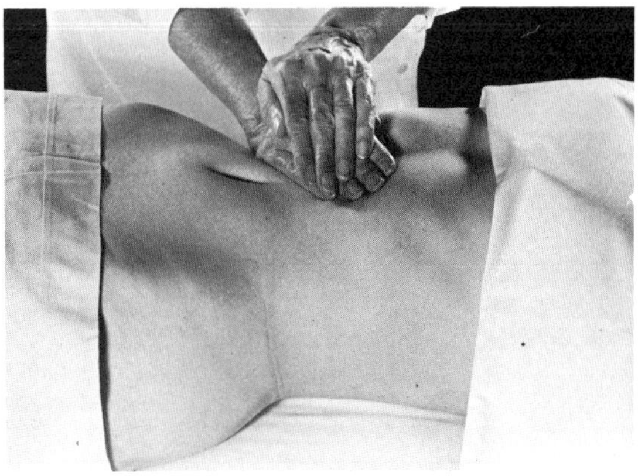

Abb. 97

4. Palmares Kneten über dem Kolon

Die rechte Hand wird so auf den unteren rechten Quadranten des Abdomen gelegt, daß die ulnare Kante der Hand (Kleinfingerseite) längs des Schambeins liegt und direkt medial neben dem Darmbein (Abb. 98).

Die linke Hand unterstützt die rechte Hand. Der ulnare Rand der rechten Hand greift die Gewebe in einer »löffelartigen« Bewegung, indem der ulnare Rand der Hand aufgedrückt wird, und dann wird die Hand zum thenaren Rand (Daumenseite) hin gedreht, während die Handballen zu den Fingerspitzen hin gedrückt werden; sie liegen während dieser ganzen »schöpfenden« Bewegung fest auf der Haut (Abb. 99). Die Fingerspitzen werden dann ein wenig proximal auf dem aufsteigenden Ast des Kolon bewegt, die Hand rollt zurück auf die ulnare Kante und die Bewegung wird wiederholt. Die Massage wird auf diese Weise über den ganzen Bauch fortgesetzt und zwar in der Reihenfolge: Aufsteigender Ast des Kolon, Colon transversum und absteigender Ast. Die Massagebewegung wird über dem absteigenden Ast des Kolon ein wenig verändert in der Art, daß der kräftige Druck mit dem Daumenballen ausgeführt wird und in distaler Richtung. Die Massage wird abgeschlossen mit einem kräftigen Strich nach unten über den unteren Teil des absteigenden Astes des Kolon (Abb. 100) und schließlich streicht die Hand mit leichtem Druck über den Unterbauch zum unteren Ende des aufsteigenden Astes.

(Dreimal auszuführen)

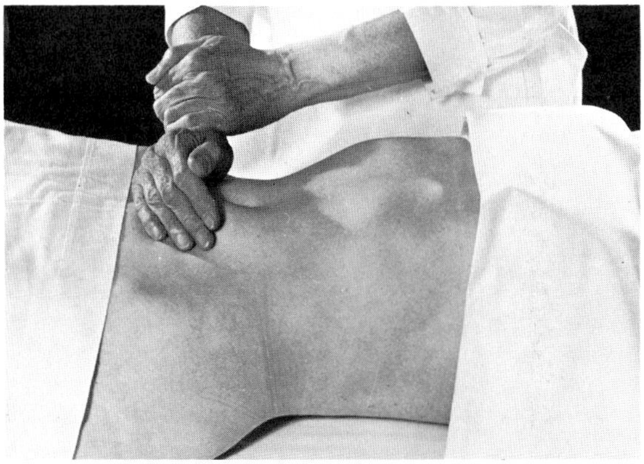

Abb. 98

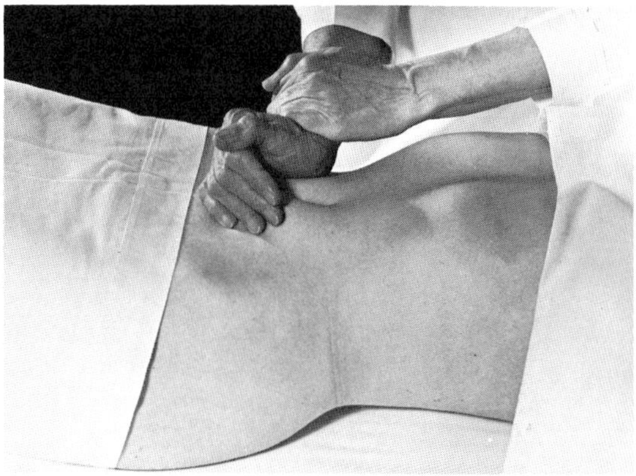

Abb. 99

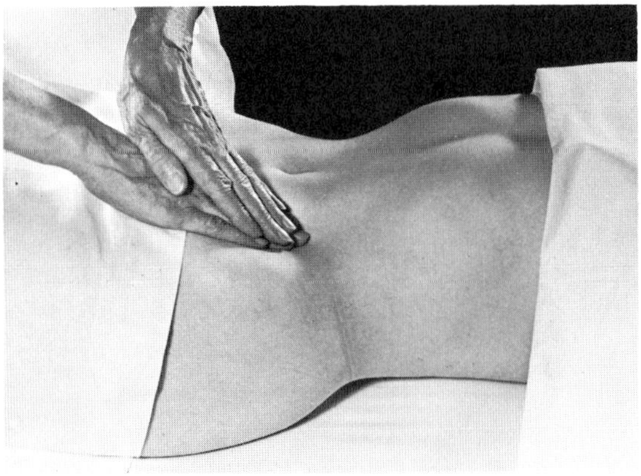

Abb. 100

5. Tiefenwirksames Streichen über das Kolon

Die Fingerspitzen der rechten Hand werden am unteren Ende des aufsteigenden Astes aufgelegt, dabei unterstützt die linke Hand die rechte (Abb. 101). Die Fingerspitzen streichen mit kräftigem Druck nach oben über den aufsteigenden Ast und über das Colon transversum (Abb. 102) und schließlich abwärts über den absteigenden Ast des Kolon (Abb. 100), schließlich mit leichtem Druck über den Unterbauch zur Ausgangsposition.
(Sechsmal auszuführen)

6. Alternierendes palmares Kneten über dem gesamten Abdomen

Auf der rechten Seite des Abdomen greifen beide Hände mit abduziertem Daumen die Gewebe und durch abwechselnde Beugung und Streckung in den Ellenbogen und Schultern wird eine Knetbewegung über dem Bauch durchgeführt (Abb. 103). Beide Hände kehren zur rechten Seite mit einem oberflächlichen Strich zurück.
(Viermal auszuführen)

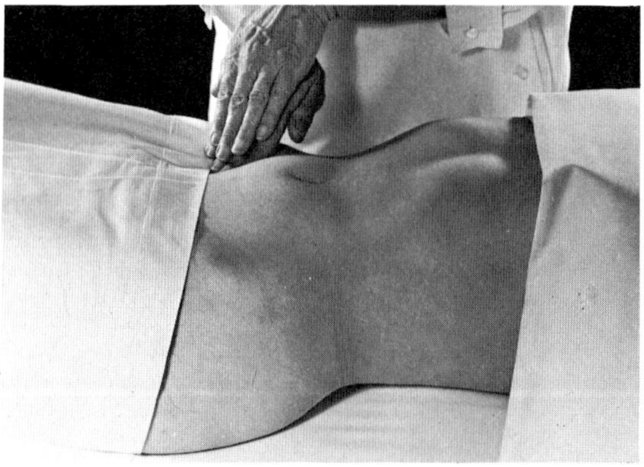

Abb. 101

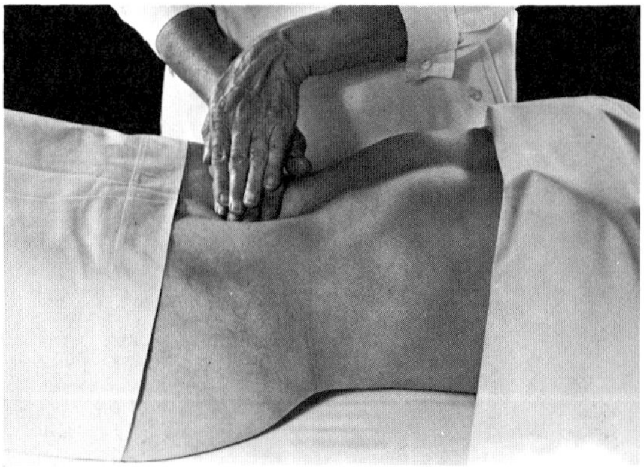

Abb. 102

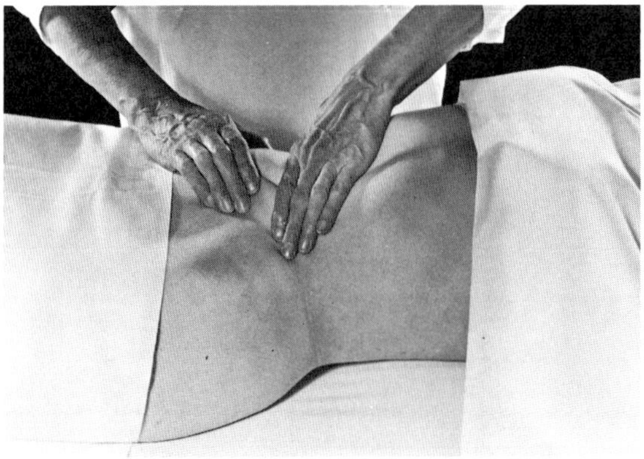

Abb. 103

7. Tiefenwirksames Streichen

2. wiederholen (siehe S. 95) und dabei den Druck allmählich bis zum oberflächlichen Streichen reduzieren.

Rücken und Hüften

Der Therapeut steht neben der Behandlungsliege auf der linken Seite des Patienten. Der Patient liegt auf dem Bauch mit einem Kissen unter dem Bauch und den Sprunggelenken. Aus Bequemlichkeit für ihn kann der Patient seinen Kopf zur Seite drehen.

1. Oberflächliches Streichen

Die rechte Hand liegt auf der rechten Schulter und die linke Hand liegt auf der linken Schulter, die beiden Daumen liegen dabei jeweils direkt neben der Wirbelsäule (Abb. 104). Beide Hände streichen mit abduzierten Daumen gleichzeitig zum Becken, dabei wird ein möglichst großer Bereich des Rückens eingeschlossen (Abb. 105). Die Hände kehren durch die Luft in ihre Ausgangspositionen zurück.

(Viermal auszuführen)

Nach Beendigung des vierten Striches bleiben die Hände in Kontakt, so daß aus dieser Position das tiefenwirksame Streichen mit den Handflächen beginnen kann.

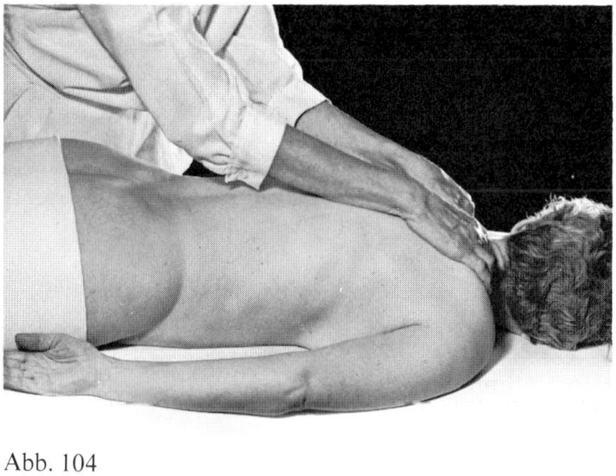

Abb. 104

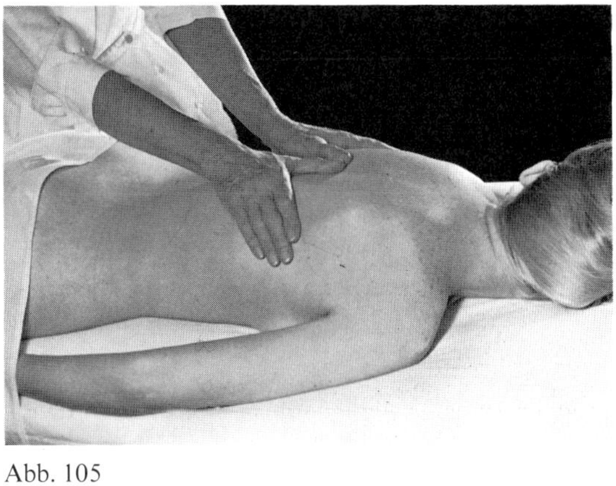

Abb. 105

2. Tiefenwirksames Streichen mit den Handflächen

Die Finger beider Hände beginnen den tiefenwirksamen Strich am unteren Ende des Os sacrum (Kreuzbein). Die Daumen werden zur Verstärkung gekreuzt (Abb. 106), die Hände streichen auf beiden Seiten der Wirbelsäule mit kräftigem Druck nach oben.

a) Die Hände trennen sich am Hals und streichen über die Schulteroberseiten und die Dau-

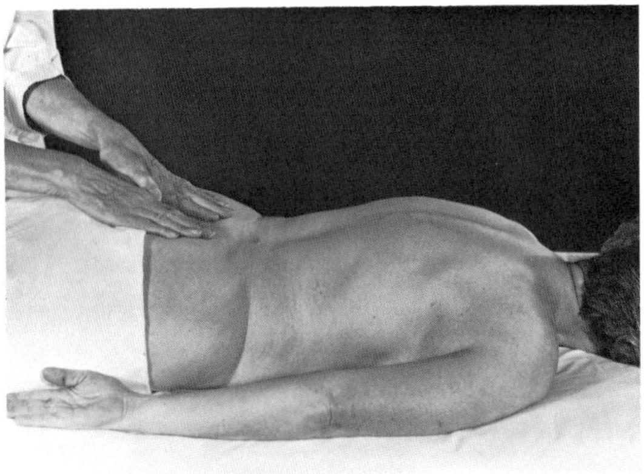

Abb. 106

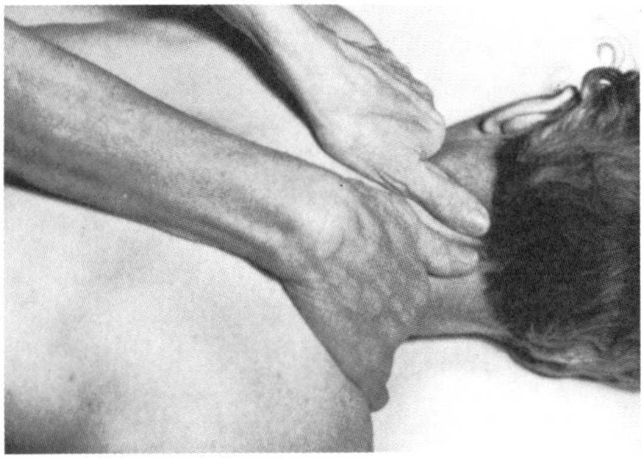

Abb. 107

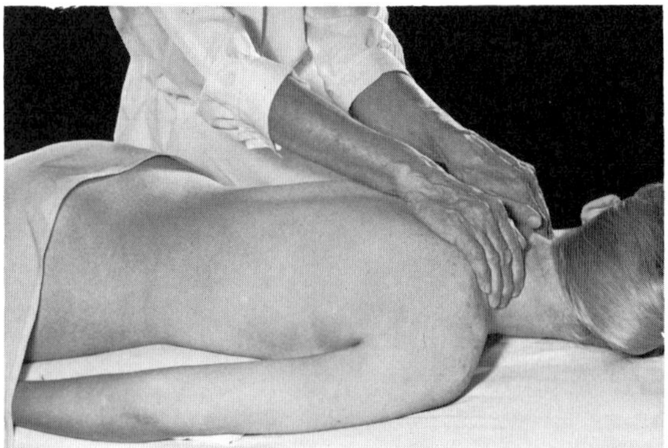

Abb. 108

men streichen weiter längs der Halswirbelsäule bis zum oberen Halswirbel (Abb. 107). Danach streichen die Hände zurück und ziehen dabei auch die Muskeln nach hinten, bis die Fingerspitzen auf den Schultern zu beiden Seiten des Halses liegen (Abb. 108). Zugleich streichen die Daumen zu beiden Seiten der Halswirbelsäule nach unten. Dann streichen die Hände mit angelegten Daumen seitwärts zu den Schultergelenken (Abb. 109) und an beiden Seiten des Rumpfes abwärts bis zur Hüfte und dann zur Körpermittellinie (Abb. 110) und schließlich wieder abwärts, bis die Fingerspitzen wieder am unteren Ende des Os sacrum liegen. (Die Daumen werden wieder zur Verstärkung gekreuzt, wenn die Hände den Abwärtsstrich zum Kreuzbein beginnen.)

b) Die Hände streichen nach oben und über die Schulter wie bei a) (Abb. 107) und streichen wieder abwärts, bis die Fingerspitzen auf Höhe der Achselhöhlen sind (Abb. 111), dann bewegen sich die Hände seitwärts und streichen hinab zum Kreuzbein, wie bei a).

c) Die Hände streichen aufwärts und über die Schulter, wie bei a), und wieder abwärts, bis die Handgelenke auf Höhe der Hüftlinie sind (Abb. 112), dann streichen sie zur Seite und wieder zum Kreuzbein, wie bei a).

d) Die Hände streichen nach oben und über die Schultern wie bei a) und wieder abwärts, bis sich die Fingerspitzen in Hüfthöhe befinden (Abb. 113), streichen dann zur Seite und zum Kreuzbein wie bei a).

e) Die Hände streichen aufwärts wie bei a) und kehren über die Schulter wieder nach unten zurück, wobei die Hände über den gesamten Rücken gespreizt sind und kehren dann zum Kreuzbein zurück (Abb. 114).

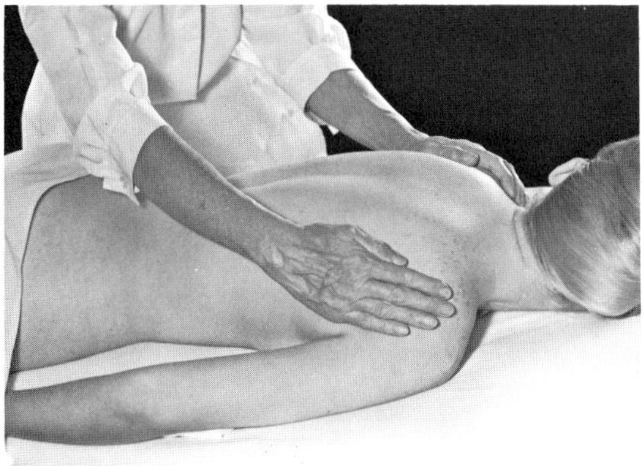

Abb. 109

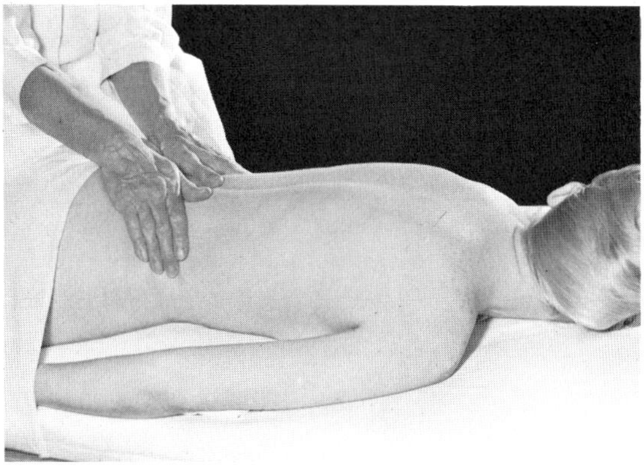

Abb. 110

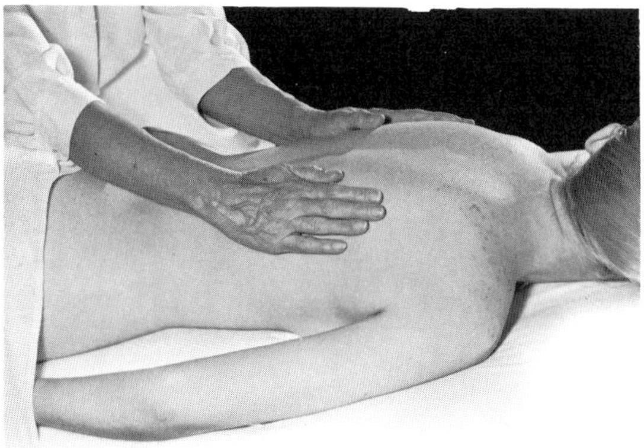

Abb. 111

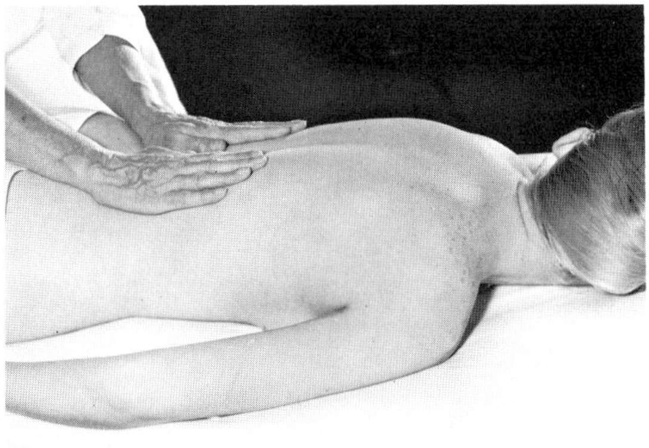

Abb. 112

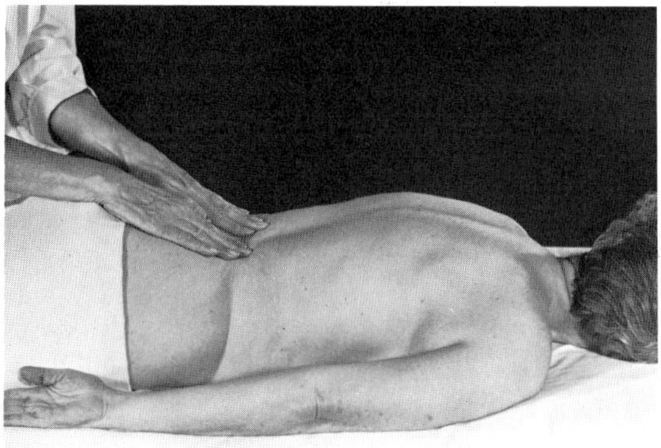

Abb. 113

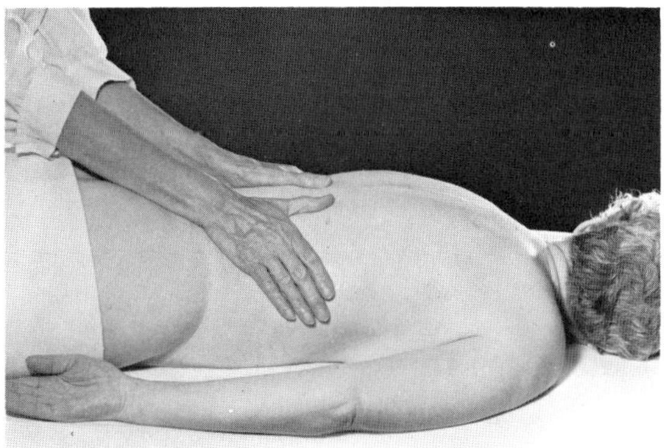

Abb. 114

3. Fingerkneten über den oberen Fasern des M. trapezius

Die Fingerspitzen der rechten Hand, verstärkt durch die linke Hand, werden am oberen Ende im Halsbereich des rechten M. trapezius aufgelegt (Abb. 115). Sie kneten in kleinen Kreisen im Uhrzeigersinn, wobei der Druck jeweils gegen Ende jedes Kreises etwas verstärkt wird. Das Kneten wird bis zum Acromion fortgesetzt (Abb. 116). Die Finger kehren mit einem oberflächlichen Strich in die Ausgangsposition zurück.
(Dreimal auszuführen)
Die linke Seite wird in gleicher Weise massiert, die kreisförmige Knetbewegung geht hier aber entgegen dem Uhrzeigersinn.
(Dreimal auszuführen)

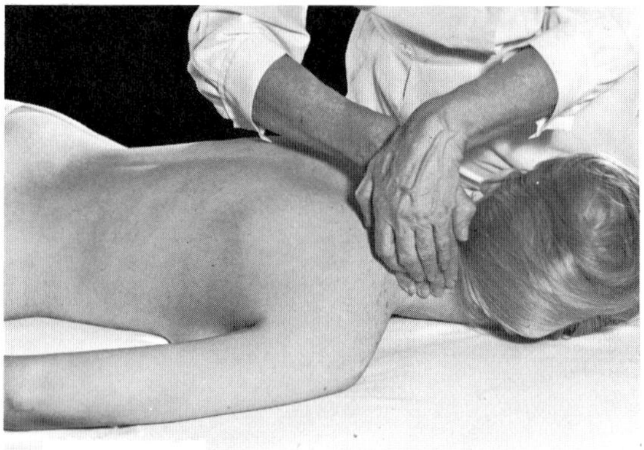

Abb. 115

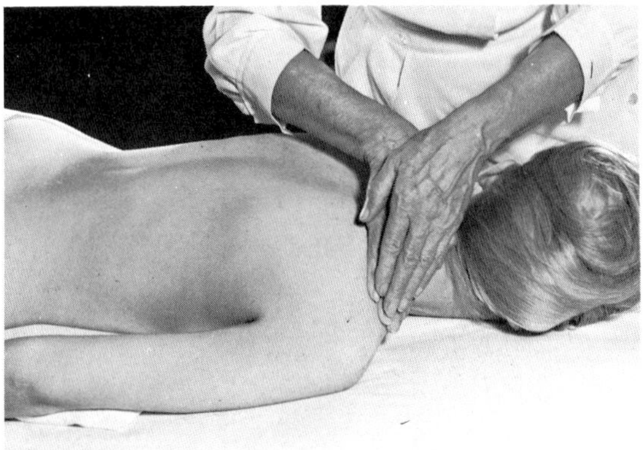

Abb. 116

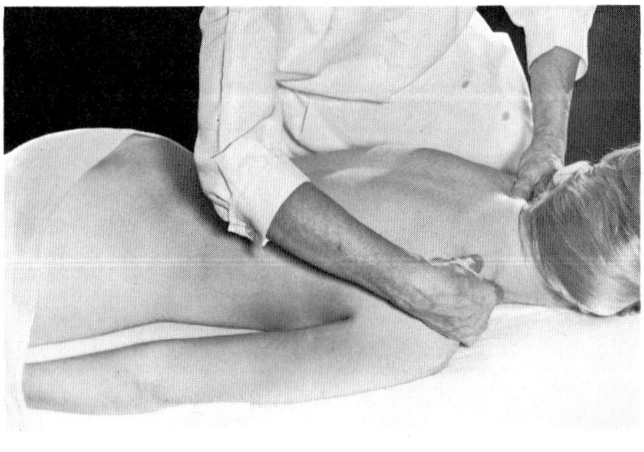

Abb. 117

4. Streichen mit den Fingern an den oberen Fasern des M. trapezius

Die Daumen werden an die Ränder des M. trapezius gelegt, zu beiden Seiten der oberen Halswirbelsäule, die Handflächen liegen oben auf den Schultern. Beide Hände streichen mit kräftigem Druck in Richtung Schulter; wenn die Daumen in den unteren Halsbereich gelangen, werden die Muskeln gegriffen (Abb. 117). Die Hände kehren mit einem oberflächlichen Strich in die Ausgangsposition zurück.
(Viermal auszuführen)

5. Palmares Kneten über dem Schulterblatt

Die rechte Hand, verstärkt durch die linke Hand, wird mit der Fläche nach unten auf den oberen Rand des rechten Schulterblattes gelegt, der Daumen liegt dabei knapp außerhalb der Fortsätze der oberen Brustwirbel. Die Handfläche knetet im Uhrzeigersinn kreisend über dem oberen Rand des Schulterblattes (Abb. 118), gleitet dann nach unten, um einen zweiten Kreis über dem lateralen Rand des Schulterblattes zu beschreiben und schließlich einen dritten Kreis über dem unteren Bogen des Schulterblattes und einen vierten über dem medialen Rand des Schulterblattes.

(Dreimal auszuführen)

Der Übergang zur anderen Körperhälfte wird ohne Unterbrechung des Kontaktes durchgeführt; die Hand gleitet mit einem oberflächlichen Strich.

Um den Bereich des linken Schulterblattes zu massieren, wird die rechte Hand mit der Fläche nach unten auf den oberen Rand des linken Schulterblattes gelegt, wobei die ulnare Kante direkt neben den Fortsätzen der oberen Brustwirbel zu liegen kommt. Die Knetbewegung wird auf dieselbe Weise durchgeführt, wie auf der rechten Seite, nur werden hier die Kreise gegen den Uhrzeigersinn durchgeführt.

(Dreimal auszuführen)

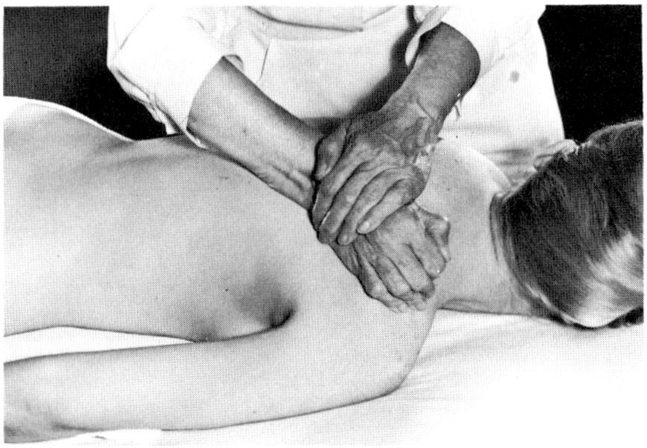

Abb. 118

6. Alternierendes palmares Kneten am Rücken

Beide Hände werden auf der linken Seite des oberen Rückens aufgelegt. Die linke Hand streicht dann quer über den Rücken zum lateralen Rand der rechten Rückenhälfte und zwar mit kräftigem Druck (Abb. 119) und während diese Hand zur linken Seite zurückkehrt, streicht die rechte Hand quer über den Rücken zur rechten Seite. Die Muskeln werden durch die gegensinnige Bewegung zwischen den Händen geknetet. Wenn die rechte Hand wieder zurückkehrt, streicht die linke Hand wieder quer über den Rücken zur rechten Seite. Diese Striche werden wiederholt, wobei die Hände immer wieder abwechselnd über den Rücken streichen und sich dabei langsam nach unten zur Lendenwirbelsäule bewegen (Abb. 120). Bevor die linke Hand den letzten Strich im unteren Bereich der Lendenwirbelsäule zieht, wird die rechte Hand abgehoben und wieder auf den oberen Rücken gelegt, um dort von neuem diese Knetbewegung zu beginnen.

(Viermal auszuführen)

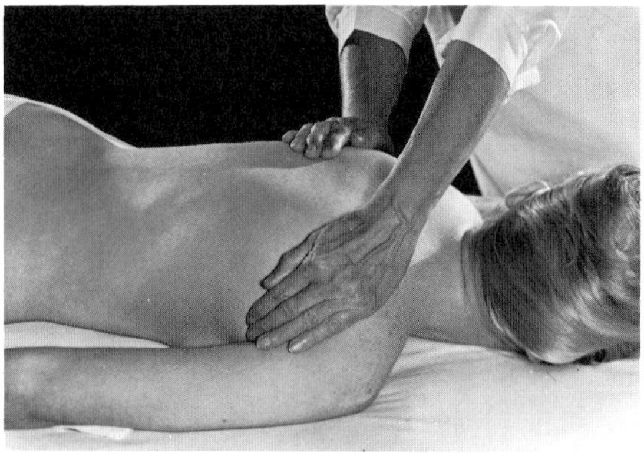

Abb. 119

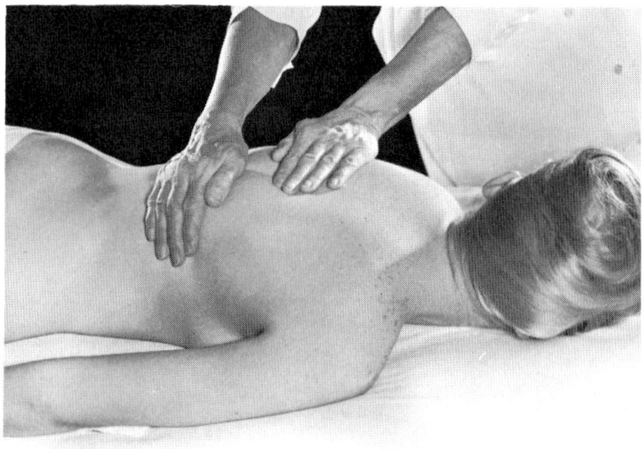

Abb. 120

7. Palmares Streichen im Bereich der Lendenwirbelsäule

Die rechte Hand wird auf der rechten Körperseite an den unteren Rippen aufgelegt und dabei von der linken Hand unterstützt. Die Finger der rechten Hand liegen entlang der Rippen (Abb. 121). Die Hand streicht mit leichtem Druck von der Wirbelsäule zur rechten Körperseite und kehrt unterhalb der Rippen wieder zurück, wobei beim Strich zur Wirbelsäule hin kräftiger Druck ausgeübt wird (Abb. 122).

(Viermal auszuführen)

Die linke Seite wird auf gleiche Weise wie die rechte massiert, nur wird hier die rechte Hand mit den Fingerspitzen an der Wirbelsäule angelegt, um dort den ersten Strich zu beginnen.

(Viermal auszuführen)

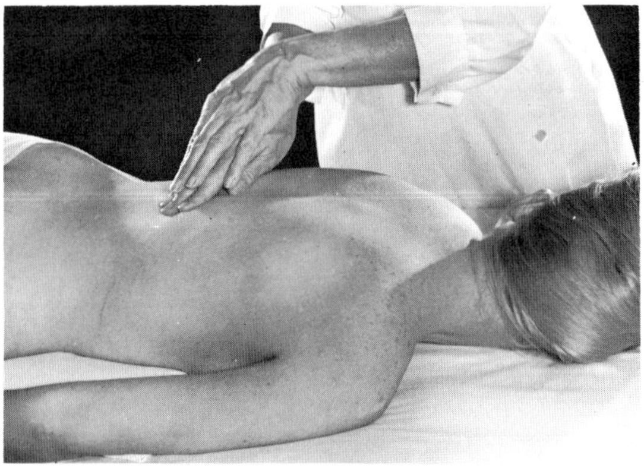

Abb. 121

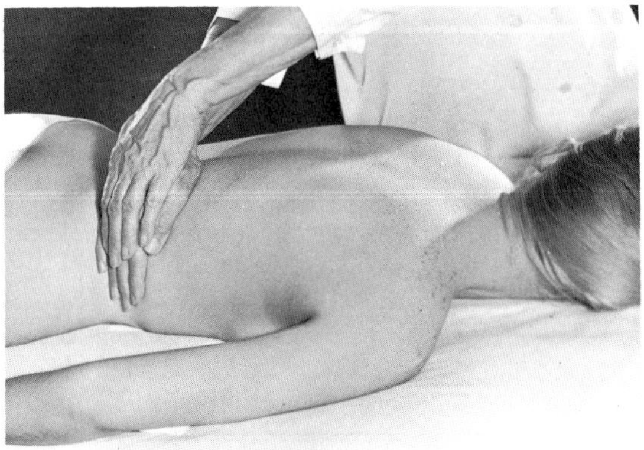

Abb. 122

8. Kneten mit den Daumen im Kreuzbeinbereich

Die Daumen beider Hände werden an das obere Ende des Kreuzbeins gelegt, dabei liegen die Handflächen direkt über dem Beckenbogen (Abb. 123). Die Daumen kneten abwechselnd in kleinen Kreisen, der Druck ist nach oben gerichtet und sie gleiten dabei langsam zum unteren Ende des Kreuzbeins. Die Daumen kehren mit kräftigem Druck in ihre Ausgangspositionen zurück.

(Viermal auszuführen)

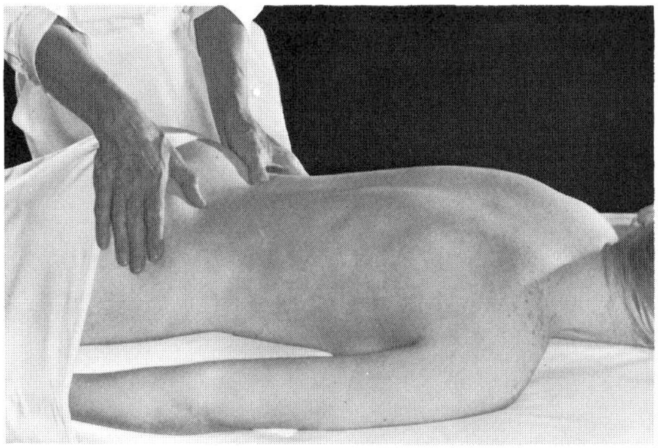

Abb. 123

9. Alternierendes palmares Kneten des M. glutaeus

Die ulnare Kante der rechten Hand wird in die rechte Glutäalfalte gelegt, die ulnare Kante der linken Hand wird in den Bereich des Glutäusansatzes gelegt, so daß die Hände die Muskeln greifen können (Abb. 124), um sie in alternierenden Bewegungen zu kneten, ähnlich wie es beim Quadrizeps beschrieben wurde.

(Zweimal auszuführen)

Der linke Glutäus wird auf gleiche Weise massiert wie der rechte.

(Zweimal auszuführen)

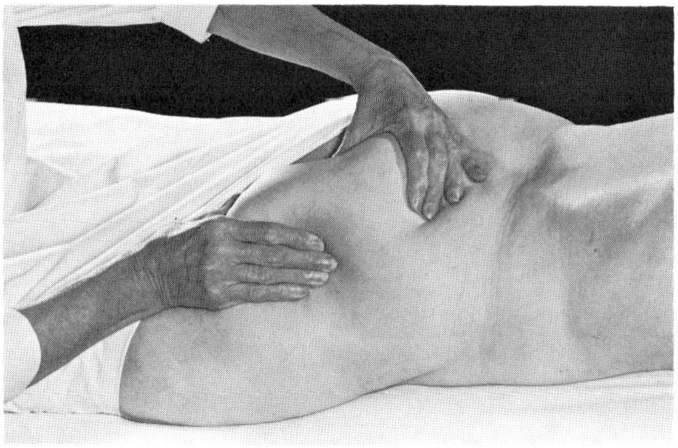

Abb. 124

10. Tiefenwirksames Kneten der M. glutaei

Die linke Hand kann den Muskel halten oder die rechte Hand verstärken, während die rechte Hand das tiefenwirksame Kneten am rechten Glutäus durchführt (Abb. 125) und zwar auf gleiche Weise wie das Kneten über dem Kolon, nur wird hier mit der Handwurzel kräftiger Druck in Richtung der Körpermittellinie ausgeübt, um so eine Teilung der Mm. glutaei zu verhindern.
(Zweimal auszuführen)
Der linke M. glutaeus wird auf dieselbe Weise massiert, wie der rechte.
(Zweimal auszuführen)

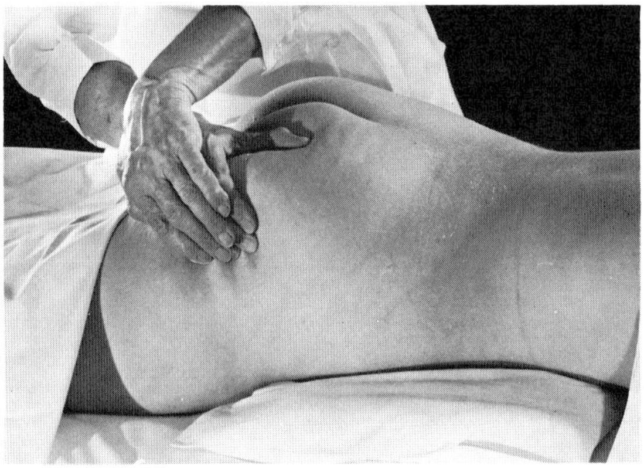

Abb. 125

11. Alternierendes palmares Kneten am gesamten Rücken

Die Methode hier ist dieselbe wie bei 6. (siehe S. 103); man beginnt am oberen Rand des Schulterblattes und massiert dann den gesamten Rücken.
(Viermal auszuführen)

12. Kneten am M. erector spinae (Rückenstrecker)

Die distalen Phalangen der Zeige- und Mittelfinger beider Hände werden direkt neben die Fortsätze der unteren Halswirbel gelegt, die distalen Phalangen beider Daumen werden 3 bis 5 cm unterhalb der Fingerspitzen aufgelegt. Diese Position der Finger und Daumen zueinander wird bei dieser Massage beibehalten. Die Finger der rechten Hand ziehen mit kräftigem Druck einen Teil des Muskels nach unten. Zugleich drückt der linke Daumen mit kräftigem Druck einen Teil des Muskels nach oben (Abb. 126), dann drückt der rechte Daumen einen Teil des Muskels nach oben, während die Finger der linken Hand einen Teil des Muskels nach unten ziehen. Die Hände werden über den Rücken fortbewegt, die Finger gleiten ein wenig über die Haut, während sie den kräftigen Druck ausüben und der Daumen derselben Hand mit einem oberflächlichen Strich in den nächsten Muskelbereich weitergleitet. (Dieses Kneten der Gewebe zwischen dem Daumen der einen Hand und den Fingern der anderen Hand wird

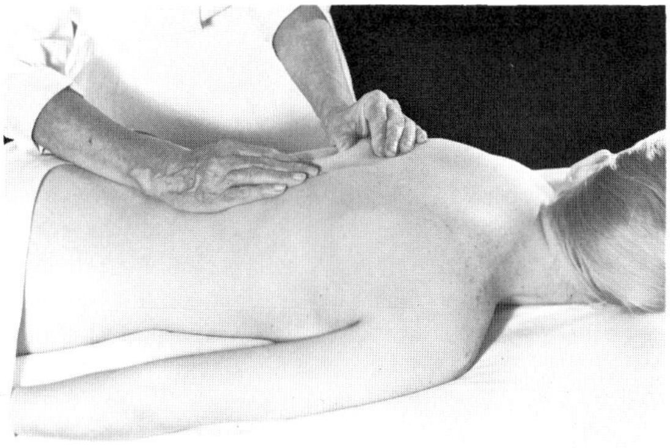

Abb. 126

dadurch erreicht, indem man die Arme in den Ellenbogen und Schultern abwechselnd beugt und streckt.) Dieses Kneten wird fortgesetzt, bis das Kreuzbein erreicht ist.

(Dies wird nicht wiederholt. Die Hände werden vom Körper abgehoben, bevor mit der nächsten Massagebewegung begonnen wird.)

13. Palmares Streichen am M. erector spinae (Rückenstrecker)

Die rechte Hand wird mit der gesamten Fläche mitten auf die Wirbelsäule im Bereich der unteren Halswirbelsäule gelegt und streicht mit einem oberflächlichen Strich zum Kreuzbein. Sobald die rechte Hand den Strich beendet hat (Abb. 127), beginnt die linke Hand einen weiteren oberflächlichen Strich. Die rechte Hand kehrt ohne Körperkontakt in die Ausgangsposition zurück (Abb. 128).

(Viermal auszuführen)

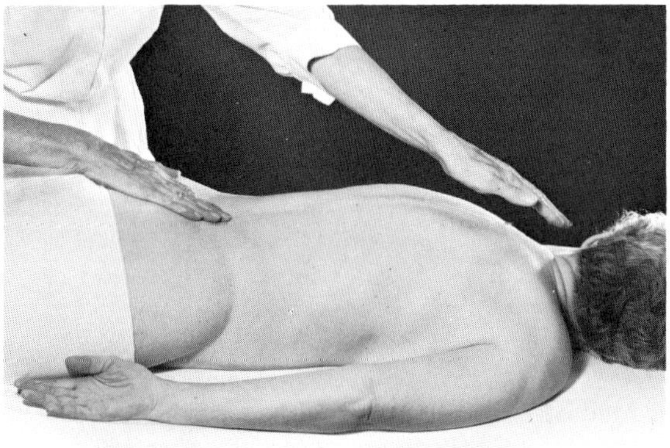

Abb. 127

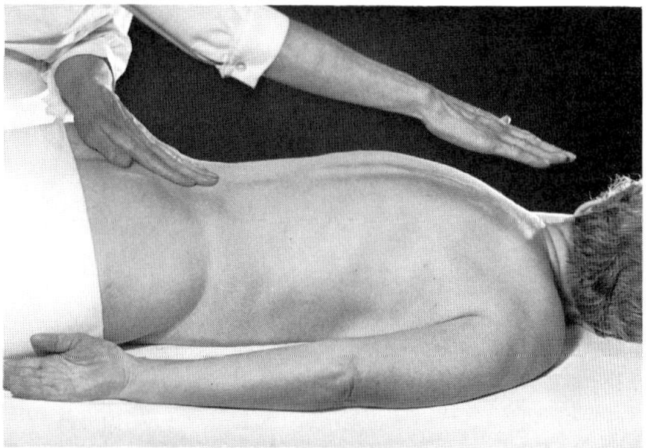

Abb. 128

14. Tiefenwirksames palmares Streichen

2. wiederholen wie auf den Seiten 99 ff beschrieben, wobei der Druck nach und nach vermindert wird, bis zum oberflächlichen Streichen.

Die Anzahl der Wiederholungen für jede Massageform bei dieser allgemeinen Massage ist als Richtlinie zu verstehen. Die Massagezeit für die Ganzmassage überschreitet nicht eine Stunde, wenn man sich an die Bewegungsgeschwindigkeit hält (siehe Kapitel 3, S. 31 f). Damit ist nicht gemeint, daß jede Ganzmassage exakt eine Stunde dauern soll, oder daß in jedem Fall jede Bewegung in allen Körperzonen exakt der empfohlenen Zahl der Wiederholungen folgen muß. In einzelnen Körperzonen kann Massage kontraindiziert sein. Wenn der Arzt entsprechende Anweisungen gibt, sollte diese Zone von der Behandlung ausgeschlossen werden. Das gilt insbesondere für den Bauch; deshalb sollte der Therapeut grundsätzlich immer nachfragen, ob auch der Bauch mitbehandelt werden soll. Jede Massagebehandlung muß entsprechend der Verordnung für jeden einzelnen Patienten durchgeführt werden und bei jeder Behandlung müssen alle Faktoren, die auf die Dosierung einen Einfluß haben, beachtet werden. Auch dies haben wir an anderer Stelle schon erwähnt.

Gesicht

Eine Gesichtsmassage kann sich an eine Ganzmassage anschließen. Patienten, die unter Schlaflosigkeit leiden, reagieren oft besonders gut darauf, auch ist diese Massage ein sehr gutes Sedativ bei der Behandlung von Kopfschmerz.

Die Massagebewegungen erstrecken sich jeweils nur über einen kleinen Bereich und sollten sanft durchgeführt werden; deshalb ist ein Gleitmittel nicht erforderlich. Die Hände sollten gewaschen werden und danach gut getrocknet. Man kann ein wenig feinen Talkum-Puder benutzen, wenn die Haut schweißfeucht ist.

Die nachstehend beschriebene Technik der Gesichtsmassage wird besonders zur Behandlung von Kopfschmerz und Schlaflosigkeit empfohlen. Wenn davor keine Ganzmassage erfolgte, sollten bei der Massage auch Brust und oberer Rücken mitbehandelt werden – entsprechend den Anweisungen für die Ganzmassage – und danach Gesicht, Kopf und Hals, wie unten beschrieben.

Der Patient liegt auf dem Rücken, ein kleines Kissen wird unter den Kopf geschoben. Der Therapeut steht neben der Behandlungsliege auf der rechten Seite des Patienten und ist dem Patienten zugewandt.

Alle Massagebewegungen werden mit beiden Händen gleichzeitig durchgeführt, außer beim Daumenkneten an der Nase.

1. Oberflächliches Streichen

a) Die Handflächen werden nebeneinander auf die Stirn gelegt, dabei liegen die Daumenballen jeweils seitlich der Mittellinie; die Finger sind leicht gebeugt, damit sie sich den Kopfkonturen anpassen, die Fingerspitzen liegen dabei leicht oben auf dem Kopf auf (Abb. 129).

Die Handflächen streichen in lateraler Richtung über die Stirn (Abb. 130) und kehren ohne Kontakt in ihre Ausgangspositionen zurück und drehen sich dabei um die Fingerspitzen.

(Zweimal auszuführen)

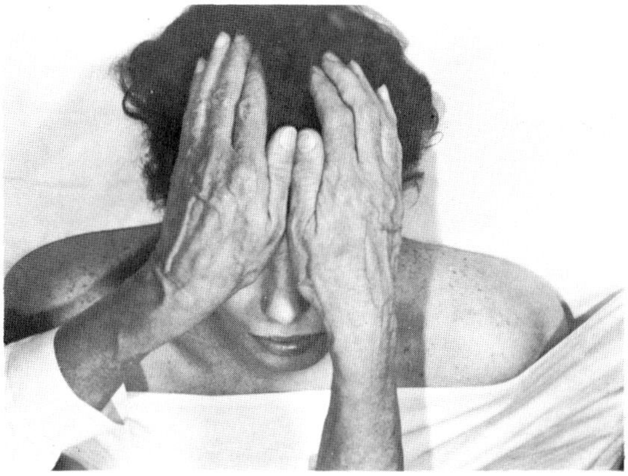
Abb. 129

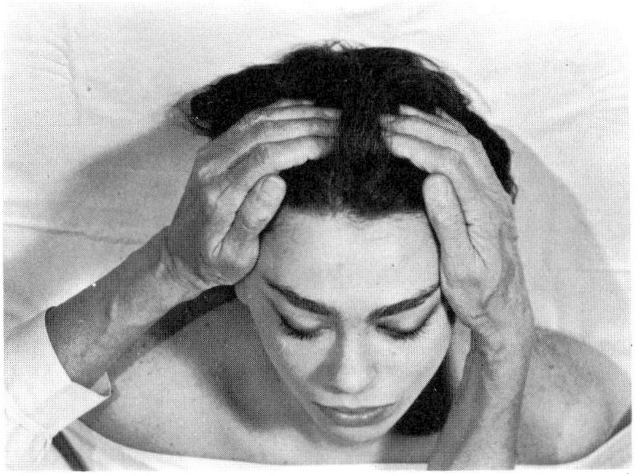
Abb. 130

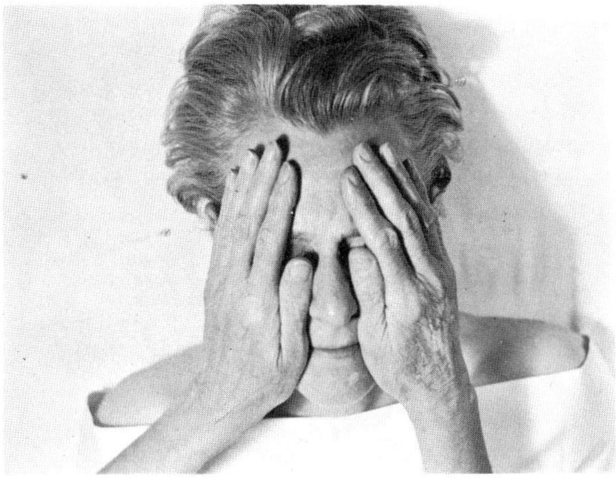
Abb. 131

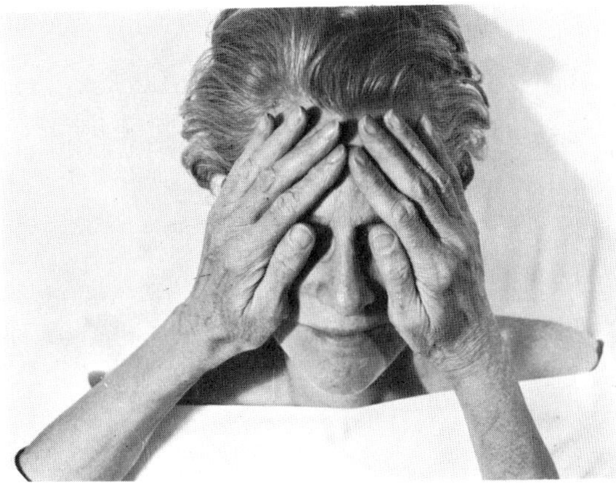
Abb. 132

b) Die Massagebewegung ist hier dieselbe wie bei a), außer daß die Fingerspitzen am Haaransatz aufliegen, so daß die Handfläche nun über den Wangen liegt (Abb. 131, 132).

(Zweimal auszuführen)

c) Die Fingerspitzen gleiten sanft vom Haaransatz zu den Schläfen, die Daumen liegen nebeneinander am Kinn auf (Abb. 133). Sie streichen lateral entlang dem Kiefer zum Ohransatz (Abb. 134) und kehren ohne Kontakt in ihre Ausgangspositionen zurück.

(Zweimal auszuführen)

d) Die Massagebewegung hier ist dieselbe wie bei c), außer daß die Daumen unterhalb des Kinns aufgelegt werden und unter dem Kiefer zum Ohransatz streichen.

(Zweimal auszuführen)

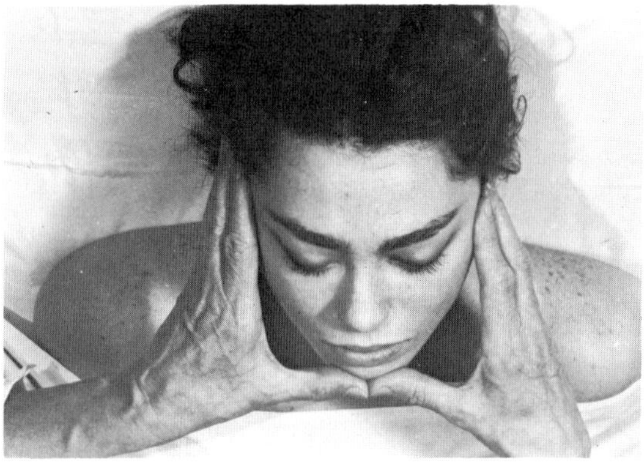

Abb. 133

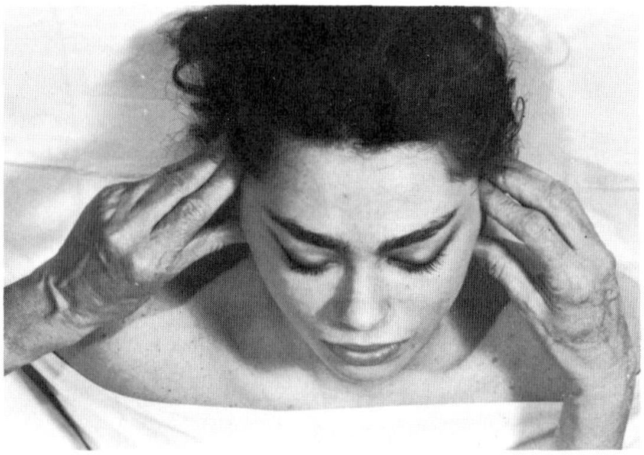

Abb. 134

2. Kreisförmiges Daumenkneten an der Stirn

Die Fingerspitzen beider Hände werden an der Schläfe aufgelegt, die Daumen werden nebeneinander in der Mitte am unteren Rand der Stirn aufgelegt (Abb. 135). Die Daumen kneten gleichzeitig in kleinen Kreisen (Abb. 136) und bewegen sich dabei aufwärts zum Haaransatz. Sie kehren ohne Kontakt zum unteren Rand der Stirn zurück und zwar jeweils etwas lateral versetzt und wiederholen diese Bewegungen, bis die ganze Stirn auf diese Weise behandelt ist.

(Zweimal auszuführen)

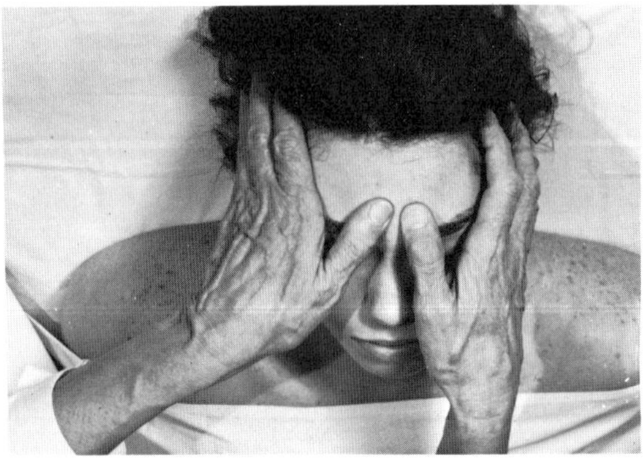

Abb. 135

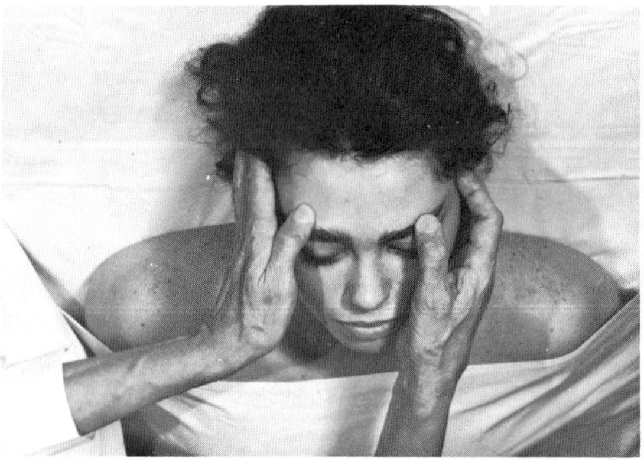

Abb. 136

3. Tiefenwirksames Streichen an der Stirn

Die Fingerspitzen beider Hände werden an den Schläfen aufgelegt, die Handflächen liegen nebeneinander auf der Stirn und berühren sich an ihren radialen Kanten (Abb. 137). Die Handflächen streichen lateral von der Mittellinie mit kräftigem Druck nach außen (Abb. 138) und kehren durch die Luft zurück in ihre Ausgangspositionen.

(Dreimal auszuführen)

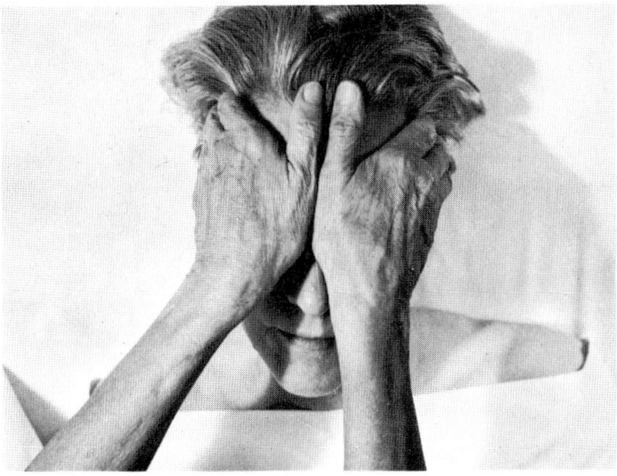

Abb. 137

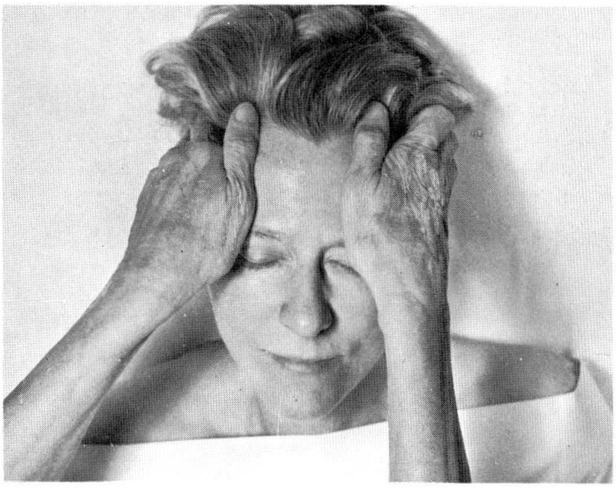

Abb. 138

4. Alternierendes Daumenkneten an der Nase

Die Fingerspitzen bleiben an den Schläfen, die distalen Phalangen der Daumen werden an der Nasenspitze aufgelegt (Abb. 139). Das alternierende Daumenkneten wird an den Seiten der Nase durchgeführt bis hinauf zur Nasenwurzel. Die Daumen werden dann im Winkel zwischen Augenbraue und Nasenwurzel kurz kräftig angedrückt und kehren dann durch die Luft in ihre Ausgangspositionen zurück (Abb. 140).

(Dreimal auszuführen)

Am Ende der dritten Wiederholung bleiben die Daumen in den Augenwinkeln liegen, um von dort aus die nächste Massagebewegung durchzuführen.

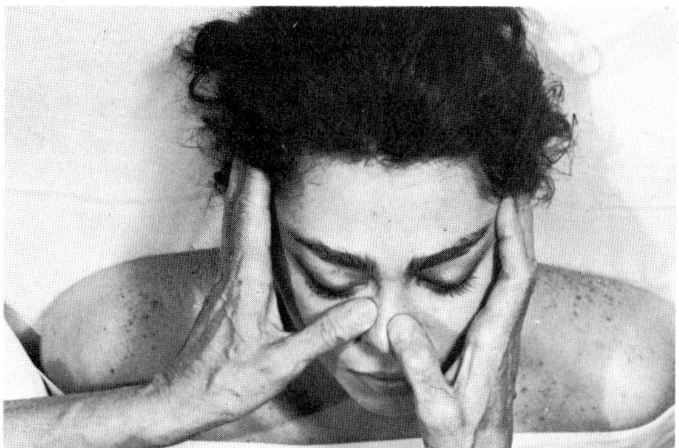

Abb. 139

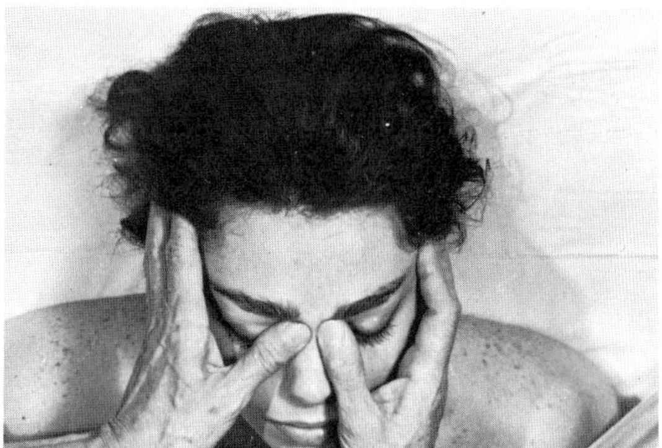

Abb. 140

5. Tiefenwirksames Streichen am unteren Stirnrand

Nach 4. wird der Kontakt nicht unterbrochen, die Daumen streichen mit kräftigem Druck über den unteren Stirnrand nach außen (Abb. 141) und kehren durch die Luft in ihre Ausgangspositionen zurück.
(Viermal auszuführen)

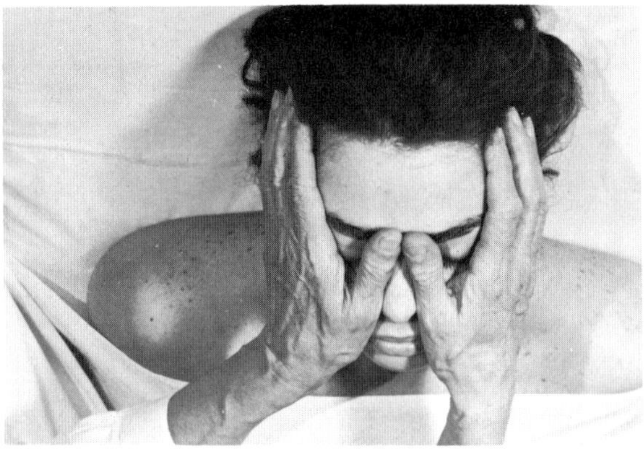

Abb. 141

6. Tiefenwirksames Streichen über den Infraorbital-Knochen

Die Hände bleiben in derselben Position wie bei 5., die Daumen streichen über den Infraorbital-Knochen (Abb. 142) und kehren durch die Luft in ihre Ausgangspositionen zurück.
(Viermal auszuführen)

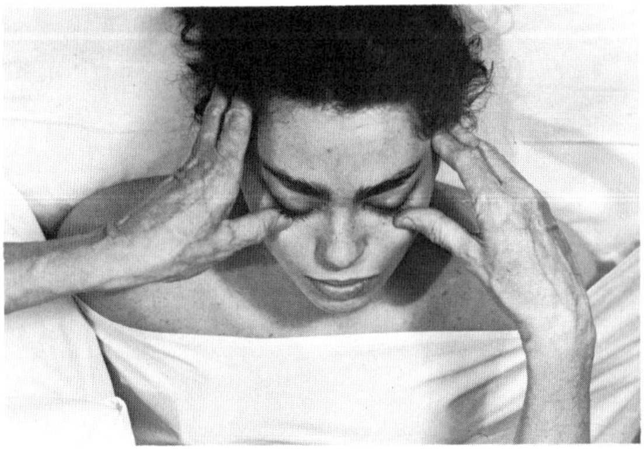

Abb. 142

7. Kneten mit den Fingern von den Schläfen zur Halswirbelsäule

a) Die Daumen bleiben in der Luft, die Fingerspitzen kneten ohne Unterbrechung des Kontakts an den Schläfen, wo sie bei 2, 3, 4, 5 und 6 lagen, gleichzeitig in kleinen Kreisen. Sie begin-

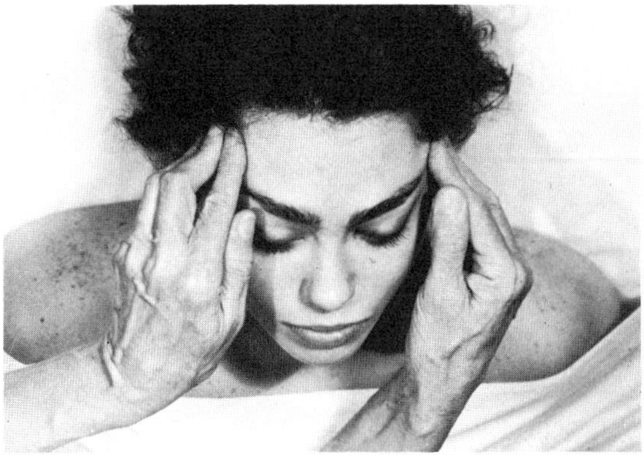

Abb. 143

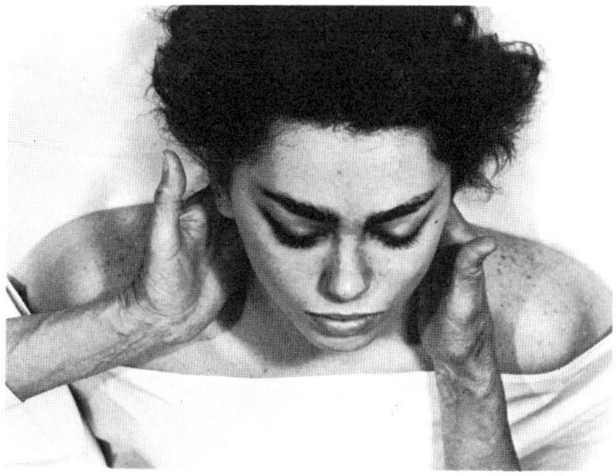

Abb. 144

nen an den Schläfen (Abb. 143), folgen der Haaransatzlinie und fahren hinter den Ohren fort, bis die Finger sich an der Halswirbelsäule treffen (Abb. 144).

b) Ohne Unterbrechung des Kontakts streichen die Finger mit kräftigem Druck die Halswirbelsäule abwärts bis zum 7. Halswirbel. Dann werden die Daumen auf den vorderen Rand des M. trapezius gelegt und das Streichen wird mit Daumen und Fingern über den oberen Fasern des M. trapezius fortgesetzt (Abb. 146) bis zu den Schulterenden (der Druck wird dabei nach und nach vermindert). Die Hände werden durch die Luft an die Schläfen zurückgeführt.

(Zweimal auszuführen)

8. Kneten mit den Fingern von den Schläfen zu den Schultern

Die Fingerspitzen kneten in kleinen Kreisen von den Schläfen (Abb. 145) vor dem Ohr vorbei zum Warzenfortsatz und werden weitergeführt über den M. sternocleidomastoideus und die oberen Fasern des M. trapezius zur Schulterspitze (Abb. 146). Die Hände werden durch die Luft zurückgeführt.

(Zweimal auszuführen)

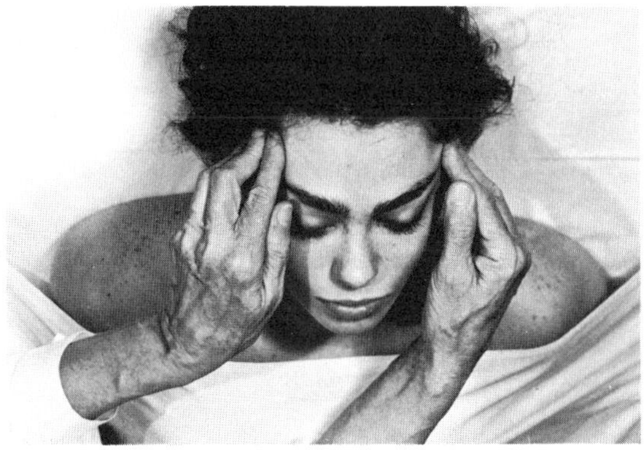

Abb. 145

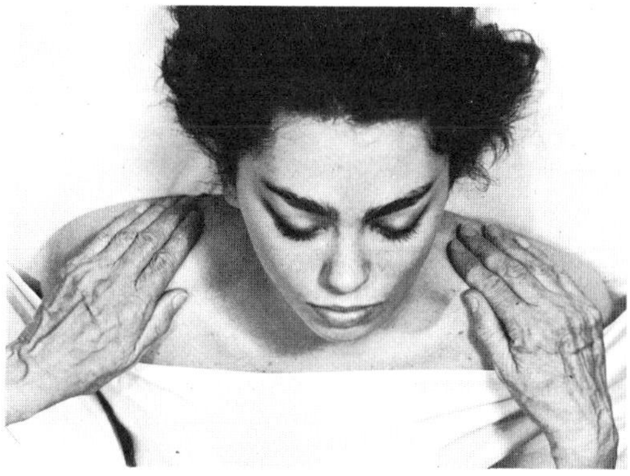

Abb. 146

9. Tiefenwirksames Streichen über den Venae jugulares (Drosselvenen)

Die hier durchzuführende Massagebewegung ist dieselbe wie die unter 6. der Brustmassage beschriebene (siehe S. 94).
(Viermal auszuführen)

10. Kneten mit den Handflächen an den Wangen

Die Fingerspitzen liegen leicht auf der Stirn und die Handflächen ruhen leicht auf den Wangen und kneten in Kreisen – dreimal vorwärts (Abb. 147) und dreimal rückwärts (Abb. 148). Dabei streichen die Handflächen nicht über die Haut, sondern sie verschieben die Gewebe mit sanftem Druck über die Knochen.
(Zweimal auszuführen)

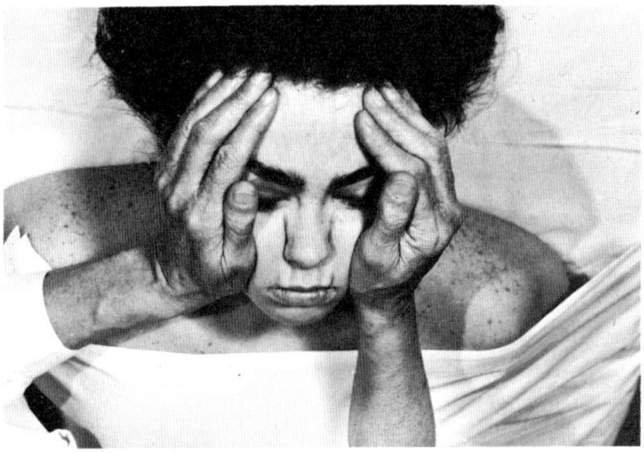

Abb. 147

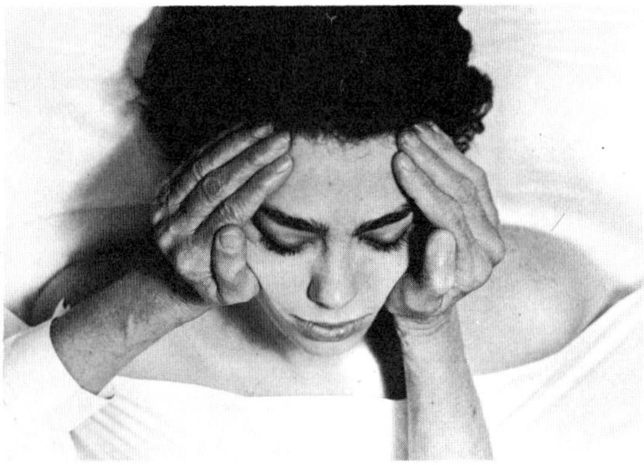

Abb. 148

11. Kneten mit den Daumen an Kinn und Kiefer

Die Fingerspitzen gleiten sanft zum Ohransatz. Die Daumen werden neben-einander in die Mitte am unteren Rand des Kinns aufgelegt (Abb. 149) und kneten gleichzeitig in kleinen Kreisen nach oben zur Unterlippe und kehren mit einem oberflächlichen Strich zurück und kneten

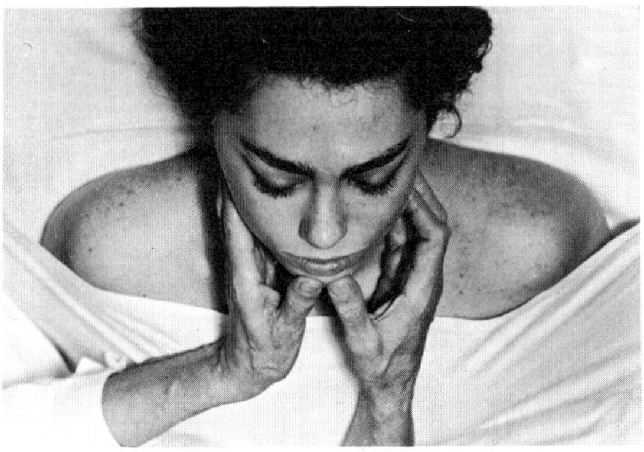

Abb. 149

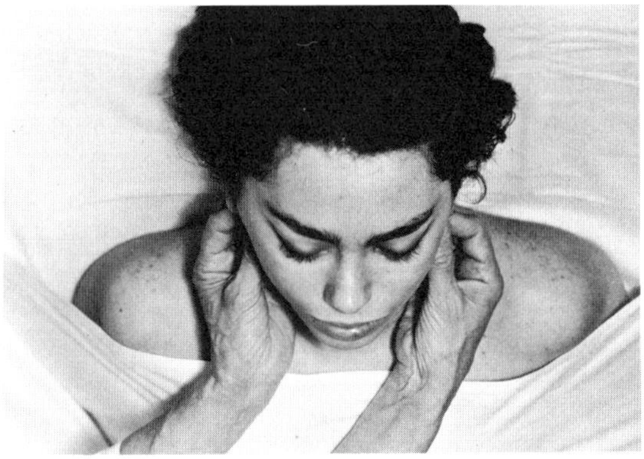

Abb. 150

dann mehr lateral gelegene Bereiche des Kinns. Dies wird über den ganzen Unterkiefer bis zum Ohrläppchen fortgesetzt (Abb. 150).

12. Tiefenwirksames Streichen an Kinn und Unterkiefer

Die Finger bleiben in Kontakt, die Daumen kehren zum Kinn wie zu Beginn von 11. zurück. Sie streichen dann mit kräftigem Druck von der Kinnspitze bis zum Ohrläppchen (Abb. 151) und kehren durch die Luft zurück.

(Dreimal auszuführen)

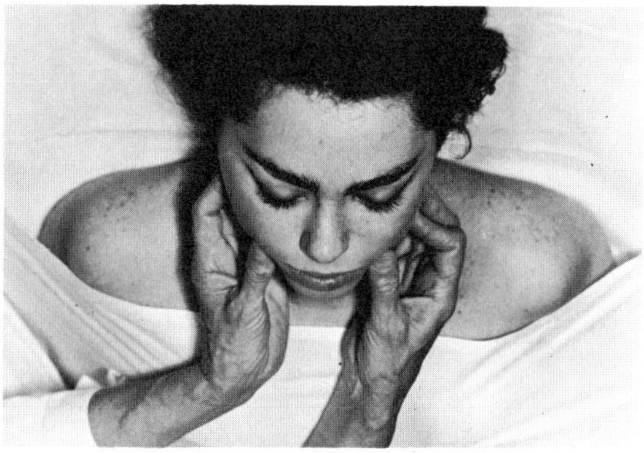

Abb. 151

13. Tiefenwirksames Streichen über den Venae jugulares (Drosselvenen)

Nach 12. wird der Kontakt nicht unterbrochen, hier schließen sich die Massagebewegungen an, die unter 7. bei der Beschreibung der Brustmassage (siehe S. 95) beschrieben wurden.

14. Oberflächliches Streichen

Hier wird ebenso verfahren, wie unter 1. beschrieben (siehe S. 108f).

Kopf

1. Kneten mit den Fingern am Schädel

Die Daumen liegen an den Schläfen, die Finger werden gespreizt und die Fingerspitzen werden längs der Mittellinie des Schädels aufgelegt, um dort mit kräftigem Druck in kleinen Kreisen abschnittweise zu massieren, bis der gesamte Schädel behandelt ist. Dabei bewegen sich die Finger nicht über die Haut, sondern sie verschieben die Kopfhaut über dem Schädelknochen. Der Druck muß nachlassen, bevor die Fingerspitzen jeweils in den nächsten Sektor weitergleiten, denn sonst zieht man an den Haaren.

Nacken

1. Oberflächliches und anschließend tiefenwirksames Streichen über den oberen Fasern des M. trapezius (bilateral)

Die Daumen werden an die Ränder der Mm. trapezii gelegt, und zwar jeweils lateral von den Fortsätzen der oberen Halswirbel, die Handflächen liegen dabei auf den Schultern. Beide Hände streichen mit leichtem Druck zu den Schulterenden, wenn die Daumen im Bereich der unteren Halswirbelsäule angelangt sind, werden die Muskeln gegriffen. Die Hände kehren mit einem oberflächlichen Strich in ihre Ausgangsposition zurück.

Diese Massagebewegung wird achtmal durchgeführt mit jeweils zunehmendem Druck, so daß bei der fünften Wiederholung der Therapeut bereits tiefenwirksame Striche ausführt, dabei werden die Hände aber jeweils mit einem oberflächlichen Strich in ihre Ausgangspositionen zurückgeführt.

2. Kneten mit den Fingern an den oberen Fasern der Mm. trapezii

Die Fingerspitzen der rechten Hand, die verstärkt wird durch die linke Hand, werden an die oberen Ansätze des linken M. trapezius an der Halswirbelsäule aufgelegt. Sie kneten in kleinen Kreisen im Uhrzeigersinn, der Druck wird jeweils in der zweiten Hälfte jeder Kreisbewegung verstärkt. Das Kneten wird bis zum Acromion fortgesetzt. Die Fingerspitzen kehren in ihre Ausgangspositionen mit einem oberflächlichen Strich zurück.

(Dreimal auszuführen)

Die rechte Seite wird auf dieselbe Weise massiert, die Kreisbewegungen gehen hier aber entgegen dem Uhrzeigersinn.

(Dreimal auszuführen)

3. Tiefenwirksames Streichen über den oberen Fasern des M. trapezius

Diese Massage wird auf gleiche Weise durchgeführt, wie unter 1. (siehe S. 108f) beschrieben, jedoch wird hier begonnen mit kräftigem Druck, der nach und nach vermindert wird, bis zum oberflächlichen Streichen.

(Sechsmal auszuführen)

9. Teilmassage

Voraussetzung für die Anwendung der Massage bei der lokalen Behandlung von Verletzungen und bei pathologischen Veränderungen von Muskeln, Sehnen, Gelenken, Nerven und Blutgefäßen ist eine genaue Kenntnis der Anatomie und Physiologie dieser Strukturen und der pathologischen Bedingungen, die in den zu behandelnden Bereichen vorliegen.

Muskeln können atrophiert sein oder der Tonus herabgesetzt, eine Fibrose, eine Erschlaffung, ein Spasmus oder auch Ödeme können vorhanden sein. Die Gelenke können entzündet sein; die Bewegungsfreiheit kann durch Schmerz, Adhäsionen oder Kontrakturen beeinträchtigt sein; die Sehnen können mit umgebendem Gewebe verwachsen sein; die Zirkulation kann beeinträchtigt sein. Jede dieser pathologischen Veränderungen muß erkannt werden und mit genau der Technik behandelt werden, die den vorhandenen pathologischen Veränderungen entspricht und geeignet ist, die erwünschten Wirkungen zu erzielen.

Eine weitere Voraussetzung für diese Art der Behandlung ist die Fähigkeit, durch Palpation den Zustand der Gewebe zu erkennen und die einzelne Massageform sorgfältig und sinnvoll auszuwählen und anzuwenden, wobei sie den jeweils vorliegenden pathologischen Veränderungen mit einer klaren Zielsetzung angepaßt werden müssen. *Mennell* ging davon aus, daß ein Physiotherapeut in der Lage sein sollte, jede von ihm verwendete Massagebewegung zu begründen.

Das Hoffa-System

Das *Hoffa*-Massagesystem eignet sich gut zur Behandlung vieler pathologischer Zustände.

Hoffa war stark an den wissenschaftlichen Aspekten der Massage interessiert und betonte, es sei notwendig, Ärzte in Universitäten und orthopädischen Kliniken so auszubilden, daß sie den Wert der Massage erkennen können. *Hoffas* Buch *Technik der Massage* wurde in vier Auflagen herausgegeben, die letzte im Jahr 1903. Das System, das dieser hervorragende Chirurg durch seine eigene Erfahrung mit der Massage entwickelte, beachtet die anatomische Struktur und beruht auf physiologischen Kenntnissen.

Hier werden einzelne Muskeln oder Muskelgruppen behandelt im Gegensatz zu anderen Systemen, bei denen eine ganze Extremität oder ein bestimmter Körperteil behandelt wurden. *Hoffa* unterteilte die Massage in einzelne Massageformen: Effleurage (Streichen), Reiben, Pétrissage (Kneten), Vibration und Tapotement (Percussion, Klopfen) und betonte dabei, sie seien lediglich eine Grundlage, auf der ein erfahrener Therapeut mit guter Urteilsfähigkeit eine effektive Behandlung der pathologischen Veränderungen bei jedem einzelnen Patienten aufbauen kann. Er wies besonders auf den Wert der Massage für die Verbesserung des venösen und lymphatischen Kreislaufs hin.

Nach *Hoffa* wird die Effleurage (Streichen) verwendet, um die Zirkulation in den kleinen Venen der Muskeln und besonders in den großen Venen oder Venengeflechten zwischen den Muskeln zu stimulieren. Dieser Effekt wird erreicht, indem die massierende Hand den Konturen des behandelten Körperteils genau angepaßt wird und die Daumen und Fingerspitzen dabei den Muskelrändern folgen.

Das Reiben wird mit eingesetzt, um pathologische Exsudate, Ablagerungen und Verdickungen von Geweben um die Gelenke herum, um Sehnen und Sehnenscheiden aufzulösen und um den Abtransport von Stoffwechselendprodukten durch das Lymphsystem zu unterstützen.

Pétrissage (Kneten) wird hauptsächlich eingesetzt, um die Zirkulation in den Muskeln zu verstärken und um Stoffwechselprodukte aus den Muskeln zu entfernen; die Pétrissage gleicht dabei in mancher Beziehung dem Kneten.

Vibration und Tapotement (Percussion) werden insbesondere zur Verbesserung der Blutversorgung, zur Verminderung von Nervenreizungen und zur Verbesserung der Kontraktibilität von Muskelfasern empfohlen. Wir glauben, daß diese Massageformen für die Behandlung von Erkrankungen und Verletzungen wenig geeignet sind (siehe Seite 63f).

Klassifikation und Beschreibung der Teilmassage

Die folgende Klassifikation und Beschreibung der Massagebewegungen sind seine vom Autor vorgenommene Modifikation des *Hoffa*-Massage-Systems.

Streichen

1. Wenn eine Extremität massiert wird, entspricht die Richtung des tiefenwirksamen Strichs immer der Richtung des venösen Blutflusses.
2. Die Strichlänge entspricht immer der Gesamtlänge des Muskels oder der Muskelgruppe.
3. Die Hand wird über denselben Bereich mit leichtem Druck in die Ausgangsposition zurückgeführt (oberflächliches Streichen).
4. Die Hand wird der Kontur des Muskels oder der Muskelgruppe angepaßt, sie versucht dabei, um den Muskel herumzugreifen und die Muskelmasse oder die Muskelgruppe zu heben. Dabei werden die Palmarseite der gesamten Hand, die distalen Phalangen der Finger oder distale Phalanx des Daumens eingesetzt, je nach Größe des behandelten Muskels.
5. Der jeweils verwendete Druck richtet sich nach dem Muskelumfang: Er ist leicht zu Beginn des tiefenwirksamen Strichs, wird über der Muskelmitte verstärkt und zum Ende des Strichs wieder vermindert und endet mit einer »Ausdrück«-Bewegung. Bei diesem »Ausdrücken« werden die für das Greifen eingesetzten Teile der Hand einander nach und nach immer stärker angenähert entsprechend der Form des Muskels. Wenn die Hand am Muskelansatz angelangt ist, wird sie ein wenig nach oben gedreht. Das Gewebe wird auf diese Weise »ausgedrückt« und die Hand befindet sich in der richtigen Position für den Rückstrich.
6. Die Bewegungen sollten rhythmisch durchgeführt werden.
7. Die Bewegungsgeschwindigkeit bei der Massage ist dieselbe wie oben unter »Ganzmassage« beschrieben (siehe S. 72).

Kneten

Das Kneten wird mit einer oder mit beiden Händen durchgeführt, oder mit der distalen Phalanx des Daumens, des Zeigefingers und Mittelfingers oder mit Daumen, Zeigefinger und Mittelfinger beider Hände (Kneten mit den Fingern). Das Kneten mit einer Hand wird an Muskeln durchgeführt, die nicht zu groß sind, um mit einer Hand gegriffen zu werden. Bei großen, massiven Muskeln wird mit beiden Händen geknetet. Das Kneten mit den Fingern wird an schmalen oder flachen Muskeln durchgeführt, die nicht leicht mit der ganzen Hand gegriffen werden können. Wie beim Streichen muß sich die Hand der Größe und Form des Muskels jeweils anpassen und so immer gut in Kontakt bleiben. Die Massagebewegung setzt jeweils immer am distalen Ende des Muskels an und wird zum proximalen Ende hin durchgeführt.

Kneten mit einer Hand

a) Die Hand wird am distalen Muskelansatz aufgelegt, dabei wird die Palmarseite der Ulnarkante kräftig aufgedrückt (Abb. 156, siehe S. 122)

b) die Hand greift um den Muskel herum und hebt ihn so weit wie möglich von den darunter liegenden Geweben ab (Abb. 157, siehe S. 122).

c) Die Finger und die ulnare Handkante folgen der einen Grenze des Muskels oder der Muskelgruppe und der Daumen folgt der gegenüberliegenden Muskelgrenze (Abb. 157, siehe S. 122).

d) Die Massage besteht darin, daß Gewebe gegriffen und wieder losgelassen werden und sie wird bis zum Muskelbeginn durchgeführt; sie endet mit einer »Ausdrückbewegung« (Abb. 166, siehe S. 124).

e) Daumen und Finger arbeiten simultan, wenn sie einander aber sehr nahe kommen, muß der Druck vermindert werden, um ein Kneifen zu vermeiden.

f) Man muß darauf achten, daß die Muskelmasse gut in der Handfläche liegt, und zwar zwischen dem Daumenballen und der Mittelhandfläche (Abb. 157, S. 122).

g) Am Muskelursprung wird die Hand ein wenig nach oben gedreht, dabei flach aufgelegt und mit einem oberflächlichen Strich in ihre Ausgangsposition am Muskelende zurückgeführt (Abb. 206 und 207, S. 136).

Kneten mit beiden Händen

a) Die eine Hand wird am Muskelansatz aufgelegt wie beim einhändigen Kneten; die andere Hand wird direkt proximal daneben gelegt (Abb. 204, S. 136).

b) Beide Hände umgreifen den Muskel soweit wie möglich. Die Palmarfläche der Finger der linken Hand zieht die Muskeln lateral, während gleichzeitig der abduzierte rechte Daumen und die Fläche der rechten Hand die Gewebe medial drücken. Dann drücken Handfläche und abduzierter Daumen der linken Hand die Muskeln medial, während gleichzeitig die Palmarfläche der Finger der rechten Hand die Gewebe lateral ziehen (Abb. 158, S. 122). Die Fortbewegung vom distalen zum proximalen Teil des Muskels wird erreicht, indem die Hände beim Ziehen der Knetbewegung jeweils ein wenig verschoben werden.

Das ist keine kneifende Bewegung. Daumen und Finger jeder Hand bleiben während der gesamten Behandlung in gleicher Position zueinander. Das »Drücken« und »Ziehen« wird ausschließlich durch Beugung und Streckung der Arme in Schultern und Ellenbogen erreicht. Am Muskelansatz wird die proximale Hand fortgenommen und die distale Hand beendet die Bewegung mit dem »Ausdrücken« (Abb. 206 und 207), danach kehrt sie in ihre Ausgangsposition mit einem oberflächlichen Strich zurück, wie beim einhändigen Kneten.

Zweihändiges Kneten mit den Fingern

Der Muskel wird am Muskelende mit beiden Händen gegriffen (zwischen Daumen, Zeige- und Mittelfinger jeder Hand). Die Palmarseite der linken Finger zieht die Gewebe in Richtung auf den Therapeuten, während der rechte Daumen die daneben liegenden Gewebe wegdrückt. Dann ziehen die rechten Finger die Gewebe, während der linke Daumen sie drückt (Abb. 216, S. 139). Die Fortbewegung vom Muskelursprung zum distalen Muskelansatz hin wird erreicht, indem die Finger beim »Ziehen« weitergleiten.

Auch hier gibt es kein Kneifen. Daumen und Finger jeder Hand bleiben während der gesamten Behandlung in derselben Position zueinander. Das »Drücken« und »Ziehen« wird ausschließlich durch Beugung und Streckung der Arme in Schultern und Ellenbogen erreicht. Der Rückstrich wird mit den Fingern der distalen Hand durchgeführt.

Diese Massageform wird an Muskeln mit geringer Masse durchgeführt. Man muß dabei sorgfältig darauf achten, daß die Hände möglichst parallel zur Muskellänge gehalten werden und möglichst guten Kontakt haben.

Reiben

Die Reibung und ihre Indikationen wurden bereits an anderer Stelle beschrieben (siehe S. 61ff). Bei der Teilmassage wird sie verwendet zur Behandlung von Narben und Adhäsionen an Sehnen und Gelenken.

Technik der Teilmassage

Die folgende Beschreibung der Technik der Teilmassage und ihrer Anwendung in den einzelnen anatomischen Bereichen des Körpers sind eine vom Autor vorgenommene Modifikation des *Hoffa*-Massage-Systems.

Die Durchführung der Massagebewegungen in den anatomischen Segmenten einer Extremität sollte am jeweils proximalen Teil beginnen und in distaler Richtung weitergeführt werden (siehe S. 55ff). Danach können die Bereiche gesondert behandelt werden, die eine zusätzliche Behandlung brauchen. Die Streich- und Knetbewegungen können jeweils so angepaßt werden, wie es den Muskeln im jeweiligen Körperbereich entspricht. Zu Beginn einer Behandlung wird zunächst immer erst die Streichbewegung durchgeführt und dann erst das Kneten; Streichen und Kneten (oder Streichen und Reiben) sollten einander ablösen, je nachdem, welche pathologische Veränderung vorliegt, je nach der gewünschten Wirkung und je nach den Resultaten, die sich bei der Massage einstellen. Am Ende einer Behandlung sollte immer eine Streichbewegung stehen.

Die Anordnung, in der die Massage an den einzelnen Muskelgruppen durchgeführt wird, hängt immer ab von der jeweils vorliegenden pathologischen Veränderung und von der Möglichkeit, den Patienten in die jeweils sinnvollen Positionen zu drehen. Es kann nötig sein, die Technik der einzelnen Massagebewegungen ein wenig zu verändern, um unnötige Positionsveränderungen des Patienten zu vermeiden. Insgesamt sollte die Position des Patienten so wenig wie möglich verändert werden. Die hier gegebene Beschreibung der Techniken geht von der Voraussetzung aus, daß der Patient jeweils in die ideale Position zur Durchführung der Massage gebracht werden kann.

Der Patient sollte bei der Behandlung fast immer auf dem Rücken liegen (siehe S. 54f).

Rechter Oberarm

Der Therapeut steht neben der Behandlungsliege auf der rechten Seite des Patienten. Der Patient liegt auf dem Rücken, sein rechter Arm ist leicht abduziert.

Der Oberarm kann in drei Muskelgruppen unterteilt werden: M. deltoideus, Strecker (M. triceps) und Beuger (M. biceps).

1. M. deltoideus-Gruppe

Streichen: Die Hände streichen abwechselnd. Beginnend am unteren Muskelansatz (Abb. 152) folgt der Daumen jeder Hand der Mittellinie des Muskels; die Finger der linken Hand folgen dem dorsalen Rand des Muskels, am Muskelansatz beschreiben sie eine Kurve zur Mittellinie (Abb. 153); die Finger der rechten Hand folgen dem ventralen Muskelrand auf gleiche Weise (Abb. 154). Jede Hand kehrt jeweils in die Ausgangsposition mit einem oberflächlichen Strich zurück (Abb. 155).

Wenn der Muskel klein ist, kann er insgesamt mit der linken Hand gestrichen werden, wobei die rechte Hand den Arm an der Innenseite des Oberarms stützt. Die Finger der linken Hand folgen nun dem hinteren o. dorsalen Muskelrand und der Daumen folgt dem ventralen o. vorderen Muskelrand (Abb. 156); sie treffen sich am Acromion in einer »Auspreß-Bewegung« (Abb. 157). Die linke Hand kehrt in ihre Ausgangsposition mit einem oberflächlichen Strich zurück.

Kneten: Das beidhändige Kneten wird am gesamten Muskel durchgeführt, wobei der Patient seinen Arm leicht abduziert hat. Die Knetbewegung beginnt am Muskelende und wird in Richtung des Muskelansatzes durchgeführt (Abb. 158). Die linke Hand führt am Muskelanfang eine »Auspreß-Bewegung« durch und kehrt in die Ausgangsposition mit einem oberflächlichen Strich zurück, die rechte Hand wird durch die Luft zurückgeführt.

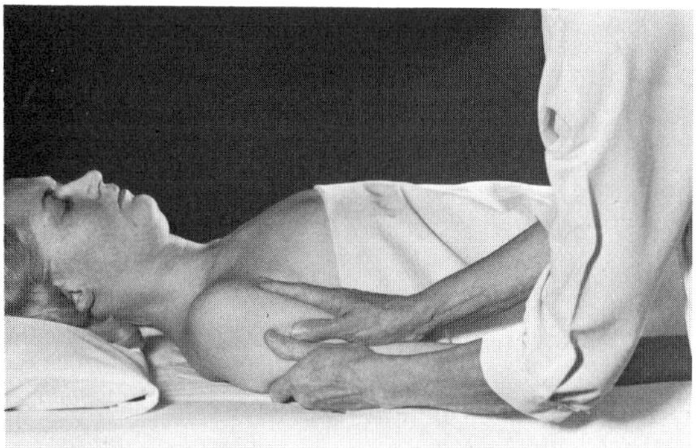

Abb. 152

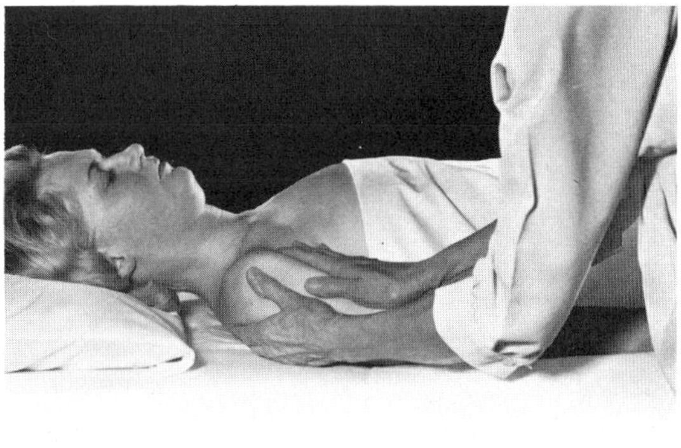

Abb. 153

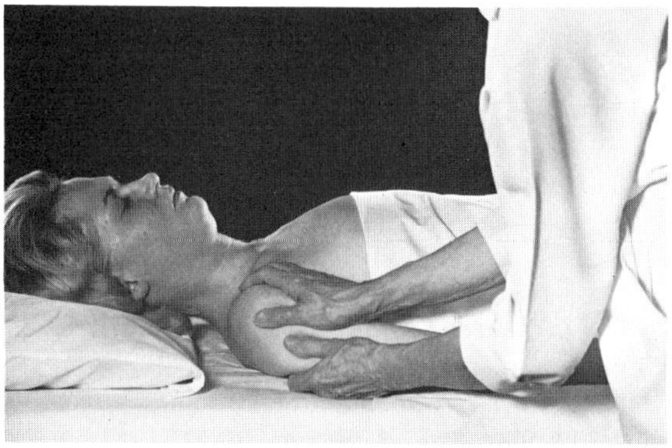

Abb. 154

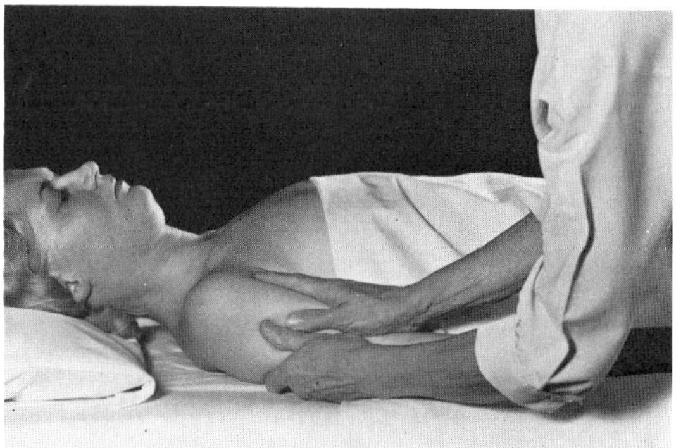

Abb. 155

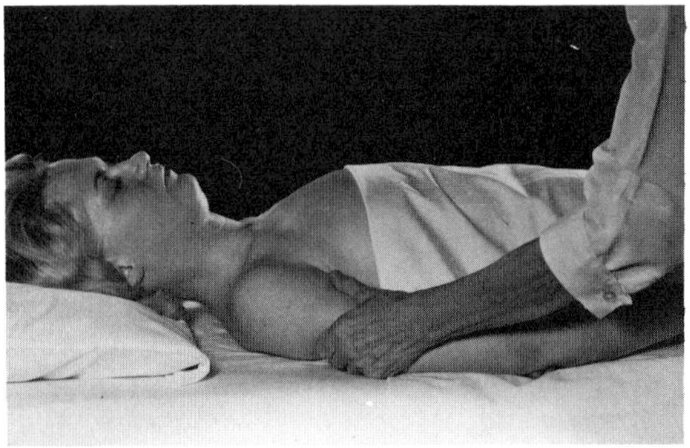

Abb. 156

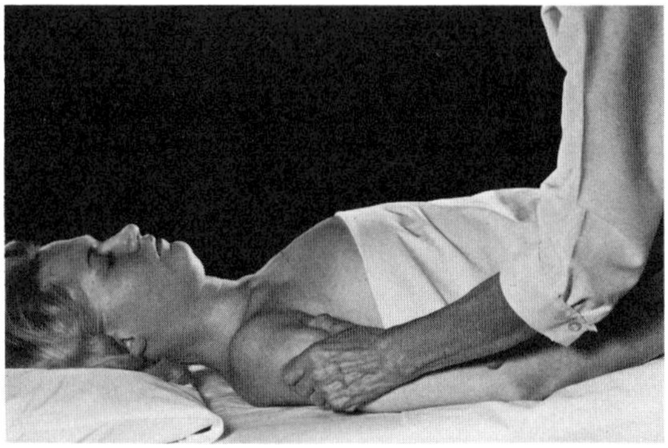

Abb. 157

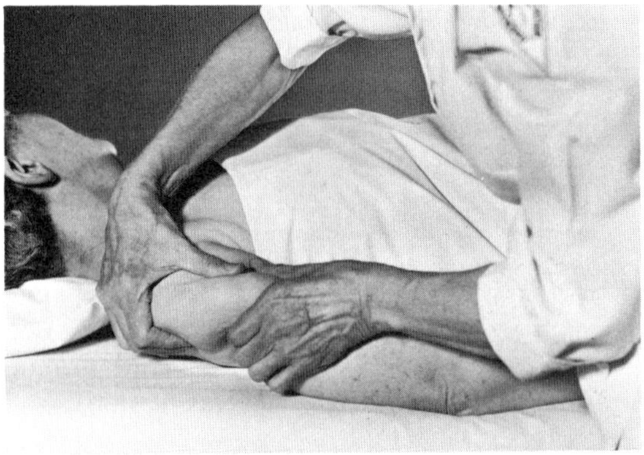

Abb. 158

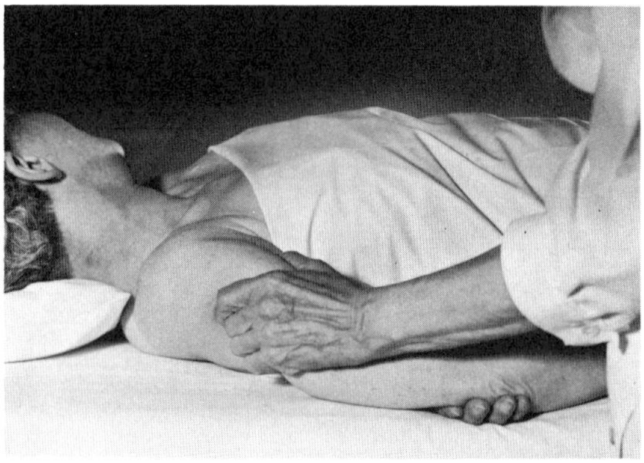

Abb. 159

Wenn der Muskel klein ist, kann mit der linken Hand ein einhändiges Kneten durchgeführt werden; dabei unterstützt die rechte Hand den Arm (Abb. 159).

2. Streckmuskulatur

Streichen: Die rechte Hand unterstützt den Ellenbogen; die linke Hand greift um die Muskelgruppe am Muskelansatz herum. Der Daumen folgt der lateralen Grenze und die Finger dem medialen Rand des M. triceps, während die Hand über den Muskel streicht (Abb. 160). Am Ende des Strichs streicht der Daumen herum zum hinteren Rand des M. deltoideus, während die Finger in die Axilla hineinstreichen, dabei macht die Hand eine »Auspreß-Bewegung« (Abb. 161). Danach kehrt die Hand mit einem oberflächlichen Strich in ihre Ausgangsposition zurück.

Kneten: Einhändiges Kneten wird im selben Bereich gegeben, wie das Streichen (Abb. 162, 163), die Hand kehrt mit einem oberflächlichen Strich in ihre Ausgangsposition zurück.

Wenn diese Muskelgruppe groß ist, kann auch beidhändiges Kneten durchgeführt werden. Der Arm des Patienten ist dabei leicht abduziert, beide Hände greifen den M. triceps, die linke Hand am Muskelansatz und die rechte Hand wird dann genau proximal dazugelegt (Abb. 164).

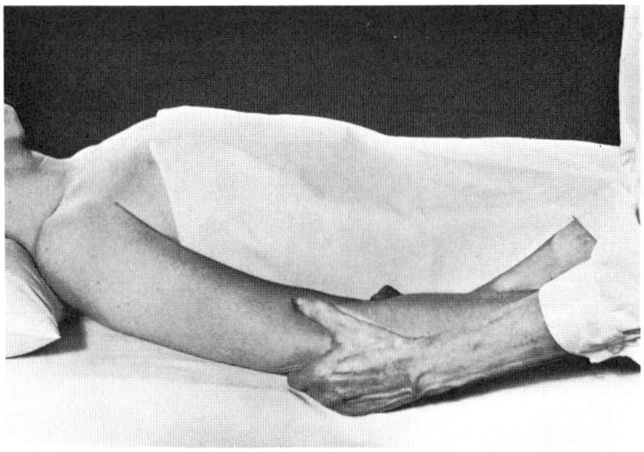

Abb. 160

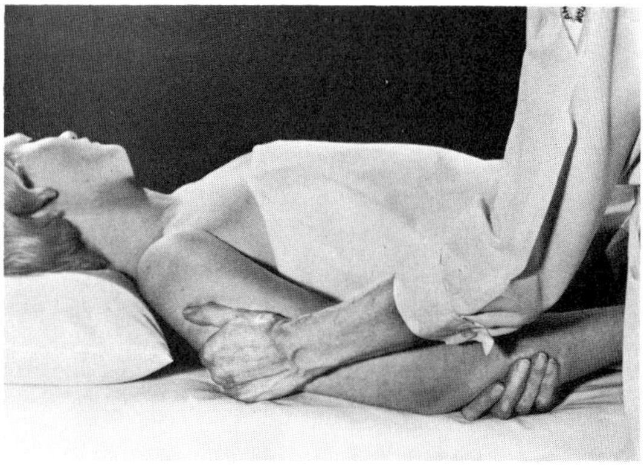

Abb. 161

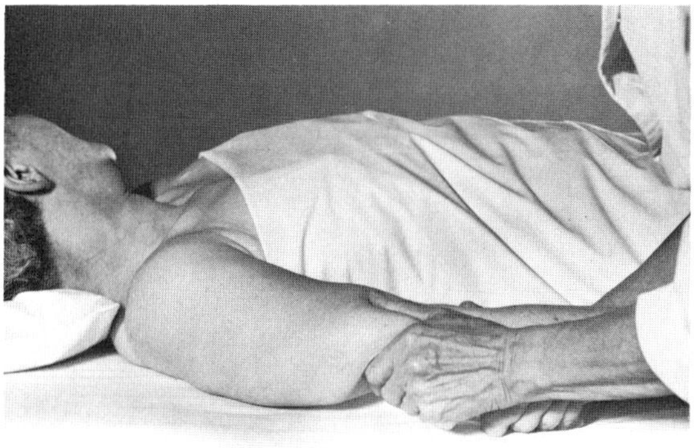

Abb. 162

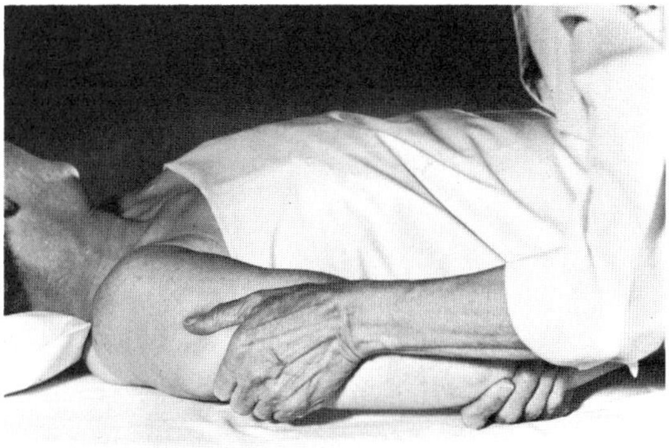

Abb. 163

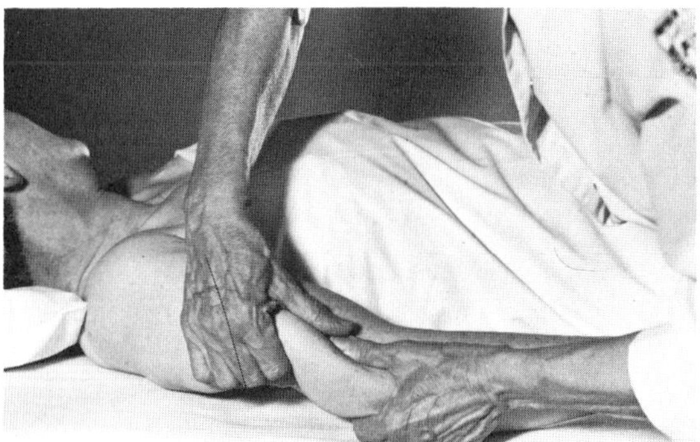

Abb. 164

3. Gruppe der Beuger M. biceps, M. brachialis und M. coracobrachialis

Streichen: Die linke Hand unterstützt den Ellenbogen, dabei greift die rechte Hand die Muskelgruppe an ihrem Ansatz beim Ellenbogen (Abb. 165). Der Daumen folgt der lateralen Grenze, die Finger dem medialen Rand der Beuger, während die Hand über die Muskeln streicht. Am Ende jedes Strichs streicht der Daumen um die vordere Grenze des M. deltoideus, während sich die Finger zur Axilla hin bewegen; dabei macht die Hand eine »Auspreß-Bewegung« (Abb. 166). Danach kehrt die Hand mit einem oberflächlichen Strich in ihre Ausgangsposition zurück.

Kneten: Einhändiges Kneten erfolgt in demselben Bereich, wie das Streichen (Abb. 167). Beidhändiges Kneten wird an großen Muskelgruppen angewandt. Die Handstellungen sind umgekehrt, wie die beim beidhändigen Kneten des M. triceps (Abb. 164).

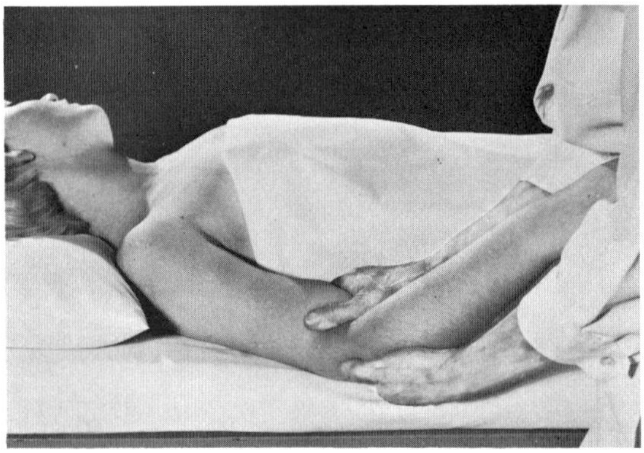

Abb. 165

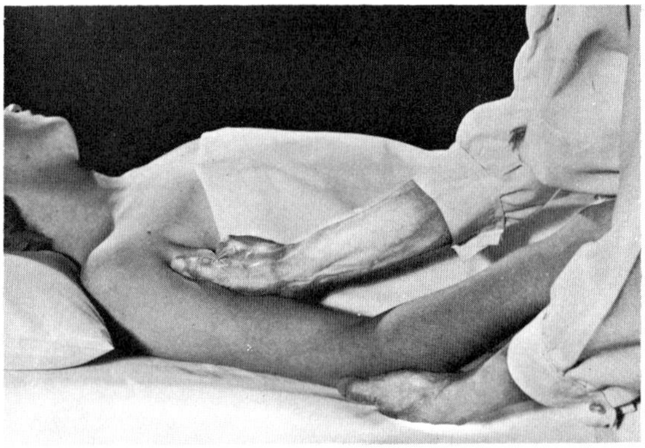

Abb. 166

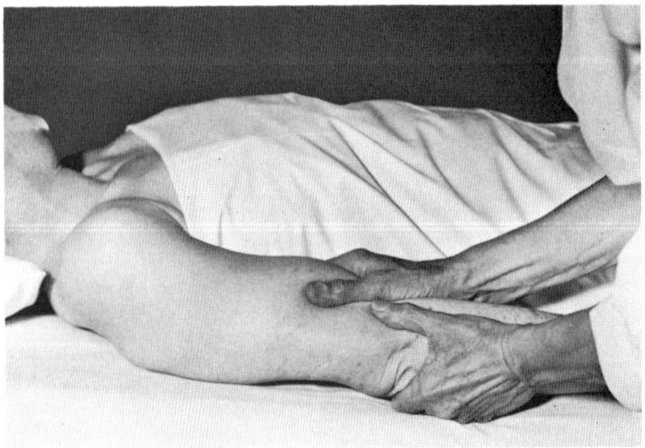

Abb. 167

Rechter Unterarm

Am Unterarm gibt es zwei Muskelgruppen: die Beuger (mediale) und die Strecker (laterale).

1. Beugergruppe

Der Ellenbogen des Patienten ist leicht gebeugt, der Unterarm liegt mit nach oben geöffneter Hand auf der Behandlungsliege.

Streichen: Die linke Hand hält den Unterarm am Handgelenk. Die rechte Hand beginnt den Strich, wobei sie um die mediale Hälfte des Unterarms am Handgelenk herumgreift (Abb. 168). Der Daumen folgt dann der Mittellinie des Unterarms zum Ellenbogen und dann hinüber zum medialen Kondylus, während die Finger entlang der Elle und dann hinüber zum medialen Kondylus streichen, um dort den Daumen in einer »Auspreß«-Bewegung zu treffen (Abb. 169). Die Hand kehrt mit einem oberflächlichen Strich zum Handgelenk zurück.

Kneten: Im selben Bereich wie das Streichen wird einhändiges Kneten durchgeführt (Abb. 170, 171), die Hand kehrt in ihre Ausgangsposition mit einem oberflächlichen Strich zurück.

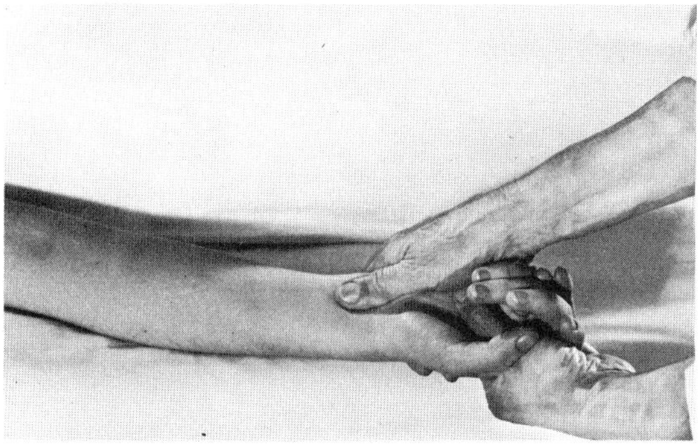

Abb. 168

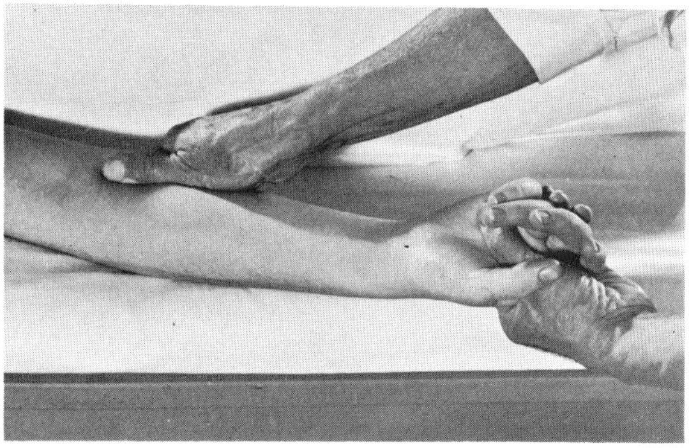

Abb. 169

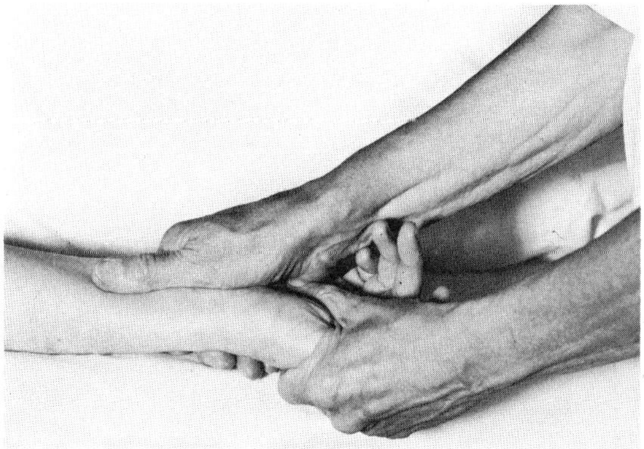

Abb. 170

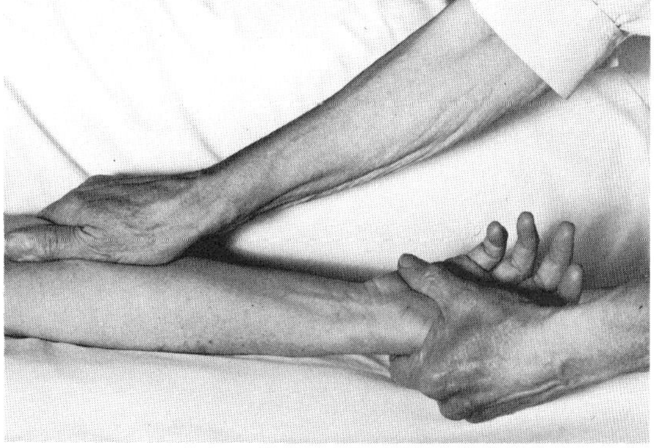

Abb. 171

2. Streckergruppe

Streichen: Die rechte Hand hält den Arm am Handgelenk. Die linke Hand beginnt den Strich, indem sie um die laterale Hälfte des Unterarms herumgreift (Abb. 172). Der Daumen streicht dann längs der Mittellinie des Unterarms zum Ellenbogen und dann zum lateralen Kondylus, während die Finger entlang der Speiche streichen und dann zum lateralen Kondylus, um dort den Daumen in einer »Auspreß«-Bewegung zu treffen (Abb. 173). Die Hand kehrt zum Handgelenk in einem oberflächlichen Strich zurück.

Kneten: In demselben Bereich wie das Streichen wird einhändiges Kneten durchgeführt (Abb. 174, 175), die Hand kehrt mit einem oberflächlichen Strich in ihre Ausgangsposition zurück.

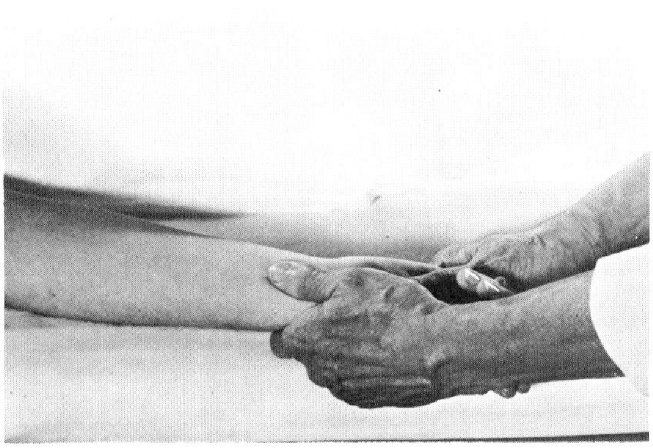

Abb. 172

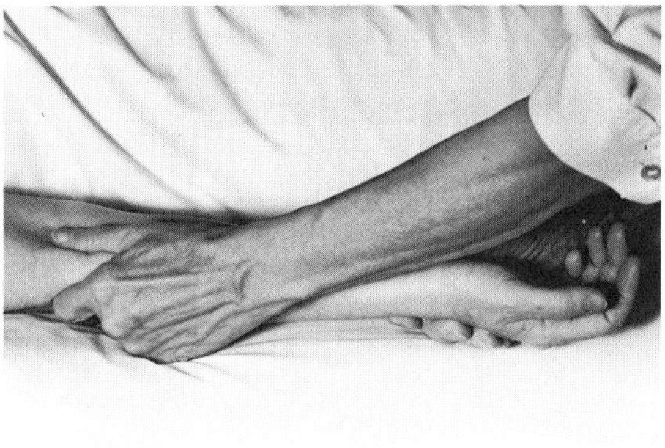

Abb. 173

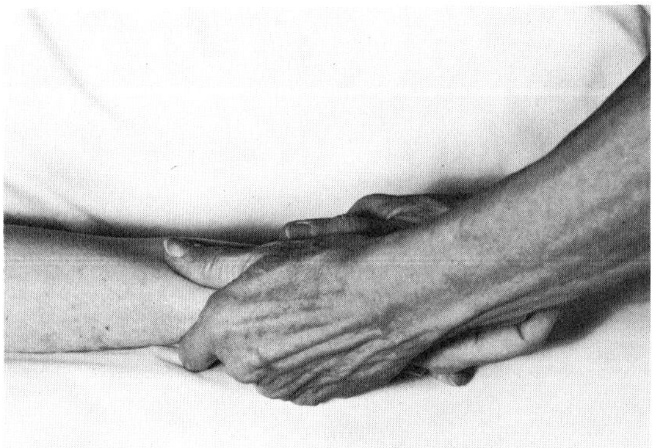

Abb. 174

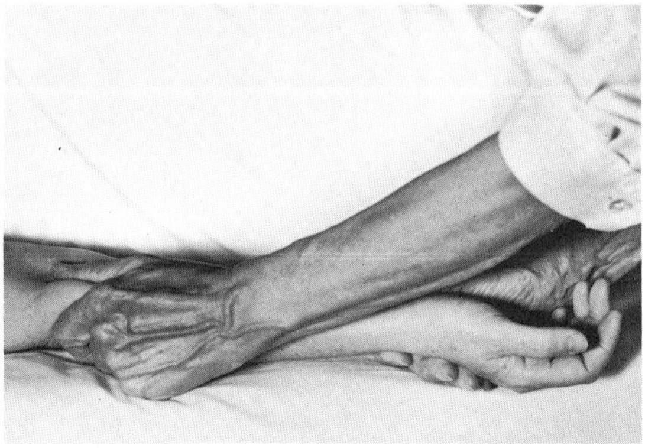

Abb. 175

Rechte Hand

1. Muskeln am radialen Rand

Die rechte Hand des Patienten ist nach oben geöffnet, der Daumen abduziert, der Unterarm liegt auf der Behandlungsliege.

Streichen: Die rechte Hand des Therapeuten hält die Hand des Patienten. Die linke Hand greift die radiale Hälfte der Hand am Mittelhandgelenk. Der Daumen folgt dann der Mittellinie der Handfläche (Abb. 176) um den Daumenballen herum zum Handgelenk. Die Finger streichen längs der Mittellinie der dorsalen Seite der Hand und treffen den Daumen am Handgelenk in einer »Auspreß«-Bewegung, die Hand kehrt mit einem oberflächlichen Strich in ihre Ausgangsposition zurück.

Kneten: Im selben Bereich wie das Streichen wird auch einhändiges Kneten durchgeführt (Abb. 176), die Hand kehrt jeweils mit einem oberflächlichen Strich in ihre Ausgangsposition zurück.

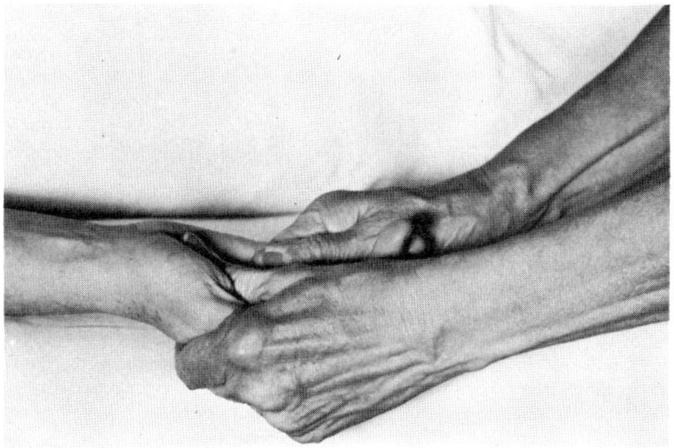

Abb. 176

2. Muskeln an der ulnaren Kante

Streichen: Die linke Hand des Therapeuten hält die Hand des Patienten. Die rechte Hand ergreift die ulnare Hälfte der Hand des Patienten beim Mittelhandgelenk. Der Daumen folgt dann der Mittellinie der Handfläche (Abb. 177) um den Kleinfingerballen herum zum Handgelenk. Die Finger folgen der Mittellinie der Dorsalseite der Hand und treffen den Daumen am Handgelenk in einer »Auspreß«-Bewegung. Die Hand kehrt mit einem oberflächlichen Strich in ihre Ausgangsposition zurück.

Kneten: Im selben Bereich wie das Streichen wird auch einhändiges Kneten durchgeführt (Abb. 178). Die Hand kehrt jeweils mit einem oberflächlichen Strich in ihre Ausgangsposition zurück.

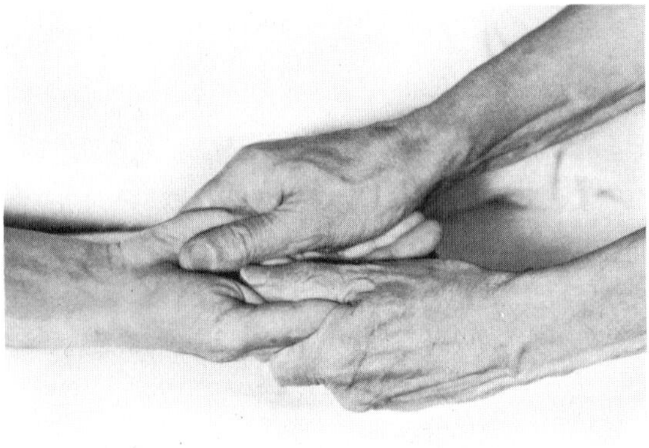

Abb. 177

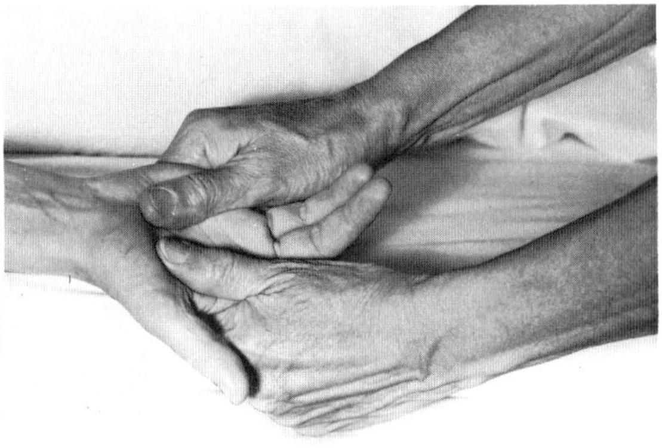

Abb. 178

3. Handfläche

Die Hand des Patienten ist nach oben geöffnet.

Streichen: Die Hand des Patienten wird von der rechten Hand des Therapeuten gehalten, während der Daumen der linken Hand jeweils über folgende Bereiche streicht: der Daumenballen vom ersten Metakarpophalangealgelenk zum Handgelenk (Abb. 179); die Interossei und die Lumbricales von den Metakarpophalangealgelenken zum Handgelenk (Abb. 180); der Kleinfingerballen vom 5. Metakarpophalangealgelenk zum Handgelenk (Abb. 181). Nach jeder Massagebewegung kehrt der Daumen mit einem oberflächlichen Strich in die Ausgangsposition zurück.

Kneten: In denselben Bereichen und in derselben Reihenfolge wie beim Streichen knetet der Daumen in kleinen Kreisbewegungen und kehrt in die Ausgangsposition mit einem oberflächlichen Strich zurück (Abb. 179, 180, 181).

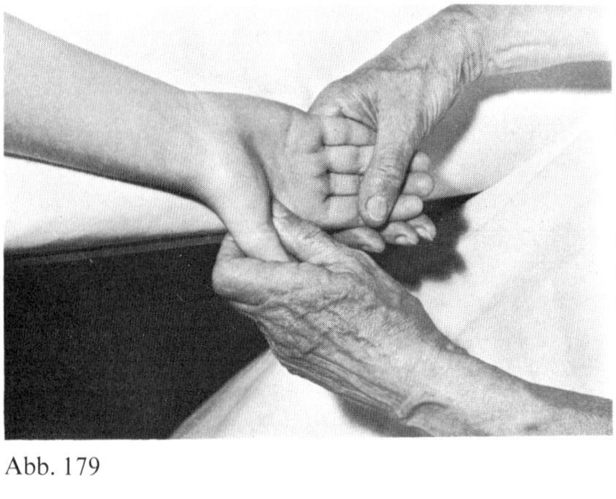

Abb. 179

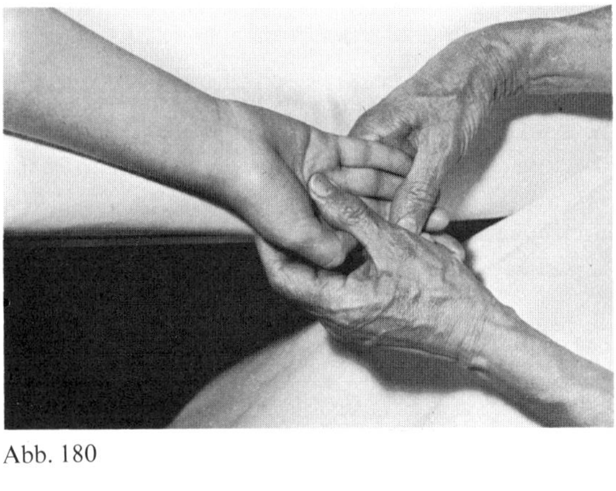

Abb. 180

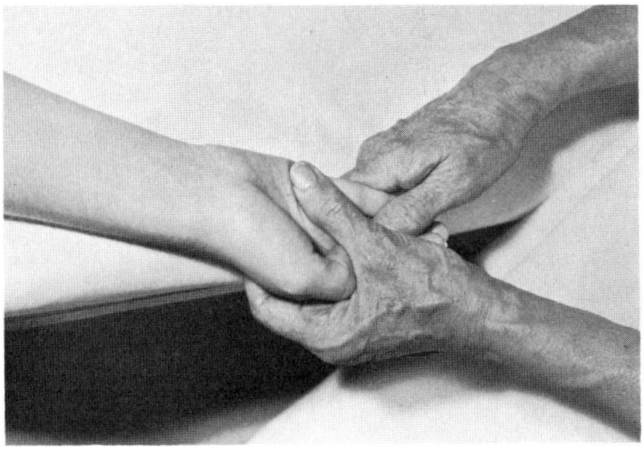

Abb. 181

4. Handrücken

Die Hand des Patienten liegt mit der Innenfläche auf.

Streichen: Die Hand des Patienten wird von der linken Hand des Therapeuten gehalten. Der Daumen der rechten Hand streicht über die Ulnarseite des ersten Mittelhandknochens, beginnend direkt proximal des ersten Interphalangealgelenkes hin zum Handgelenk (Abb. 182). Er kehrt mit einem oberflächlichen Strich längs der Radialseite des zweiten Mittelhandknochens zum ersten Interphalangealgelenk zurück; über eben diesen Bereich streicht er wieder zum Handgelenk. Dann gleitet der Daumen hinüber, so daß er längs der Ulnarkante des zweiten Mittelhandknochens zum ersten Interphalangealgelenk zurückkehren kann und streicht dann über eben dieses Gebiet wieder zum Handgelenk.

Ebenso verfährt man beim dritten und vierten Mittelhandknochen und an der Radialseite des fünften Mittelhandknochens. Selbstverständlich streicht der Daumen in den Zwischenräumen zwischen den Mittelhandknochen, und der Druck ist dabei auf die Muskeln zwischen den Mittelhandknochen gerichtet.

Kneten: In derselben Reihenfolge wie beim Streichen knetet der Daumen in kleinen Kreisen jeden Muskel zwischen den Mittelhandknochen vom ersten Interphalangealgelenk zum Handgelenk.

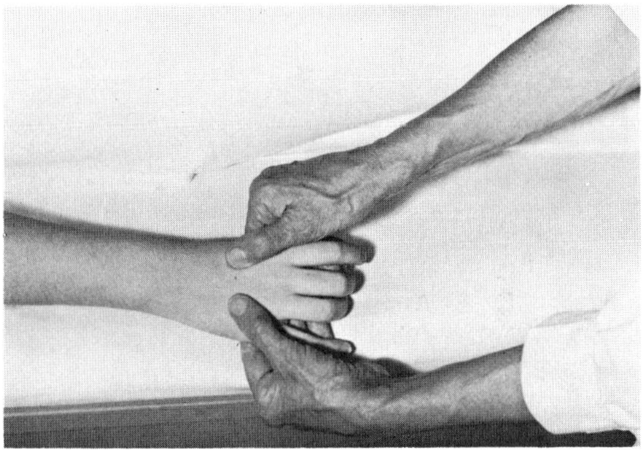

Abb. 182

Daumen und Finger der rechten Hand

1. Dorsalseite

Die Hand des Patienten liegt mit der Fläche nach unten.

Die Finger der linken Hand des Therapeuten liegen in der Handhöhlung des Patienten und stützen so die Hand (Abb. 183). Diese Finger stützen auch nach Bedarf die Phalangen, um während der Behandlung eine Beugung zu vermeiden. Rechter Daumen und Zeigefinger streichen zuerst und dann kneten sie Daumen und nachfolgende Finger auf folgende Weise:

Daumenstreichen: Daumen und Zeigefinger greifen um die Fingerspitze des Patienten (Abb. 183), der Zeigefinger gleitet auf der Radialseite des Fingers zum Metakarpophalangealgelenk und der Daumen auf der Ulnarseite (Abb. 184, 185), der Strich wird in den Mittelhandknochen-Zwischenraum verlängert (Abb. 186). Daumen und Finger kehren dann mit einem oberflächlichen Strich zur Fingerspitze zurück.

Daumenkneten: Der Zeigefinger stützt, während der Daumen über denselben Bereich knetet, wo vorher gestrichen wurde (Abb. 187, 188). Daumen und Finger kehren zur Fingerspitze mit einem oberflächlichen Strich zurück. Der Therapeut dreht dann seine Hand mit der Öffnung

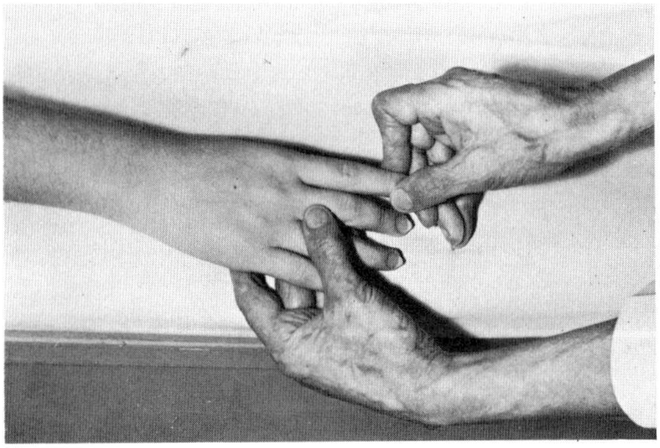

Abb. 183

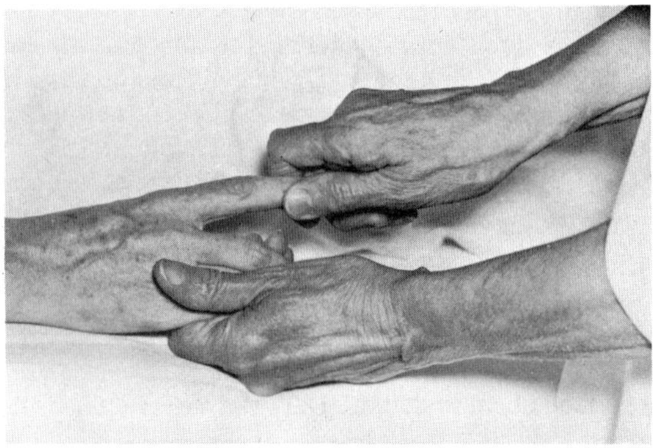

Abb. 184

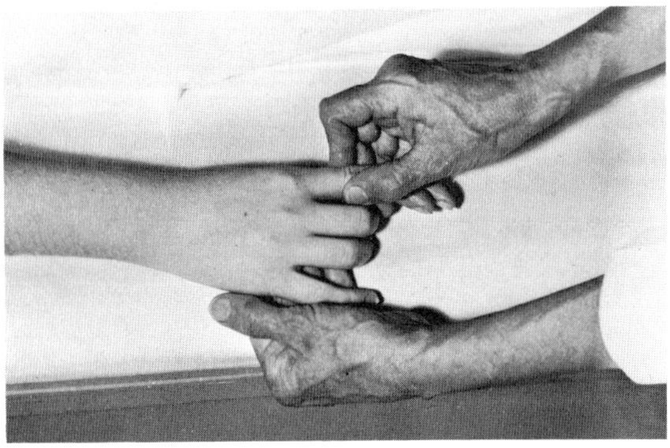

Abb. 185

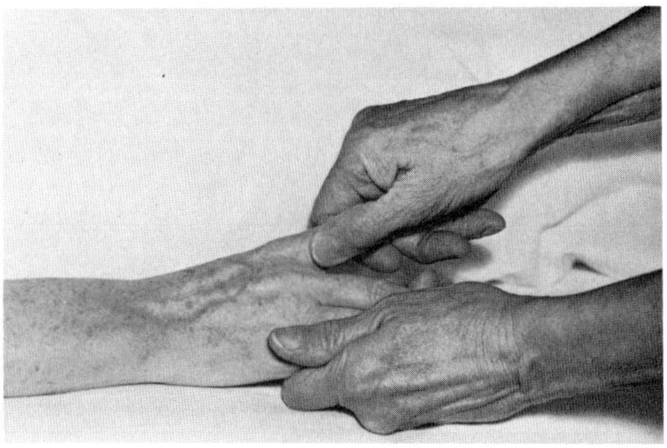

Abb. 186

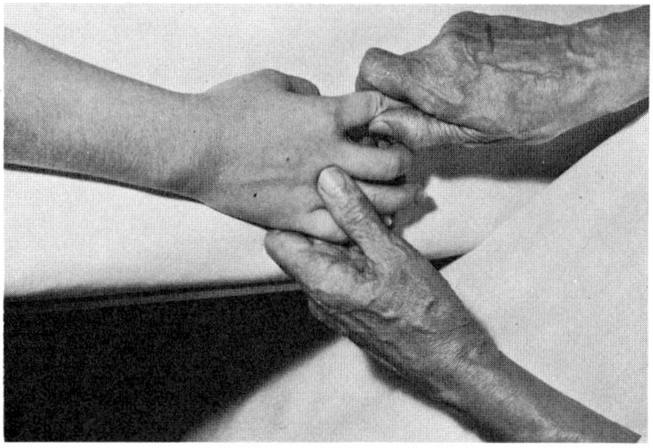

Abb. 187

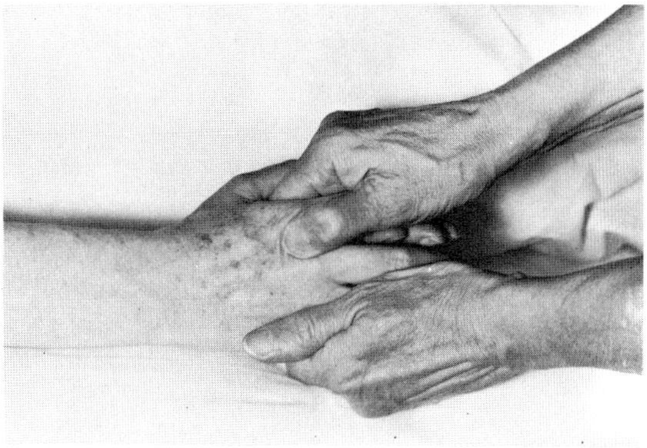

Abb. 188

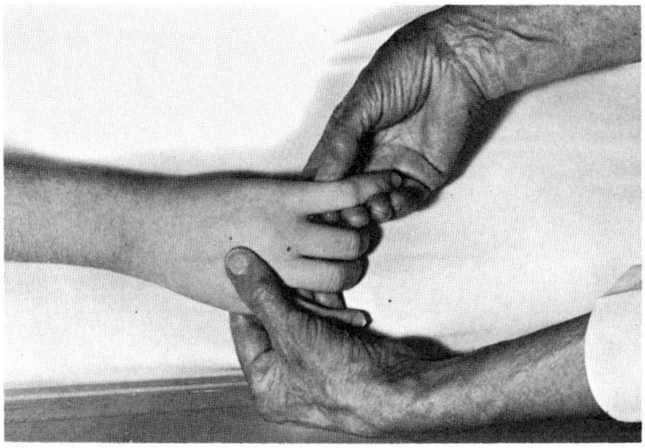

Abb. 189

nach oben, so daß der Daumen die Radialseite des Fingers kneten kann, während der Zeigefinger ihn an der Ulnarseite hält (Abb. 189). Daumen und Finger kehren mit einem oberflächlichen Strich zur Fingerspitze zurück.

2. Volarseite

Die Patientenhand liegt mit dem Handrücken auf.

Streichen und Kneten: Die Hand des Patienten wird auf der Dorsalseite von den Fingern der linken Hand des Therapeuten gehalten (Abb. 190). Der rechte Daumen und Zeigefinger streichen zunächst (Abb. 190, 191) und schließlich kneten sie (Abb. 192, 193) den Daumen und die Finger in derselben Weise, wie auf der Dorsalseite, jedoch beginnen sie mit dem kleinen Finger und enden am Daumen.

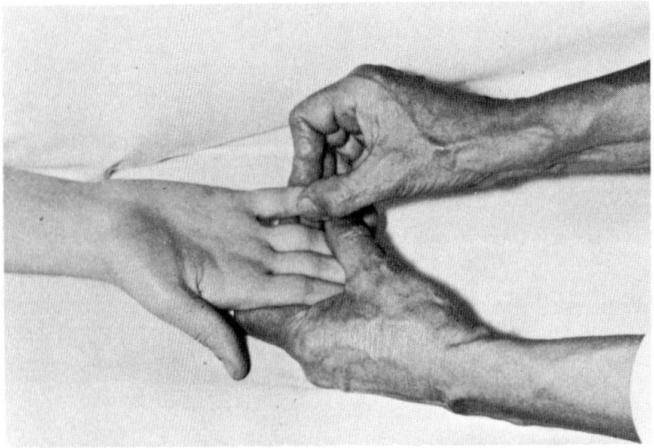

Abb. 190

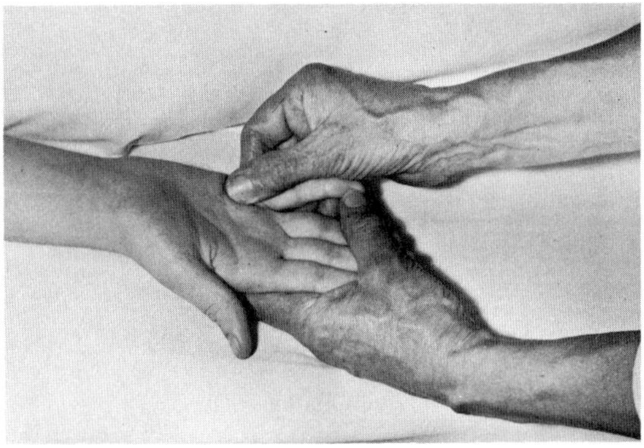

Abb. 191

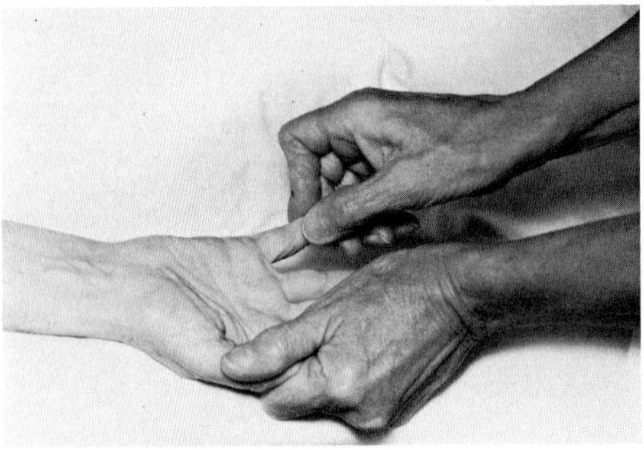

Abb. 192

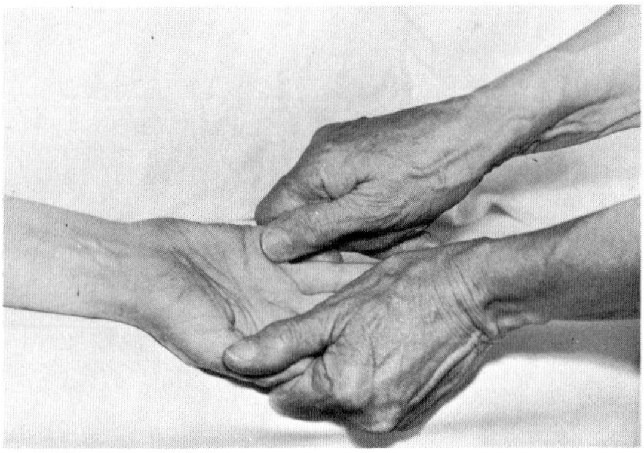

Abb. 193

Linker Arm

Der Therapeut steht neben der Behandlungsliege auf der linken Seite des Patienten. Die Beschreibung der Behandlung ist hier die gleiche, wie die für den rechten Arm, jedoch wird natürlich jeweils die rechte Hand durch die linke ersetzt und umgekehrt.

Rechte Gesäßhälfte

Der Therapeut steht auf der rechten Seite des Patienten neben der Behandlungsliege. Der Patient liegt auf dem Bauch, ein Kissen liegt unter dem Bauch und ein weiteres unter den distalen Unterschenkeln; der Kopf kann zur Bequemlichkeit auf die Seite gedreht werden.

1. Glutäus-Gruppe

Streichen: Die linke Hand beginnt den Strich am Übergang des Glutaeus maximus in die Fascia lata (Abb. 194) und folgt den Fasern des Muskels bis zu ihrem Beginn am Becken, Steißbein und Kreuzbein (längs der Glutäalfalte). Die rechte Hand folgt den Fasern des Glutaeus medius von ihrem Ende am großen Trochanter zu ihrem Ursprung am Beckenrand (Abb. 194). Die Hände streichen abwechselnd und kehren jeweils mit einem oberflächlichen Strich zurück.

Wenn die Muskeln groß sind, kann jeder Muskel separat gestrichen werden. In diesem Falle folgen die Daumen der Hände jeweils der Mittellinie des jeweils gestrichenen Muskels.

Kneten: Im selben Bereich wie das Streichen wird auch beidhändiges Kneten durchgeführt (Abb. 195). Am Ende jedes Strichs führt die rechte Hand eine »Auspreß«-Bewegung durch und kehrt mit einem oberflächlichen Strich zurück, die linke Hand wird durch die Luft zurückgeführt.

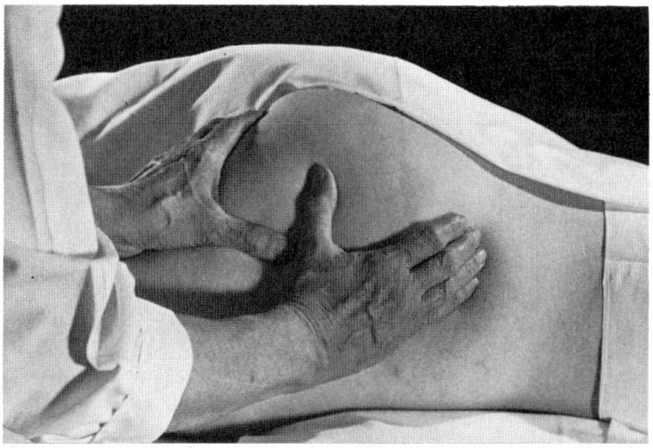

Abb. 194

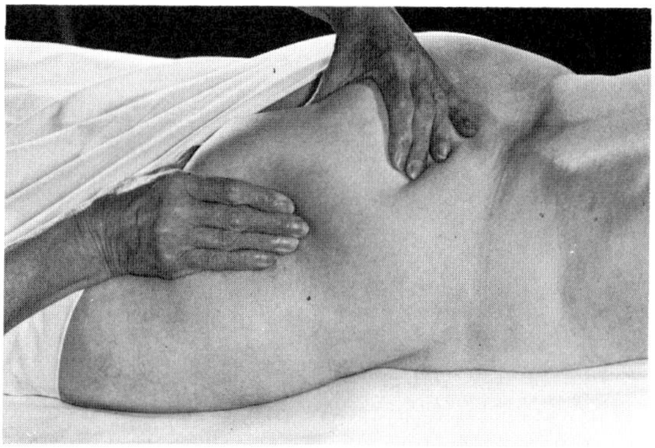

Abb. 195

Rechter Oberschenkel

Der Therapeut steht auf der rechten Seite des Patienten neben der Behandlungsliege. Der Patient befindet sich in Bauchlage.

1. Innere Gruppe (M. semimembranosus und M. semitendinosus)

Streichen: Die rechte Hand hält das Bein (Abb. 196). Die linke Hand beginnt am Ende der Muskeln direkt unterhalb des medialen Gelenkkopfes des Schienbeins und greift um die Muskelgruppe herum (Abb. 196). Der Daumen folgt der Mittellinie des Oberschenkels, während die Finger dem medialen Rand der Muskelgruppe folgen, um den Daumen an der Glutäalfalte in einer »Auspreß«-Bewegung zu treffen (Abb. 197). Die Hand kehrt mit einem oberflächlichen Strich zurück.

Kneten: Im selben Bereich wie das Streichen wird beidhändiges Kneten durchgeführt.

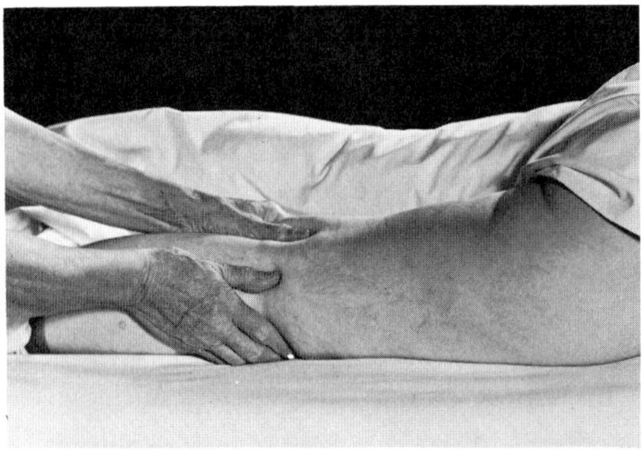

Abb. 196

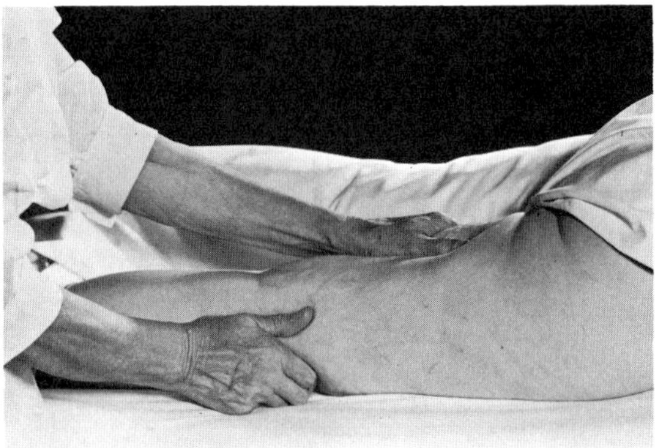

Abb. 197

2. Äußere Gruppe (M. biceps femoris)

Streichen: Die linke Hand hält das Bein. Die rechte Hand beginnt am Ansatz des Muskels am Kopf des Wadenbeins und umgreift den Muskel (Abb. 198). Der Daumen folgt der Mittellinie des Schenkels; die Finger folgen dem lateralen Rand des Muskels und treffen den Daumen bei der Glutäalfalte in einer »Auspreß«-Bewegung (Abb. 199). Die Hand kehrt mit einem oberflächlichen Strich zurück.

Kneten: Im selben Bereich wie das Streichen wird beidhändiges Kneten durchgeführt. Wenn die Muskeln klein sind, kann an beiden Muskelgruppen auch einhändig geknetet werden.

Beachte: Streichen und Kneten an beiden Muskelgruppen kann auch durchgeführt werden, wenn der Patient auf dem Rücken oder auf der Seite liegt, falls es nicht ratsam ist, den Patienten auf dem Bauch liegen zu lassen. In der Rückenlage stützt die eine Hand das leicht gebeugte Bein in der Kniekehle, während die andere Hand die Massagebewegungen durchführt.

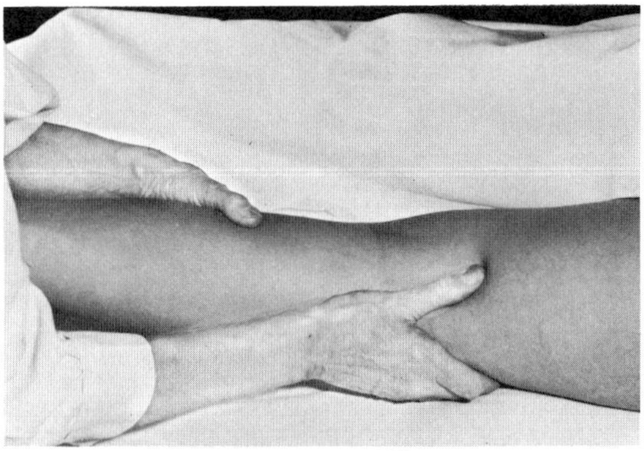

Abb. 198

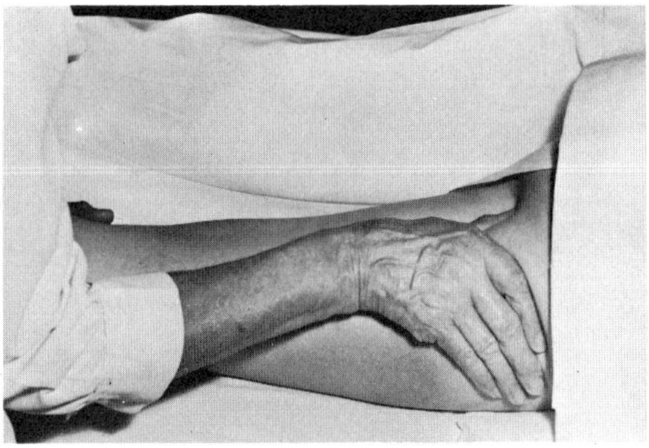

Abb. 199

3. Tensor fasciae latae

Der Therapeut steht auf der rechten Seite des Patienten neben der Behandlungsliege. Der Patient liegt auf dem Rücken.

Streichen: Die rechte Hand stützt den Oberschenkel an der medialen Seite des Knies (Abb. 200). Die linke Hand beginnt den Strich am Ende der Fasciae latae am Kopf der Fibula (Abb. 200). Der Daumen folgt dem vorderen Rand der Faszie und des Muskels, und die Finger folgen dem hinteren Rand (Abb. 201), am Ende steht wieder eine »Ausspreß-Bewegung«. Die Hand kehrt mit einem oberflächlichen Strich zurück.

Kneten: Im selben Bereich wie das Streichen wird auch beidhändiges Kneten durchgeführt. Wenn der Muskel klein ist, kann auch mit einer Hand geknetet werden.

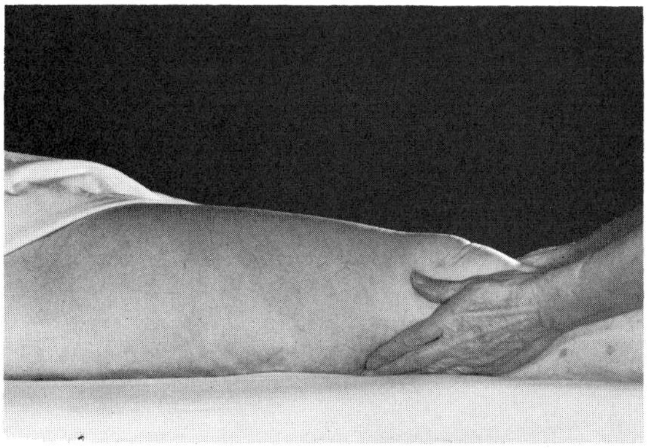
Abb. 200

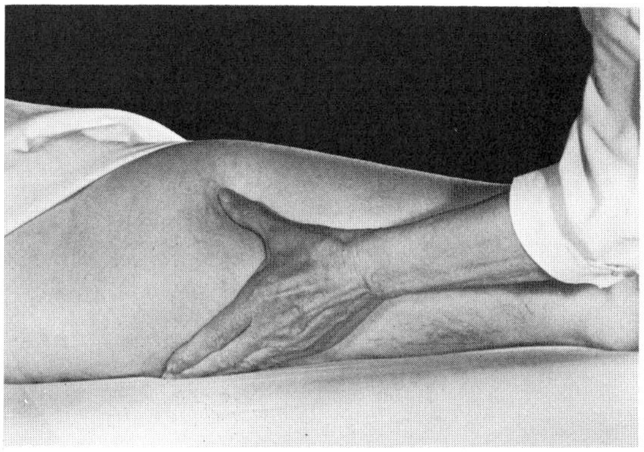
Abb. 201

4. Gruppe M. quadriceps

Streichen: Die rechte Hand hält das Bein am Knie. Die linke Hand wird bei der Patella am Muskelansatz aufgelegt, dabei liegen der Daumen am medialen Rand und die Finger am lateralen Rand der Patella (Abb. 202), greift um den Muskel herum und streicht zu seinem Ursprung, wo sich Daumen und Finger in einer »Auspreß-Bewegung« treffen (Abb. 203). Die Hand kehrt mit einem oberflächlichen Strich zurück.

Kneten: Die rechte Hand liegt am unteren Ende der Patella und streicht mit leichtem Druck darüber; die linke Hand greift den Muskel oberhalb der Patella (Abb. 204), und beide Hände kneten dann den gesamten Muskel bis zu seinem Ursprung (Abb. 205). Die rechte Hand führt

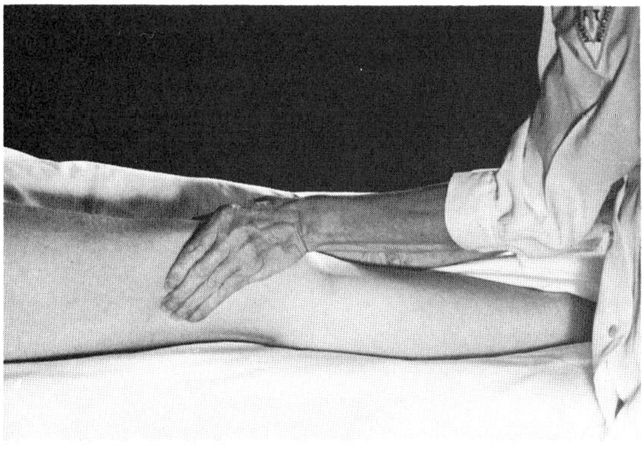
Abb. 202

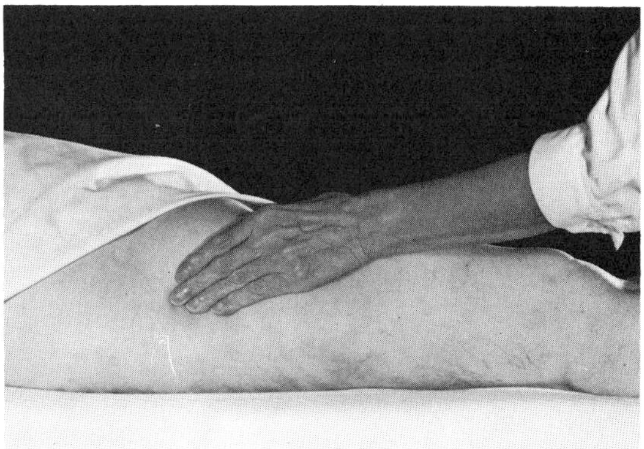
Abb. 203

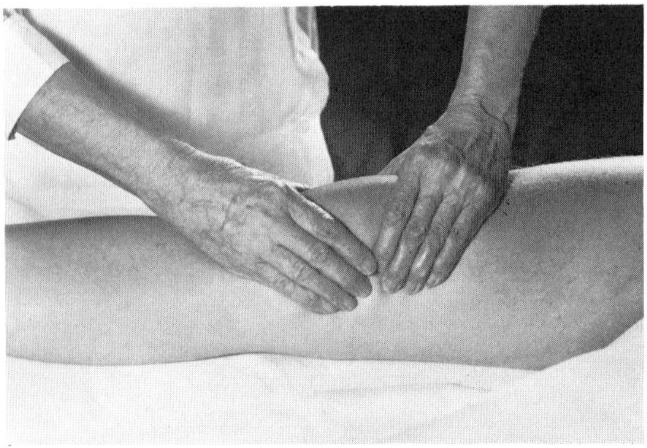

Abb. 204

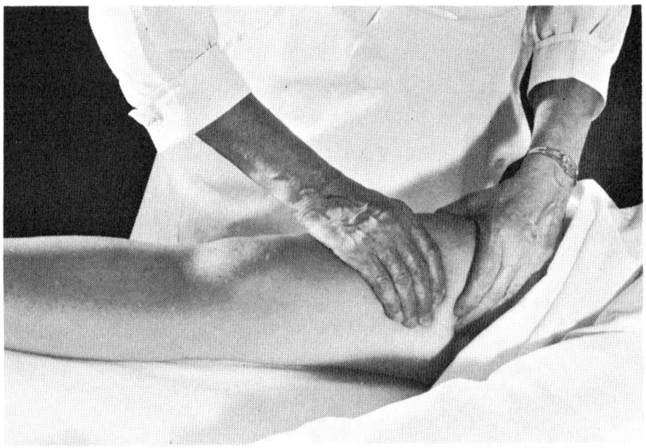

Abb. 205

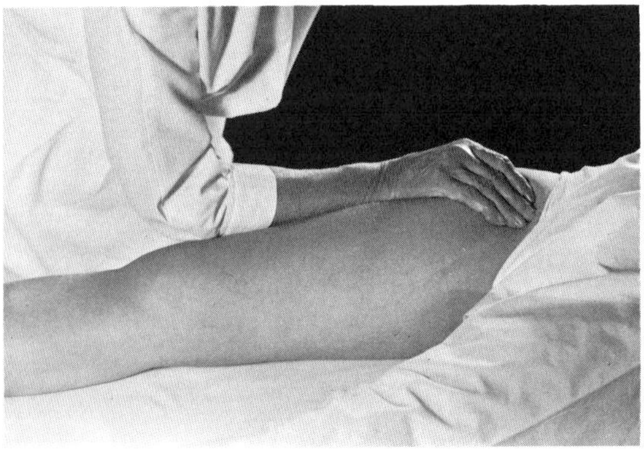

Abb. 206

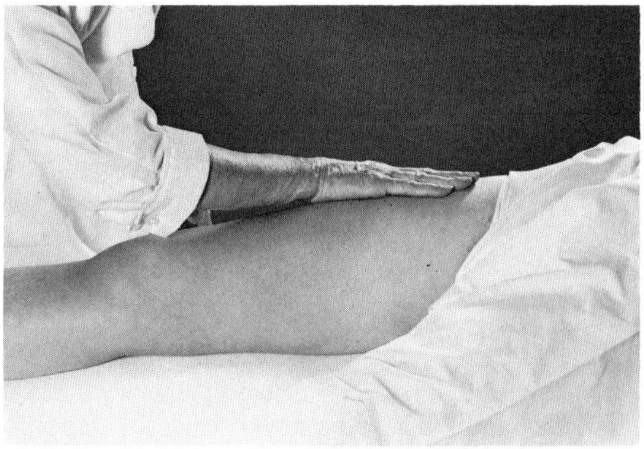

Abb. 207

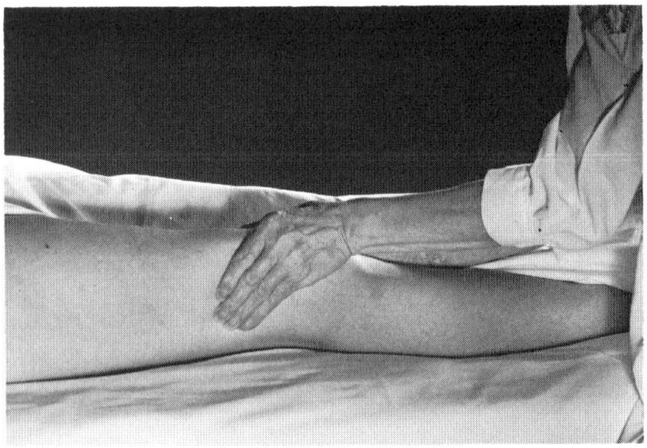

Abb. 208

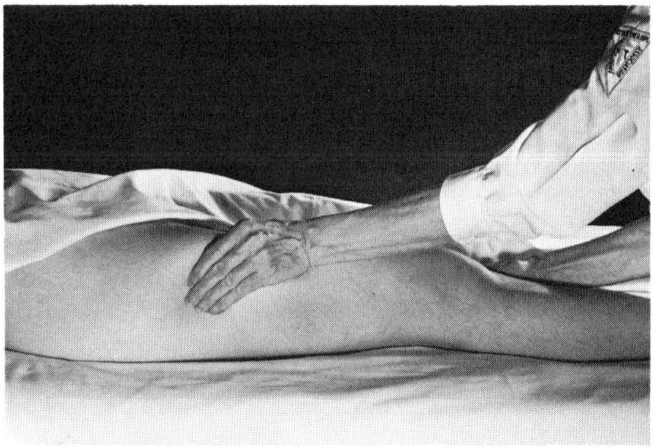

Abb. 209

die »Auspreß-Bewegung« durch (Abb. 206) und kehrt mit einem oberflächlichen Strich zurück (Abb. 207). Die linke Hand wird durch die Luft zurückgeführt. Wenn die Muskelgruppe klein ist, kann auch mit einer Hand geknetet werden (Abb. 208, 209). Dann wird das Kneten mit der linken Hand durchgeführt, während die rechte das Bein stützt.

5. Gruppe M. adductores

Streichen: Die rechte Hand beginnt, unterstützt von der linken Hand, den Strich am Ansatz der Muskelgruppe am medialen Gelenkkopf des Schienbeins und umgreift die Muskelgruppe (Abb. 210). Der Daumen streicht längs der Vorderkante der Muskelgruppe, während die Finger der Hinterkante bis zum Ursprung folgen, wo sich dann eine »Auspreß-Bewegung« anschließt. Theoretisch sollte diese Bewegung am Ursprung des Muskels enden, in der Praxis aber sollte sie etwa 5 cm davor schon beendet werden wegen des Kremasterreflexes (Abb. 211). Die Hand kehrt mit einem oberflächlichen Strich zurück.

Kneten: Im selben Bereich wie das Streichen wird auch beidhändiges Kneten durchgeführt. Zum Abschluß des Knetens führt die rechte Hand eine »Auspreß-Bewegung« durch und kehrt mit einem oberflächlichen Strich zurück. Die linke Hand wird durch die Luft zurückgeführt. Wenn die Muskelgruppe klein ist, kann das Kneten auch mit einer Hand durchgeführt werden. In diesem Fall verstärkt die linke Hand die rechte.

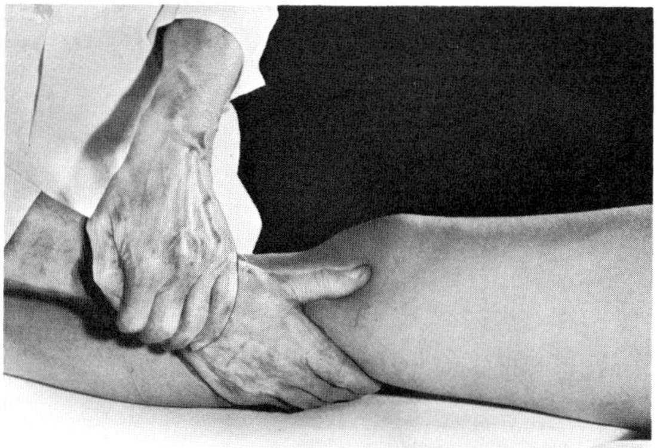

Abb. 210

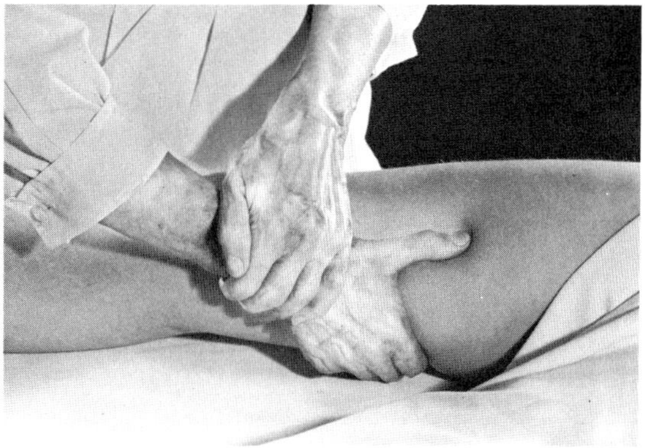

Abb. 211

Rechter Unterschenkel

Der Therapeut steht am Fußende der Behandlungsliege.

1. Vordere Muskelgruppe

Streichen: Die linke Hand wird distal vom Sprunggelenk in kurzem Abstand aufgelegt, die rechte Hand stützt den Fuß am Fußgewölbe. Der linke Daumen folgt der lateralen Kante des Schienbeins und der Zeigefinger folgt dem lateralen Rand der Muskelgruppe (Abb. 212) bis zum Vorderteil des Fibulakopfes, um dort den Daumen in einer »Auspreß-Bewegung« zu treffen. (Die anderen Finger bleiben während der Massagebewegung in losem Kontakt zur Haut.) Die Hand kehrt mit einem oberflächlichen Strich in ihre Ausgangsposition zurück.

Kneten: Im selben Bereich wie das Streichen wird auch das Kneten mit den Fingern durchgeführt.

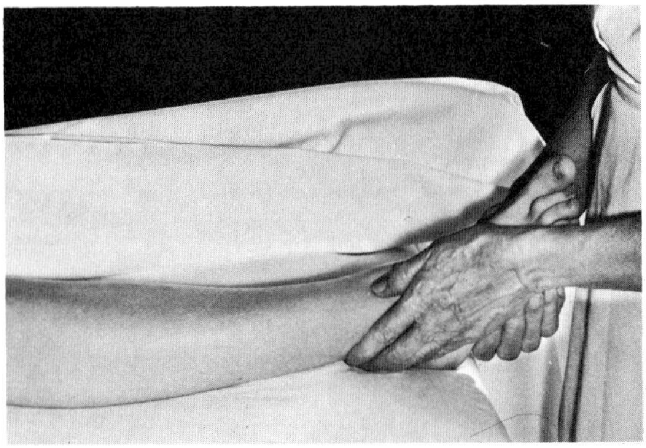

Abb. 212

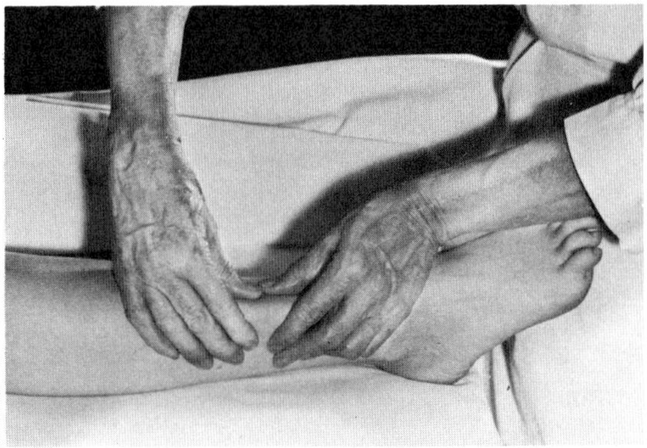

Abb. 213

Dazu kann der Therapeut am Fußende der Behandlungsliege stehen und seinen Körper so drehen, daß die Hände über das Schienbein hinweggreifen, um die Muskeln zu kneten. Die rechte Hand wird dabei proximal und die linke Hand distal aufgelegt (Abb. 213). Am Ende der Massagebewegung führt die linke Hand das »Auspressen« durch und kehrt in ihre Ausgangsposition mit einem oberflächlichen Strich zurück, während die rechte Hand durch die Luft zurückgeführt wird.

Der Therapeut kann auch seitlich an die Behandlungsliege treten und von dort aus das beidhändige Kneten durchführen, wobei die linke Hand proximal und die rechte Hand distal aufgelegt wird. Die rechte Hand führt dann das »Auspressen« am Ende der Bewegung durch und kehrt mit einem oberflächlichen Strich in ihre Ausgangsposition zurück, während die linke Hand durch die Luft zurückgeführt wird.

2. Peroneal-Gruppe (Wadenmuskel)

Streichen: Die linke Hand wird distal vom lateralen Malleolus aufgelegt, die rechte Hand stützt das Sprunggelenk durch einen Griff am Fußgewölbe (Abb. 214). Der linke Daumen folgt der vorderen Kante der Muskelgruppe und der Zeigefinger folgt der Hintergrenze der Muskelgruppe (Abb. 215) bis zum hinteren Teil des Fibula-Kopfes, um dort den Daumen in einer

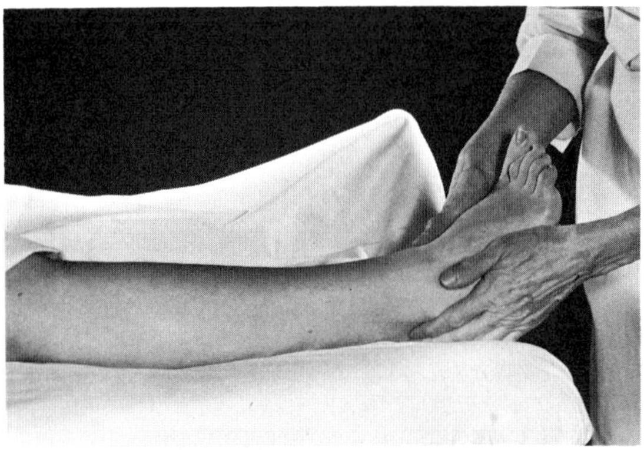

Abb. 214

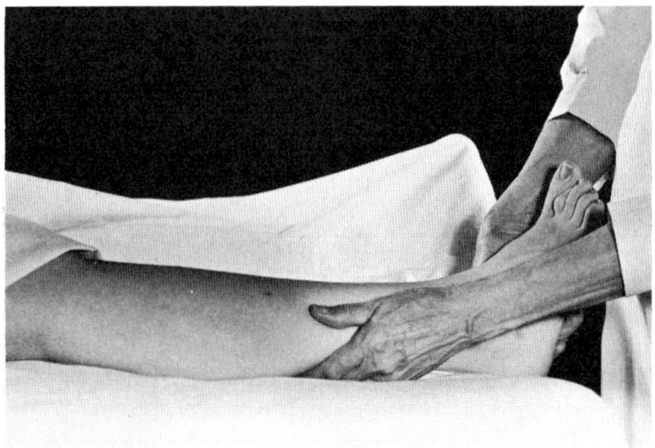

Abb. 215

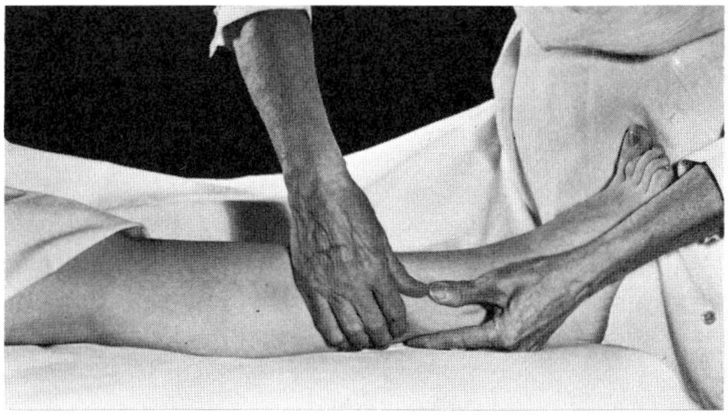

Abb. 216

»Auspreß«-Bewegung zu treffen. Die Hand kehrt mit einem oberflächlichen Strich in die Ausgangsposition zurück (während die anderen Finger in losem Kontakt auf der Haut liegen).

Kneten: Im selben Bereich wie das Streichen wird auch beidhändiges Kneten mit den Fingern durchgeführt. Das Verfahren dafür gleicht dem des Knetens der vorderen Muskelgruppe (Abb. 216).

3. Hintere Muskelgruppe

Der Therapeut steht neben der Behandlungsliege auf der rechten Seite des Patienten. Der Patient liegt auf dem Bauch.

Streichen: Die linke Hand greift die Ferse und die rechte Hand stabilisiert das Bein am Knie (Abb. 217). Der linke Daumen folgt der lateralen Kante der Achillessehne und folgt der lateralen Grenze der Muskelgruppe, während die Finger an der medialen Seite der Sehne und Muskelgruppe streichen. Die Hand umgreift die Muskelgruppe und streicht bis zum Ursprung des M. gastrocnemius. Der erste Strich endet in einer »Auspreß«-Bewegung über dem medialen Gelenkkopf (Abb. 218); der zweite Strich endet in einer »Auspreß«-Bewegung über dem lateralen Gelenkkopf (Abb. 219). Weitere Striche enden abwechselnd an diesen beiden Stellen. Die Hand kehrt jeweils mit einem oberflächlichen Strich in ihre Ausgangsposition zurück.

Wenn die Muskelgruppe zu groß ist, um mit einer Hand gegriffen zu werden, dann kann sie auch in zwei Phasen massiert werden. Dabei wird die mediale Seite der Muskelgruppe mit der linken Hand gestrichen, während die rechte Hand das Bein am Knie stabilisiert (Abb. 220).

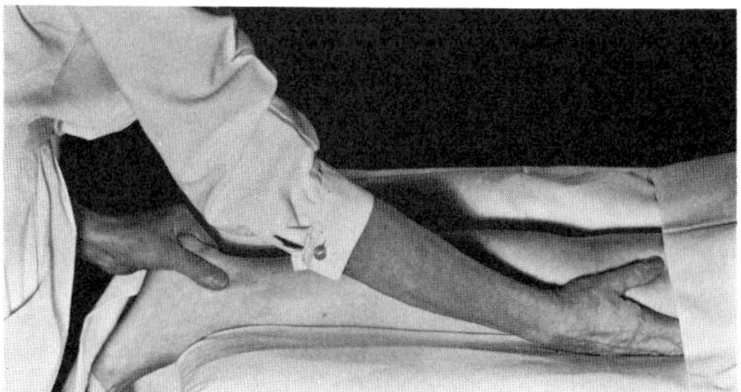

Abb. 217

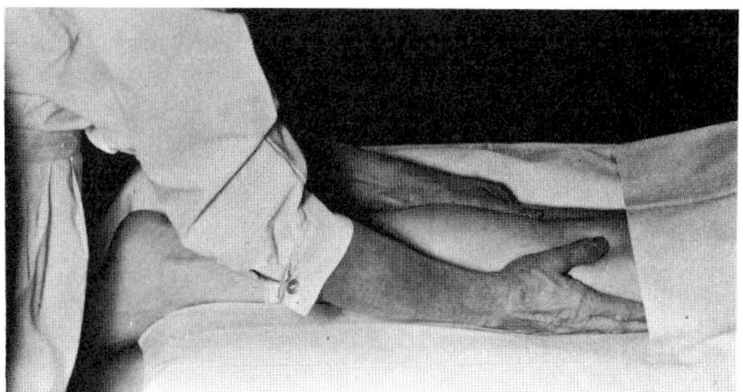

Abb. 218

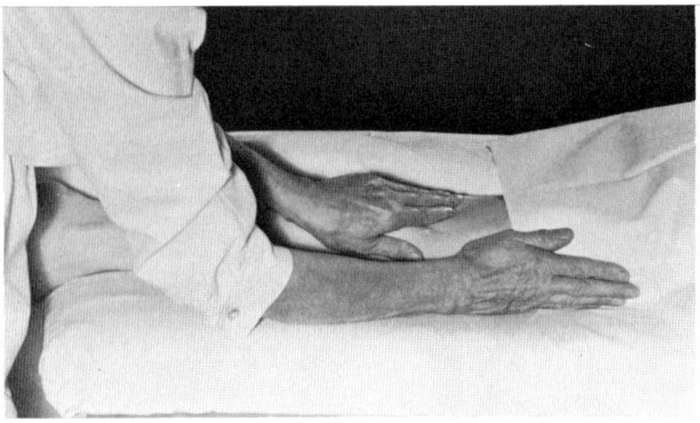
Abb. 219

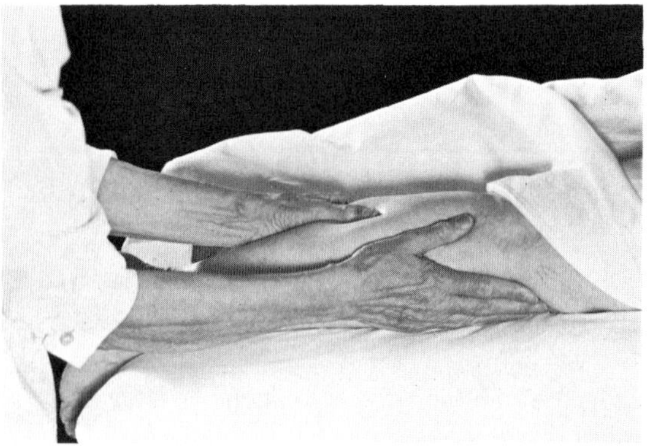
Abb. 220

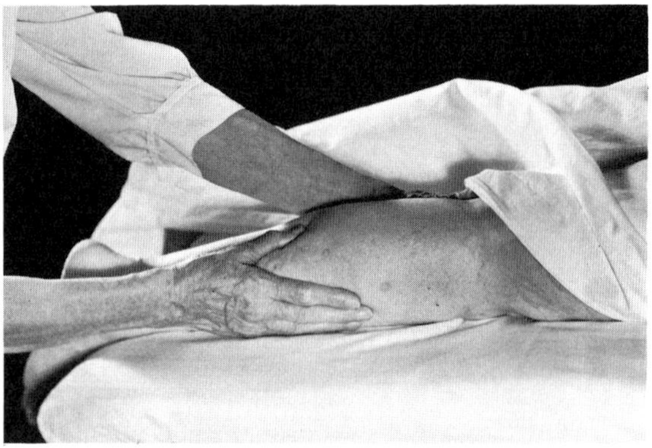
Abb. 221

Dabei folgt der linke Daumen der Mittellinie der Muskelgruppe und das »Auspressen« wird am medialen Kopf des M. gastrocnemius durchgeführt. Die laterale Seite der Muskelgruppe wird mit der rechten Hand gestrichen, während die linke Hand das Bein am Knie stabilisiert (Abb. 221). Das »Ausstreichen« wird am lateralen Kopf des M. gastrocnemius durchgeführt.

Kneten: Beidhändiges Kneten wird im selben Bereich durchgeführt wie das Streichen (Abb. 222). Die linke Hand kehrt mit einem oberflächlichen Strich in die Ausgangsposition zurück, die rechte Hand wird durch die Luft zurückgeführt.

Wenn die Muskelgruppe sehr groß ist, wird beidhändiges Kneten für jeweils die Hälfte der Muskelgruppe durchgeführt (Abb. 223).

Wenn die Muskelgruppe klein ist, kann einhändiges Kneten für die gesamte Muskelgruppe verwandt werden. Dabei knetet die linke Hand, während die rechte das Bein stabilisiert.

Wenn die Bauchlage für den Patienten nicht ratsam ist, kann er während der Massage auch auf dem Rücken liegen. Bei dieser Lagerung des Patienten stützt eine Hand das leicht gebeugte Knie, während die andere die Streichbewegung durchführt (Abb. 224).

Beidhändiges Kneten wird durchgeführt, indem der Therapeut auf der rechten Seite des Patienten neben der Behandlungsliege steht. Der Oberschenkel des Patienten ist leicht auswärts gedreht, so daß beide Hände die Muskelgruppe leicht greifen können (Abb. 225). Wenn die Muskelgruppe klein ist, kann einhändig mit der linken Hand geknetet werden, während die rechte Hand das leicht gebeugte Knie stützt (Abb. 226).

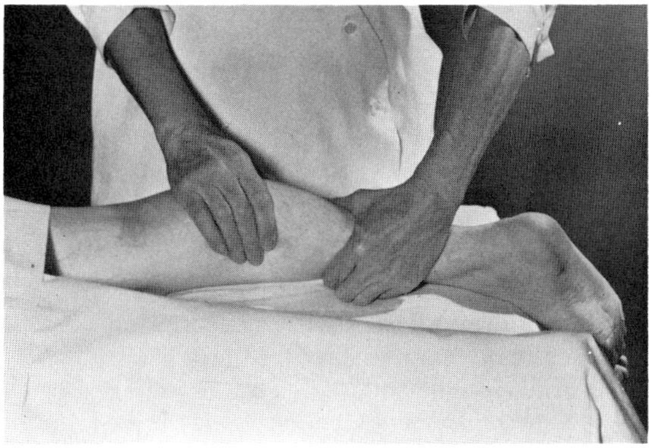
Abb. 222

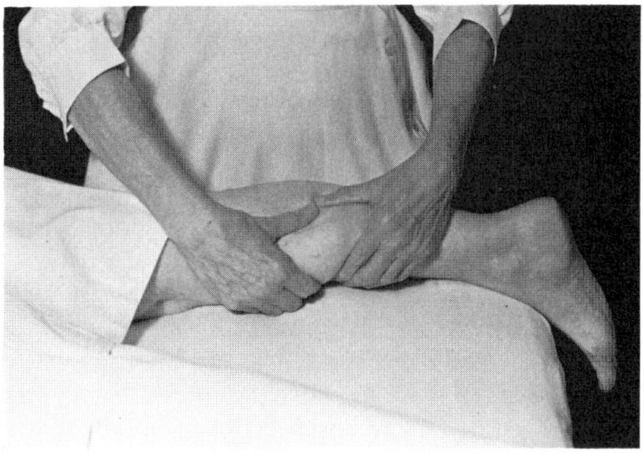
Abb. 223

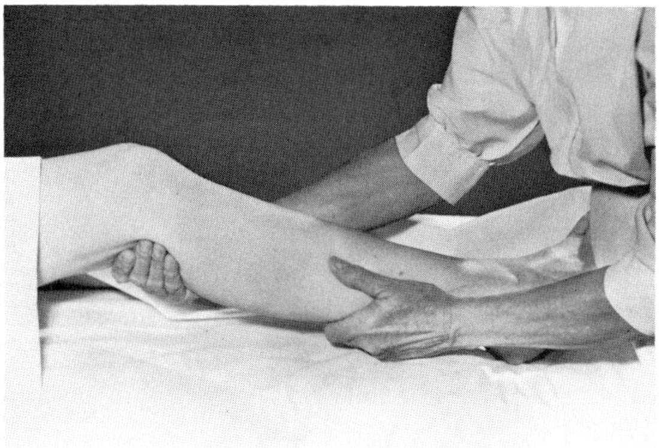
Abb. 224

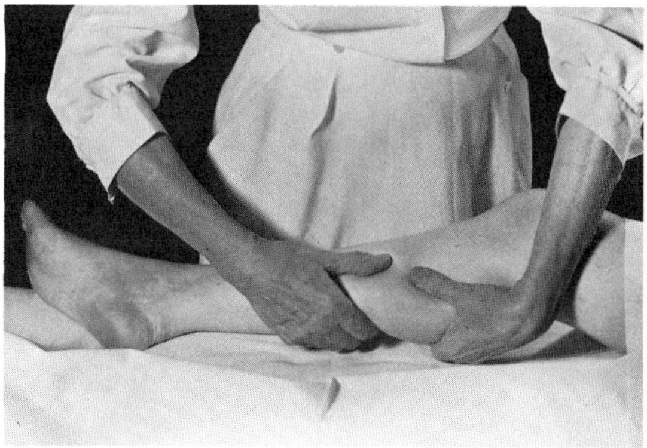
Abb. 225

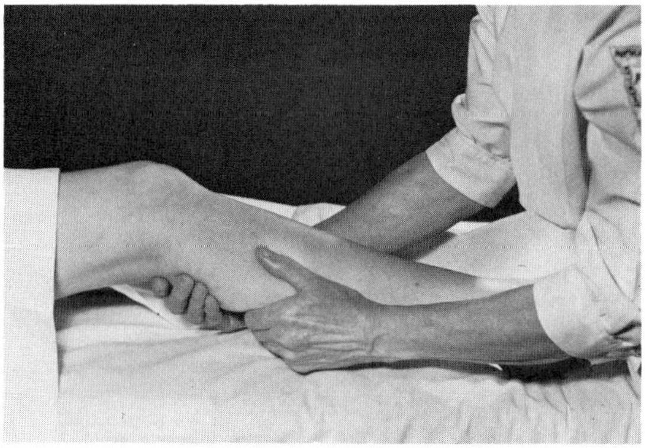
Abb. 226

Rechter Fuß

Der Therapeut steht am Fußende der Behandlungsliege, der Patient liegt auf dem Rücken.

1. Medialer Rand

Streichen: Die linke Hand stützt das Sprunggelenk auf der lateralen Seite direkt oberhalb der Ferse (Abb. 227). Die rechte Hand greift die mediale Hälfte des Fußes an den Zehen. Der Daumen folgt der Mittellinie des Fußrückens und streicht dann unterhalb des medialen Malleolus, während die Finger der Mittellinie der Plantarseite folgen und um die Ferse herumstreichen, um den Daumen in einer »Auspreß-Bewegung« zu treffen (Abb. 228). Die Hand kehrt in die Ausgangsposition mit einem oberflächlichen Strich zurück.

Kneten: Im selben Bereich wie das Streichen wird auch einhändiges Kneten durchgeführt. Die Hand kehrt jeweils in die Ausgangsposition mit einem oberflächlichen Strich zurück.

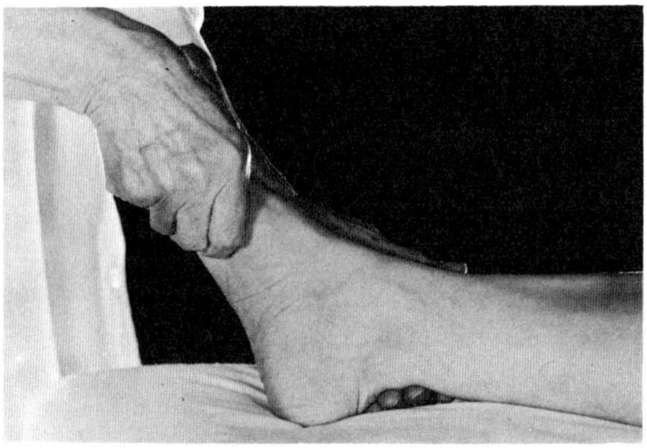

Abb. 227

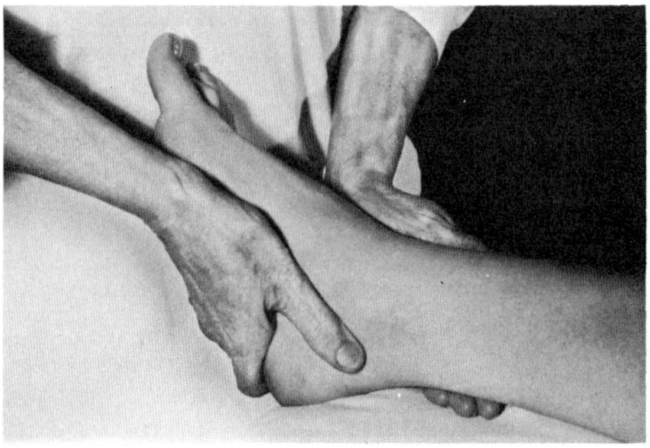

Abb. 228

2. Lateraler Rand

Streichen: Die rechte Hand stützt das Sprunggelenk auf der medialen Seite, knapp oberhalb der Ferse. Die linke Hand greift die laterale Hälfte des Fußes an den Zehen (Abb. 229). Der Daumen folgt der Mittellinie des Fußrückens und streicht unterhalb des lateralen Malleolus, während die Finger der Mittellinie der Plantarseite folgen und um die Ferse herum streichen, um den Daumen dort in einer »Auspreß«-Bewegung zu treffen (Abb. 230). Die Hand kehrt mit einem oberflächlichen Strich in die Ausgangsposition zurück.

Kneten: Im selben Bereich wie das Streichen wird auch einhändiges Kneten durchgeführt. Die Hand kehrt in die Ausgangsposition mit einem oberflächlichen Strich zurück.

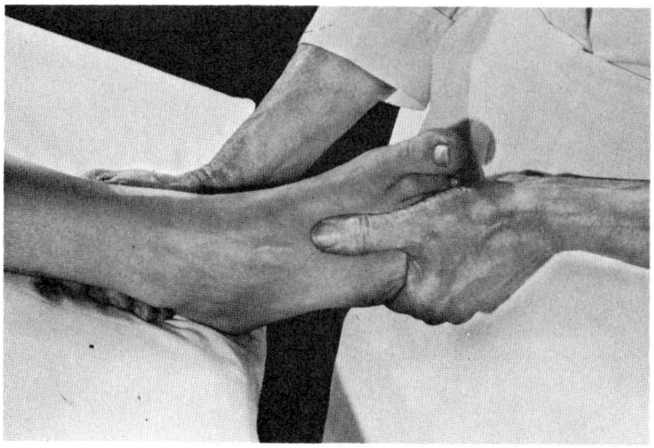

Abb. 229

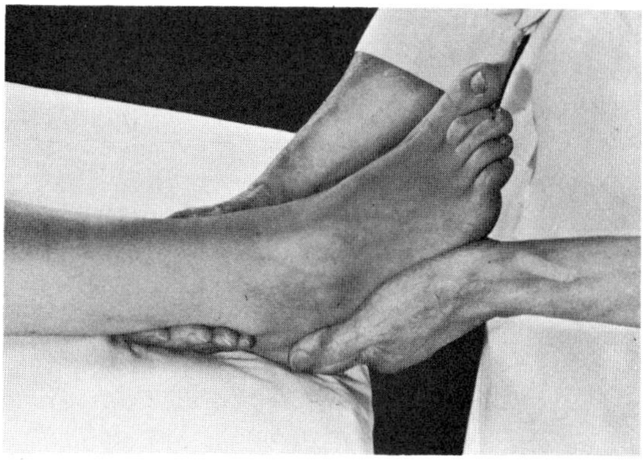

Abb. 230

3. Dorsalseite

Streichen: Die Finger beider Hände werden auf die Plantarseite des Fußes gelegt, um ihn zu stützen. Die Daumen führen kurze abwechselnde Striche zwischen den ersten und zweiten Metatarsal-Knochen durch und zwar von den Zehen-Ansätzen bis zum Sprunggelenk (Abb. 231 und 232). Beide Daumen kehren gemeinsam in die Ausgangsposition mit einem oberflächlichen Strich zurück. Die Bewegung wird in jedem metatarsalen Zwischenraum wiederholt.

Kneten: Das Kneten wird im selben Bereich wie das Streichen mit einem Daumen in kleinen Kreisbewegungen durchgeführt (der rechte Daumen knetet den Bereich der ersten und zweiten Metatarsal-Räume, der Daumen der linken Hand knetet die dritten und vierten Metatarsalräume). Der Daumen kehrt jeweils in die Ausgangsposition mit einem oberflächlichen Strich zurück.

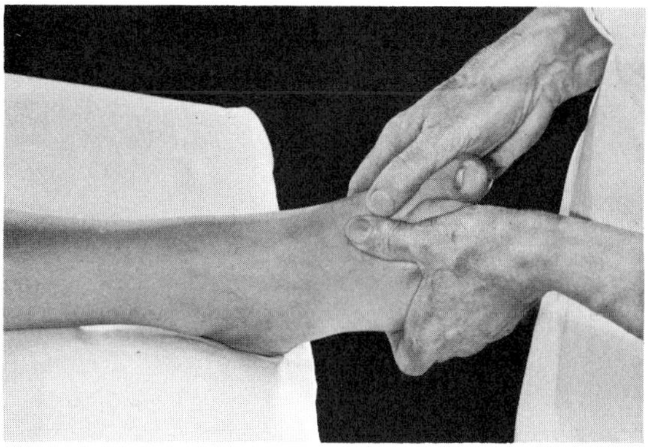

Abb. 231

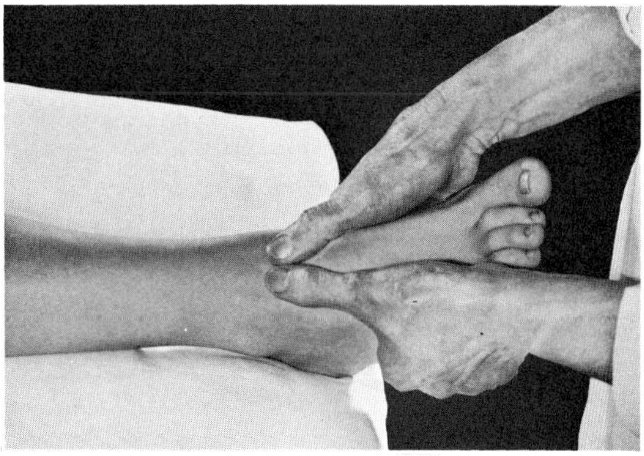

Abb. 232

4. Plantarfläche

Streichen: Die linke Hand stützt den Fuß, indem sie ihn an Fußrücken und Zehen greift, so daß die Dorsalfläche des Fußes in die linke Handfläche paßt (Abb. 233). Die Finger der rechten

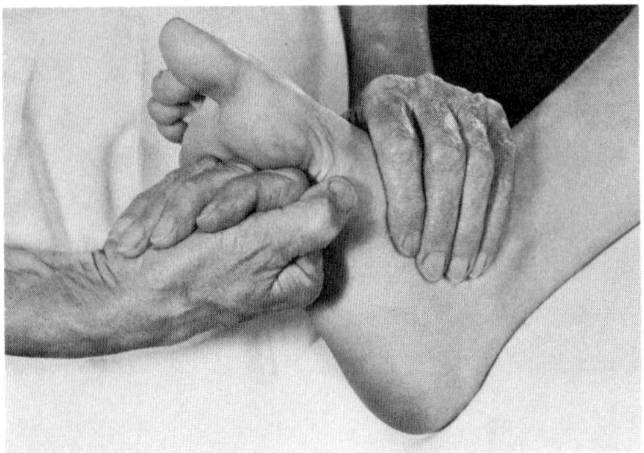

Abb. 233

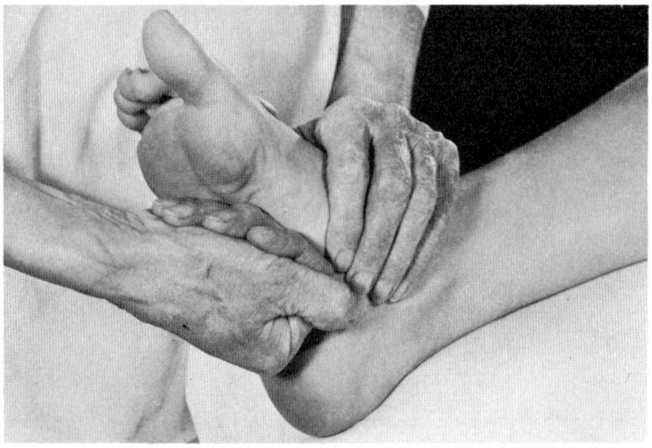

Abb. 234

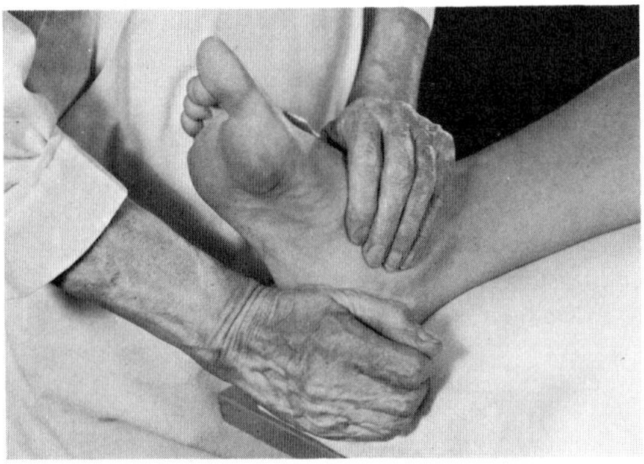

Abb. 235

Hand sind in den Metakarpophalangealgelenken und den proximalen Phalangealgelenken gebeugt; die proximalen Phalangen werden mit kräftigem Druck an die Zehenansätze gelegt (Abb. 233). Die Hand streicht mit kräftigem Druck in Richtung Ferse (Abb. 234). Mit fortschreitender Bewegung wird die rechte Hand zunehmend gestreckt (Abb. 235), ebenso die Finger, damit die Handwurzel schließlich über das Längsgewölbe des Fußes streichen kann. Die rechte Hand wird abgehoben und durch die Luft in die Ausgangsposition zurückgeführt.

Rechte Zehen

Wenn es einen Grund für eine Massage der Zehen gibt, wird Streichen und Kneten ähnlich durchgeführt, wie am Beispiel von Daumen und Fingern bereits beschrieben (siehe S. 130ff).

Beachte: Wenn eine Beinmassage angeordnet wurde, nachdem eine Gipsschale geöffnet wurde, dann sollten alle Massagebewegungen, die in der Bauchlage durchgeführt werden können, einander folgen. Nachdem der Patient sich dann umgedreht hat, sollten alle Massagebewegungen folgen, die in der Rückenlage durchgeführt werden können.

Linkes Bein

Der Therapeut steht auf der linken Seite des Patienten. Die Massagebewegungen werden in der gleichen Weise durchgeführt, wie sie für das rechte Bein beschrieben wurden, jedoch werden die Hände jeweils vertauscht.

Rücken

Der Therapeut steht auf der linken Seite des Patienten neben der Behandlungsliege. Der Patient befindet sich in Bauchlage.

Die Teilmassage am Rücken wird an drei Muskelgruppen ausgeführt: Rückenstrecker, M. trapezius und Schulterblatt, M. latissimus dorsi. Mit Ausnahme des Streichens am Rückenstrecker werden alle Massagebewegungen jeweils nur an einer Rückenhälfte durchgeführt.

1. Rückenstrecker-Gruppe

Streichen: Die Daumen liegen neben den Fortsätzen der oberen Halswirbel, die Finger liegen in der Halsgrube oberhalb des Schlüsselbeins (Abb. 236). Beide Daumen streichen mit kräftigem Druck an der Halswirbelsäule nach unten, werden am siebten Halswirbel abgehoben und gekreuzt, um den Druck der Hände zu verstärken (Abb. 237). Die Finger werden dann leicht nach hinten in Richtung auf den siebten Halswirbel gezogen und die Handflächen streichen mit kräftigem Druck über die Rückenstrecker vom siebten Halswirbel bis zum Kreuzbein.

Dann teilen sich die Hände und streichen mit angelegten Daumen unter leichtem Druck über das Becken (Abb. 238) bis in die Leistengegend und kehren dann zum Kreuzbein zurück (Abb. 239). Dann streichen die Hände wieder zurück über die Rückenstrecker zum siebten Halswirbel, wobei die Daumen wieder abgehoben und gekreuzt sind. Bei diesem Rückstrich wird aber nur leichter Druck ausgeübt.

Kneten: Beidhändige Fingerknetungen werden zuerst auf der rechten Seite und dann auf der linken Seite durchgeführt, wobei man am Hals beginnt und am Kreuzbein endet (Abb. 240).

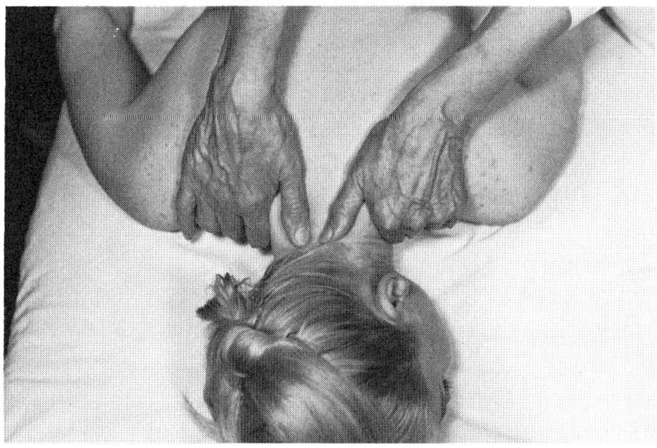

Abb. 236

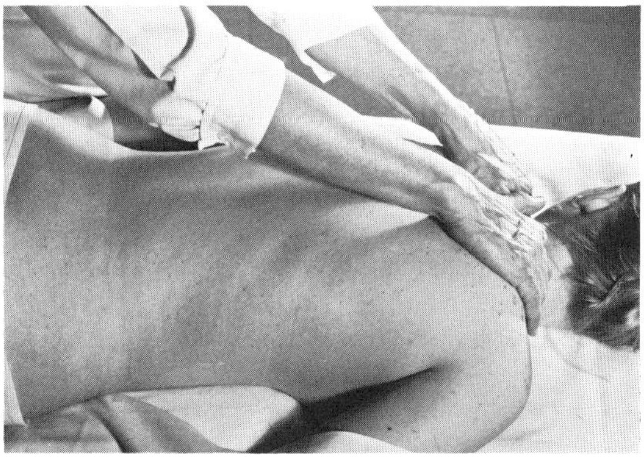

Abb. 237

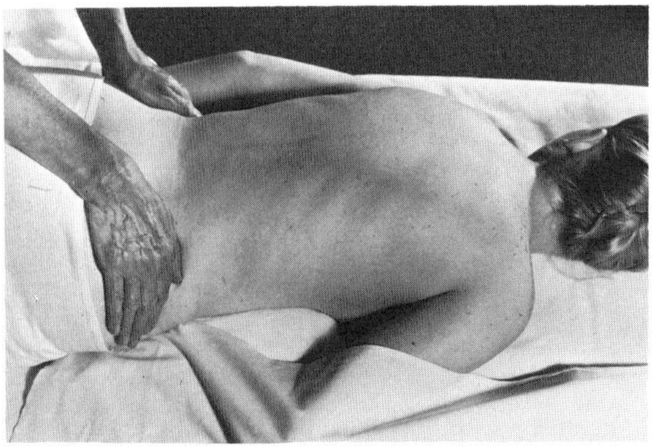

Abb. 238

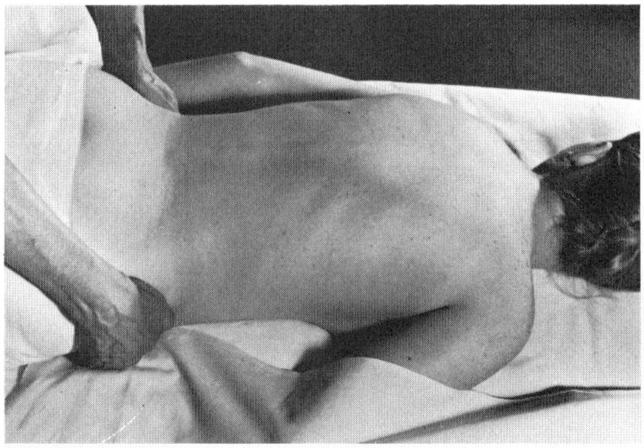

Abb. 239

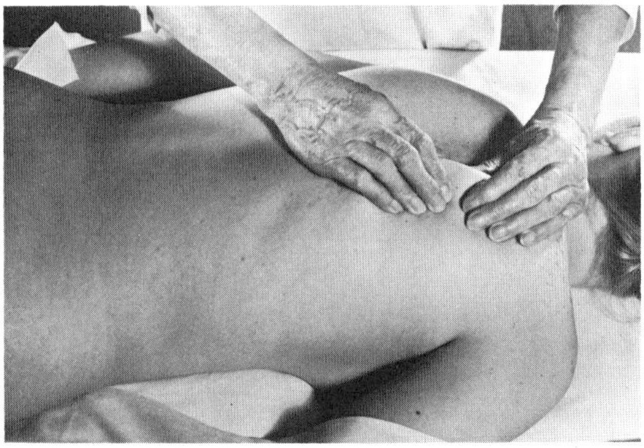

Abb. 240

Die rechte Hand kehrt mit einem oberflächlichen Strich zurück, während die linke Hand durch die Luft zurückgeführt wird.

2. M. trapezius und Schulterblatt

Streichen: Beginnend auf der rechten Seite wird die rechte Hand über die oberen Fasern des M. trapezius gelegt, wobei der Daumen an den lateralen Rand der oberen Halswirbelfortsätze aufgelegt wird; die Hand umgreift die oberen Fasern des rechten M. trapezius und streicht zum Acromion. Wenn die rechte Hand am Ende des Strichs angelangt ist, wird die linke Hand mit abduziertem Daumen mit der Ulnarkante neben die Wirbelfortsätze gelegt (Abb. 241) und streicht über die mittleren Fasern des M. trapezius zum Acromion. Dann wird die rechte Hand mit abduziertem Daumen neben die Wirbelfortsätze aufgelegt und streicht mit der Ulnarkante am Rand der unteren Fasern des M. trapezius entlang (in Höhe des 12. Rückenwirbels). Von dieser Position aus streicht sie zum Acromion. Wenn sie das Acromion erreicht hat, beginnt die linke Hand mit der ersten Streichbewegung über die oberen Fasern des M. trapezius. Danach streicht die rechte Hand über die mittleren Fasern (Abb. 242) und schließlich die linke Hand über die unteren Fasern.

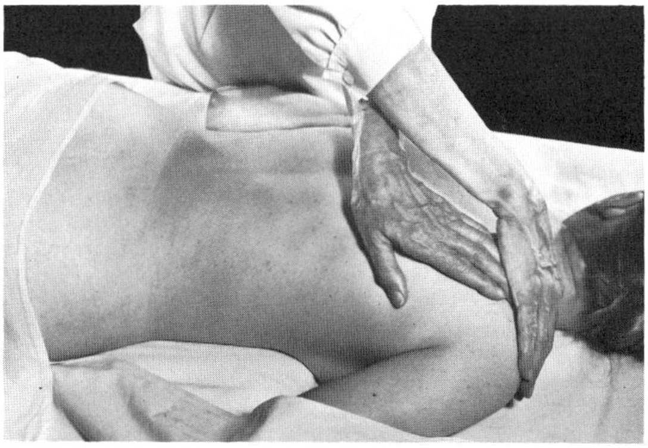

Abb. 241

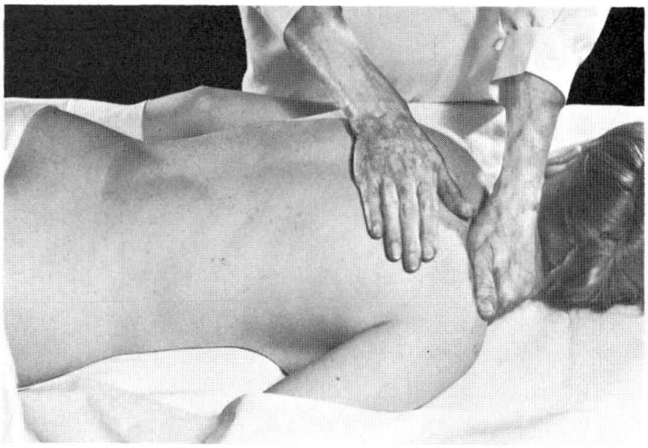

Abb. 242

Auf gleiche Weise werden die Massagebewegungen auf der linken Seite ausgeführt, nur werden hier die Hände miteinander vertauscht.

Kneten: Es wird auf der rechten Seite begonnen.

a) *Obere Fasern.* Im selben Bereich wie das Streichen wird auch beidhändiges Kneten mit den Fingern durchgeführt. Die rechte Hand kehrt mit einem oberflächlichen Strich zurück, während die linke Hand durch die Luft zurückgeführt wird.

b) *Mittlere und untere Fasern.* In beiden Bereichen wird beidhändiges Kneten durchgeführt (Abb. 243). Die rechte Hand kehrt mit einem oberflächlichen Strich zurück, während die linke durch die Luft zurückgeführt wird.

Die Massagebewegungen werden auf gleiche Weise auf der linken Seite durchgeführt, nur werden hier die Hände miteinander vertauscht.

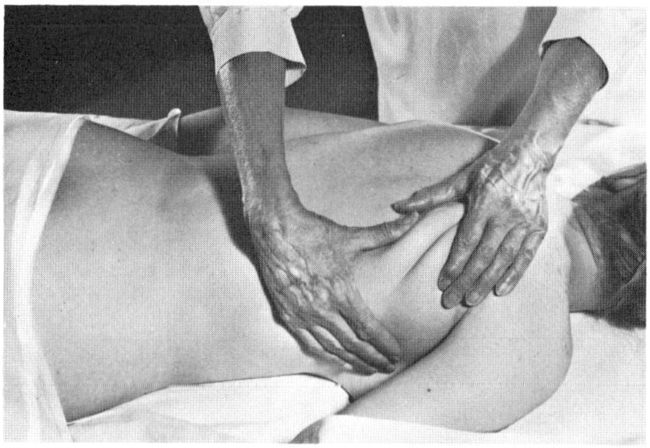

Abb. 243

3. *M. latissimus dorsi*

Streichen: Es wird auf der rechten Seite begonnen. Die von der linken Hand unterstützte rechte Hand wird mit dem Daumen an die lateralen Enden der Fortsätze der Lumbalwirbel gelegt und mit der Ulnarkante an die Oberkante des Beckens (Abb. 244). Der Daumen folgt der medialen Kante des Muskels, während die Finger der lateralen Kante folgen. Die Hand wird

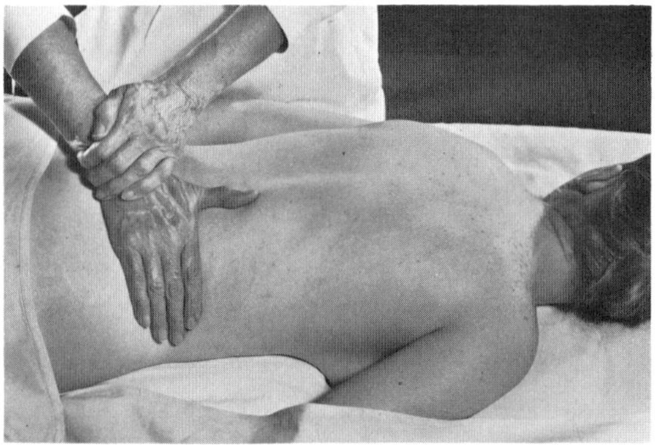

Abb. 244

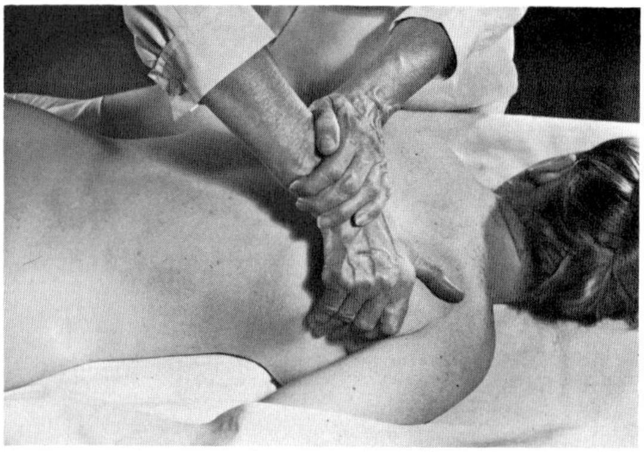

Abb. 245

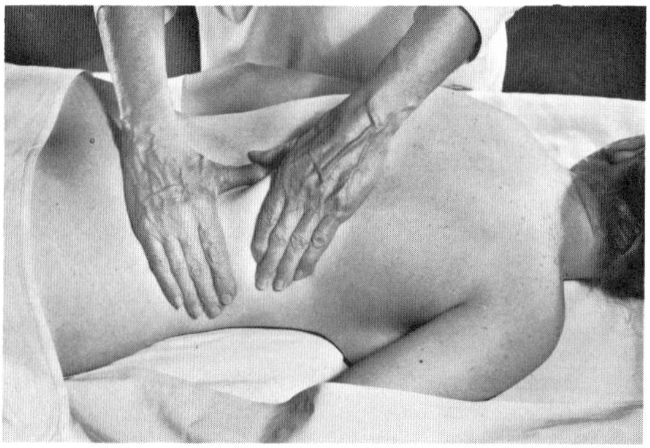

Abb. 246

mit fortschreitender Bewegung immer stärker gebeugt und die Finger treffen den Daumen in der Achselhöhle in einer »Auspreß«-Bewegung (Abb. 245). Die Hand kehrt mit einem oberflächlichen Strich zurück in die Ausgangsposition.

Kneten: Im selben Bereich wie das Streichen wird auch beidhändiges Kneten durchgeführt (Abb. 246). Die rechte Hand kehrt mit einem oberflächlichen Strich in die Ausgangsposition zurück, die linke wird durch die Luft zurückgeführt.

Wenn der Muskel zu groß ist, um mit einer Hand abgedeckt zu werden, dann wird das Streichen und Kneten in zwei Abschnitten durchgeführt.

Auf dieselbe Weise werden die Massagebewegungen auch auf der linken Seite durchgeführt, nur werden hier die Hände miteinander vertauscht.

Abdomen

Der Therapeut steht rechts vom Patienten neben der Behandlungsliege. Der Patient liegt auf dem Rücken, die Knie sind gebeugt und mit Kissen unterlegt.

1. Streichen über den gesamten Bauch

Die Fingerspitzen beider Hände werden an der Symphysis pubica aufgelegt (Abb. 247) und beginnen dort mit dem Strich über den M. rectus abdominis zu dessen Ursprung (Abb. 248), dann streichen sie lateral mit leichtem Druck (Abb. 249), wobei die Finger über die unteren Rippen gleiten. Während die Hände das laterale Streichen über die dorsalen Teile der Fasern fortsetzen, werden sie gedreht (Abb. 250), so daß sich die Fingerspitzen an der Wirbelsäule treffen.

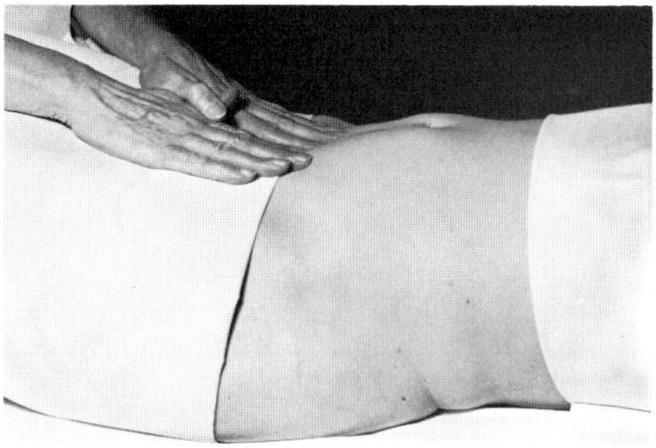

Abb. 247

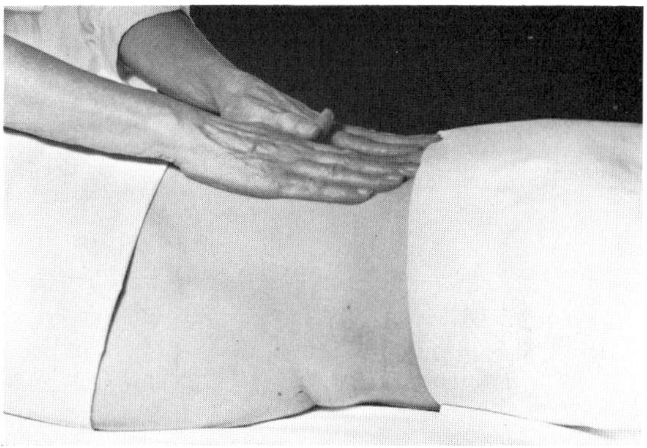

Abb. 248

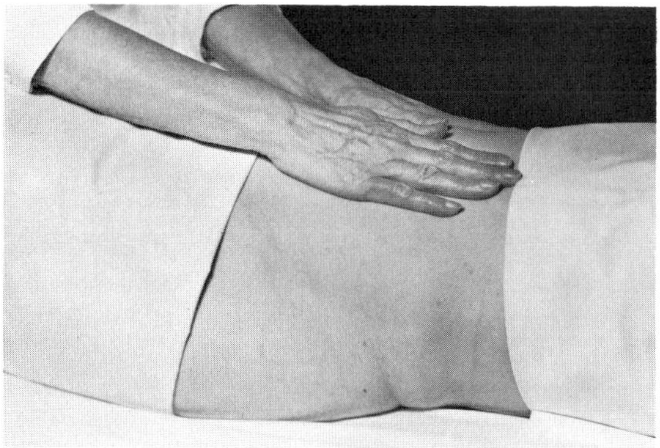

Abb. 249

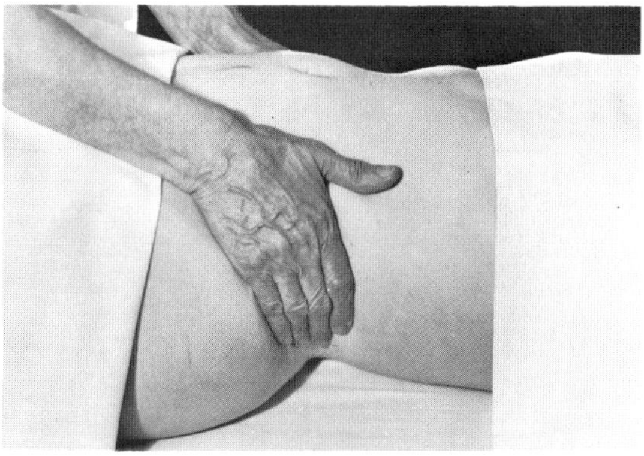

Abb. 250

Danach kehren die Hände über dieselben Bereiche mit kräftigem Druck über den transversalen Abdominalmuskeln zur Körpermitte zurück (Abb. 251) und streichen dann mit leichtem Druck über den M. rectus abdominis zur Symphysis pubica zurück.

Das Streichen am M. rectus abdominis und das laterale Streichen werden wiederholt, der Rückstrich geht aber über die übrigen Abdominalmuskeln (Abb. 252) zur Symphysis pubica.

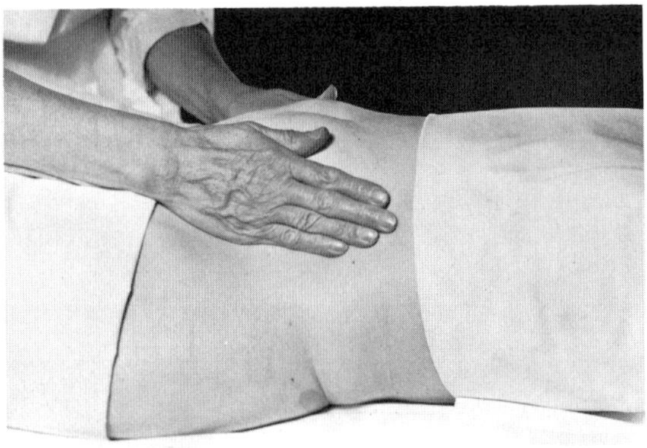

Abb. 251

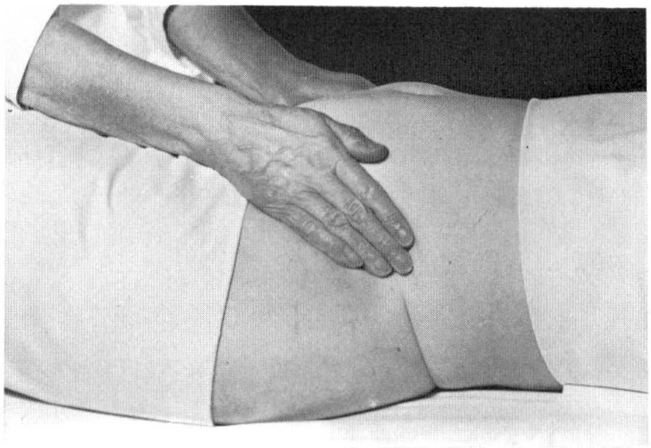

Abb. 252

2. Streichen über dem Kolon

Die von der linken Hand unterstützten Finger der rechten Hand werden über dem Bereich des Zökum aufgelegt (Abb. 253). Sie streichen mit kräftigem Druck über dem aufsteigenden Ast des Kolon, quer über den Abdomen im Bereich des querliegenden Astes und dann abwärts über den absteigenden Ast (Abb. 254). Die Hände kehren mit einem oberflächlichen Strich über den Unterbauch zur Ausgangsposition zurück.

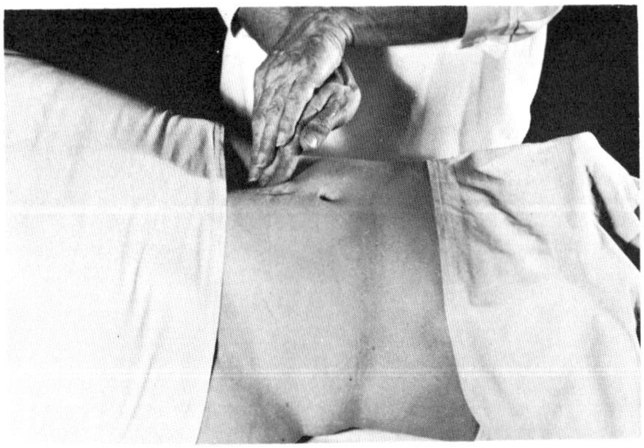

Abb. 253

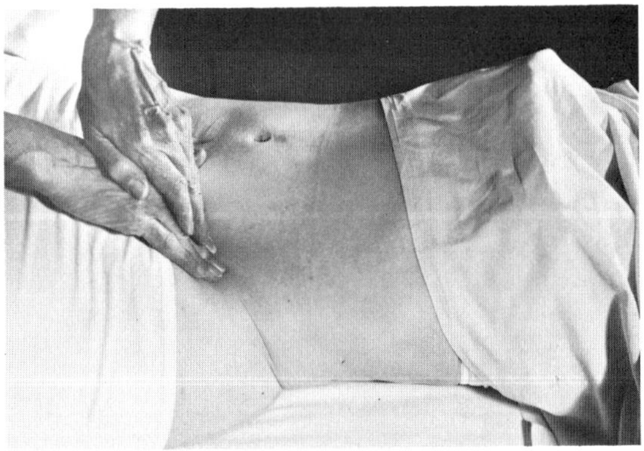

Abb. 254

3. Kneten im Bereich des Kolon

Die Fingerspitzen der von der linken Hand verstärkten rechten Hand werden etwa 5 cm oberhalb des distalen Teils des absteigenden Astes aufgelegt (Abb. 255). Wie bei der Reibebewegung bleiben die Fingerspitzen fest auf der Haut liegen. In diesem einen Bereich wird eine Kreisbewegung mit kräftigem Druck mehrfach wiederholt, gefolgt von einem kräftigen Strich (Abb. 256) über dem distalen Teil des Kolon zum Rektum. Mit leichtem Druck kehren die Hände zu einem Punkt etwa 5 cm proximal vom Anfangspunkt zurück und wiederholen die Bewegungen. In dieser Weise werden die Bewegungen über den absteigenden Ast, den Querast und den aufsteigenden Ast fortgesetzt (Abb. 257).

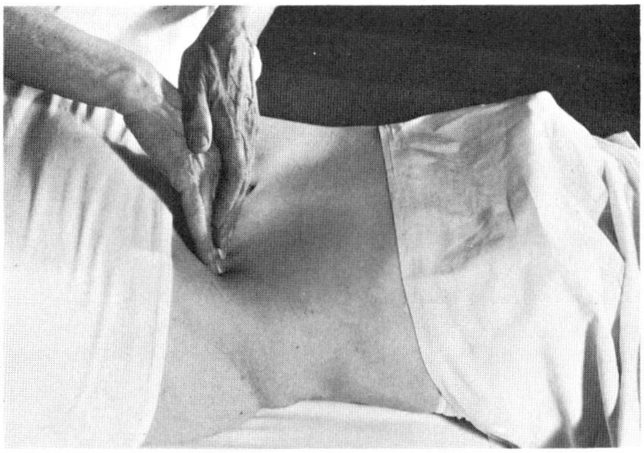

Abb. 255

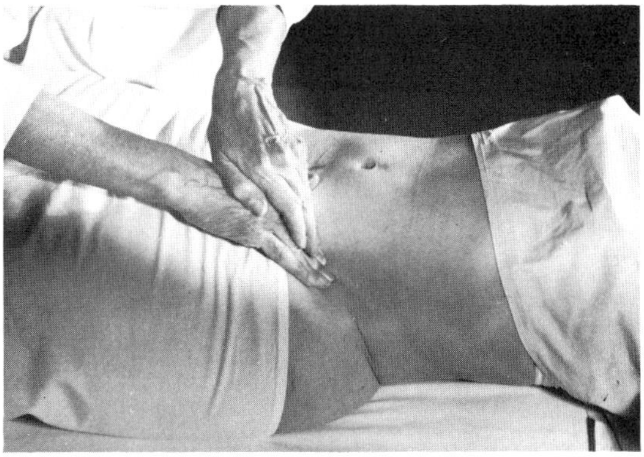

Abb. 256

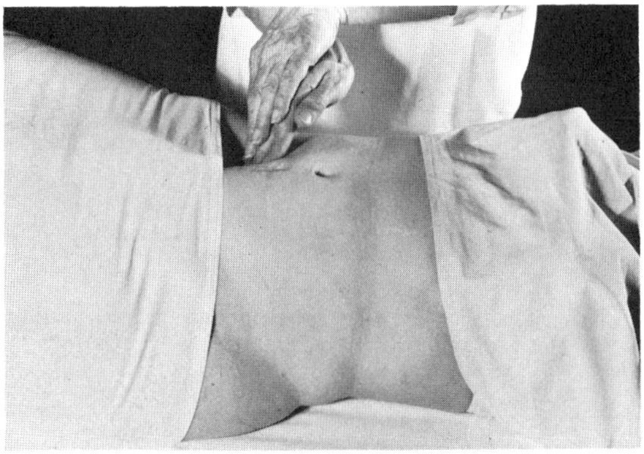

Abb. 257

Gesicht

Der Therapeut steht am Kopfende der Behandlungsliege. Der Patient liegt auf dem Rücken.

Die folgende Beschreibung der Massagetechnik für das Gesicht basiert insofern auf den Prinzipien der *Hoffa*-Methode, als die Massage-Bewegungen an bestimmte Muskeln oder Muskelgruppen und die Streichbewegungen im allgemeinen der longitudinalen Richtung der Muskelfasern folgen.

Man muß beachten, daß die Gesichtsmuskeln wenig Volumen haben, sehr zart sind und direkt auf Knochen aufliegen; deshalb muß der bei der Massage ausgeübte Druck sehr sanft sein. Das gilt insbesondere dann, wenn die Massage an hypotonen Muskeln ausgeübt wird.

Diese Massageform ist besonders bei Facialis-Lähmung anwendbar.

Im allgemeinen ist die Richtung der Massagebewegung von Muskelansatz zum Muskelursprung, entsprechend der normalen Muskeltätigkeit.

Wo immer möglich, werden gelähmte Muskeln in der normalen Funktionsposition gehalten, während die Massage durchgeführt wird. Diese Stützfunktion kann von einer Hand oder den Fingern einer Hand ausgeübt werden (Abb. 258 bis 265).

Streichen wie auch Kneten werden mit der Endphalanx des Fingers (oder der Finger) durchgeführt. Es können einer oder mehrere Finger, einer oder beide Daumen oder Daumen und einer oder mehrere Finger eingesetzt werden – je nach Form, Größe und Lage der Muskeln (Abb. 258 bis 265).

Die massierten Muskeln und Muskelgruppen sind: M. frontalis (Abb. 258), M. orbicularis oculi (Abb. 259, 260), M. nasalis (Abb. 261), Muskeln, die die Mundwinkel anheben und die Nase rümpfen (M. levator labii superioris, M. levator angulioris, M. zygomaticus und M. masseter, (Abb. 262), M. orbicularis oris (Abb. 263), Muskeln, die die Mundwinkel hinabziehen (M. risorius, M. triangularis, M. mentalis und M. levator labii inferioris (Abb. 264) und Platysma (Abb. 265). Am Ende der lokalen Gesichtsmassage streichen beide Hände im oberflächlichen Strich vom Kinn zu den Schläfen (Abb. 266).

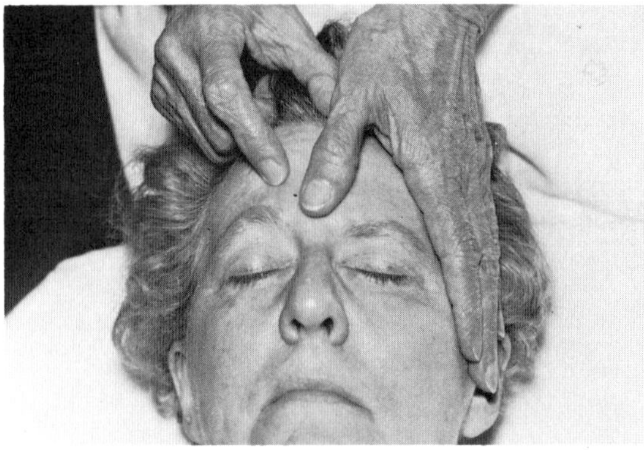

Abb. 258

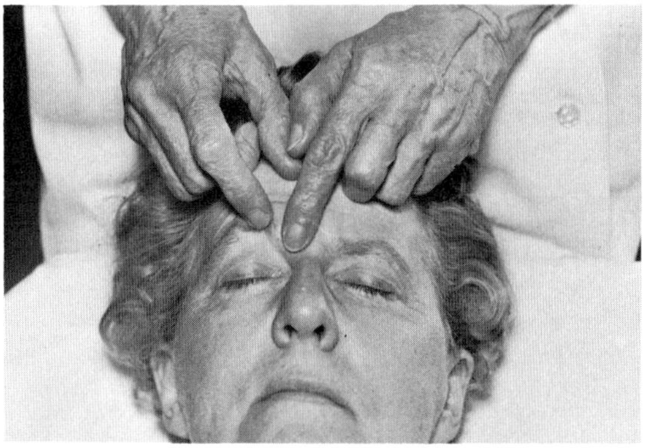

Abb. 259

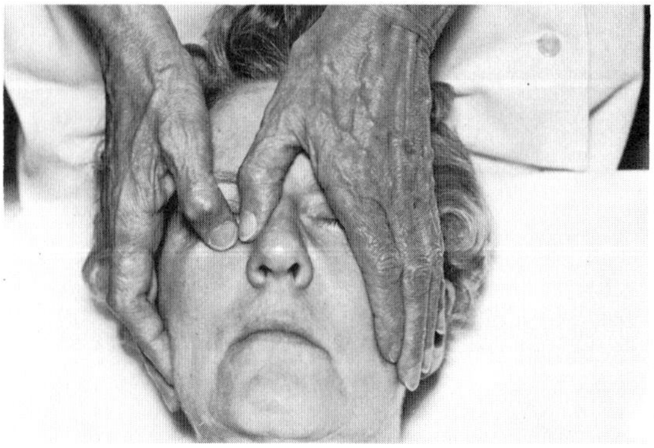

Abb. 260

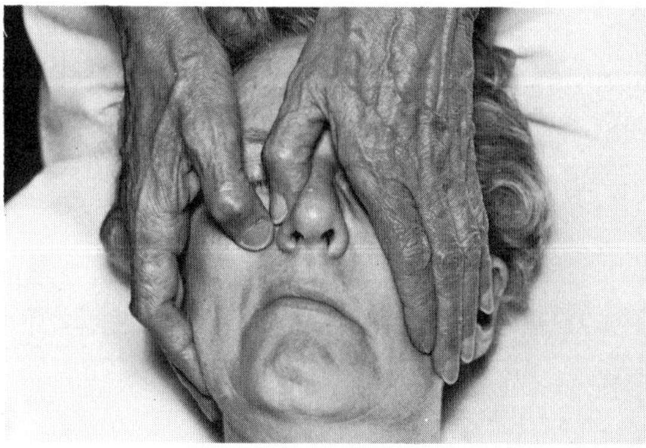

Abb. 261

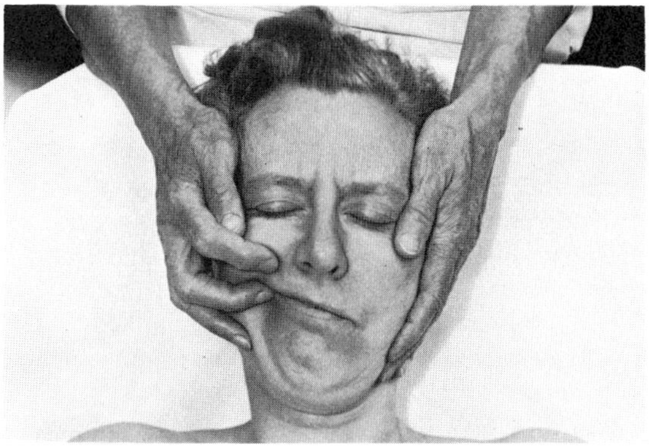

Abb. 262

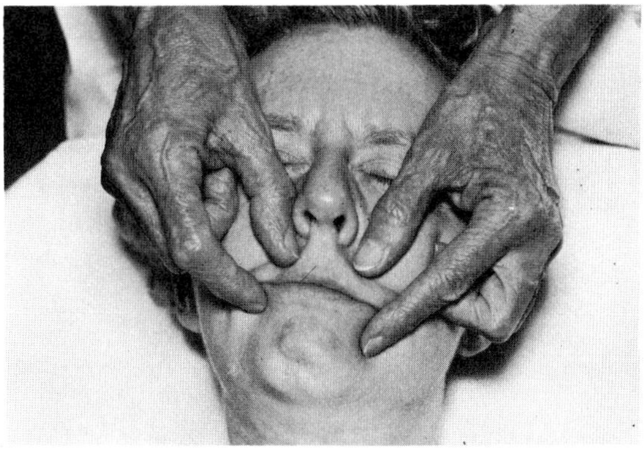

Abb. 263

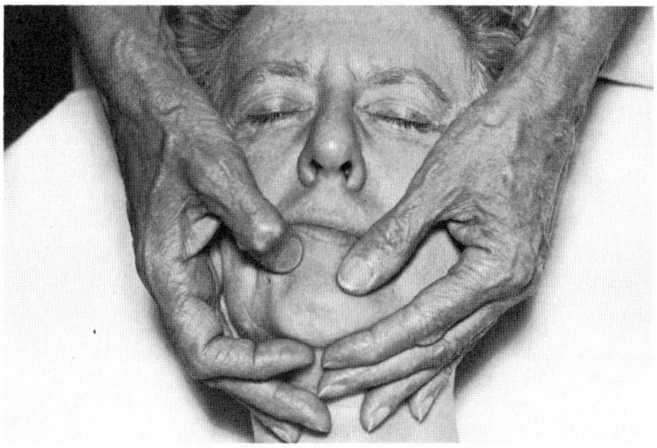

Abb. 264

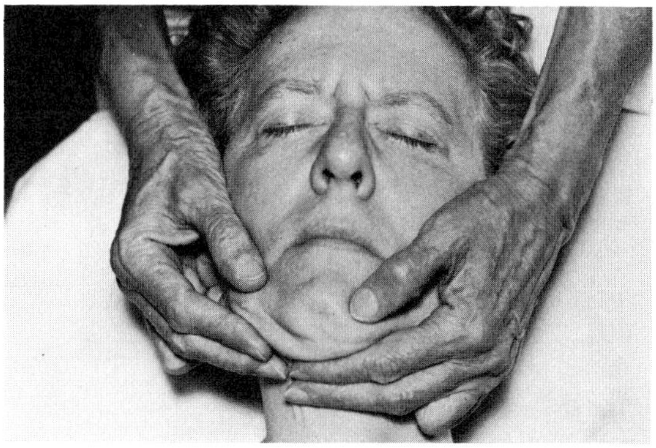

Abb. 265

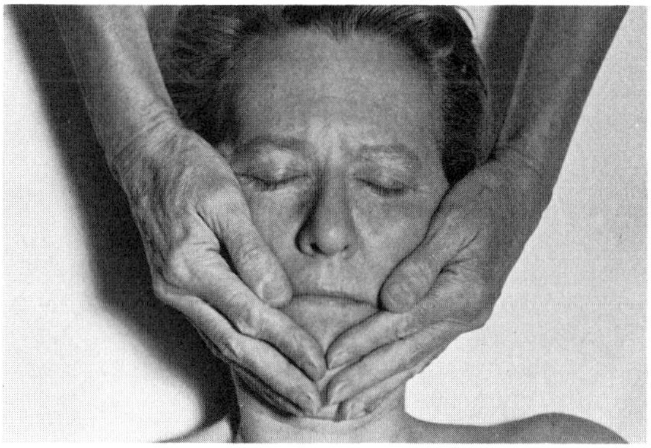

Abb. 266

Hals

Beachte: Nach *Max Bohm* (Massage – Prinzipien und Technik) empfahl *Hoffa* die Massage am M. sternocleidomastoideus bei »Stauung im Kopf«, wobei die Massage sich auf die wichtigsten Blutgefäße und Lymphgefäße des Halses konzentriert. Er strich und knetete den Muskel vom Ursprung zum Ansatz.

10. Physiotherapeutische Behandlung des Thorax

Die physiotherapeutische Behandlung des Thorax ist in den Vereinigten Staaten sehr oft Skepsis, Kritik und Mißverständnissen ausgesetzt. In Europa dagegen sind die Techniken auf breiter Basis akzeptiert und werden schon viele Jahre lang sehr häufig eingesetzt. Da die amerikanische Gesellschaft sich so einseitig auf Maschinen und Technik verläßt, neigen auch die Ärzte dazu, Patienten mit Atembeschwerden eine Atemmaschine zu verschreiben, statt sie mit physiotherapeutischen Techniken zu behandeln. Auch wenn man mit einer entsprechenden Verordnung in eine physiotherapeutische Abteilung geschickt wird, kann es leicht passieren, daß kein Physiotherapeut atemtherapeutische Techniken beherrscht.

Statistisch ist nachgewiesen, daß die Anzahl chronisch obstruktiver Atemwegserkrankungen ständig steigt. In der Dekade von 1950 bis 1960 nahm die Zahl der Todesfälle durch Emphysem und chronische Bronchitis um mehr als das Vierfache zu. In einer weiteren Untersuchung (1950 bis 1965) erwies sich, daß sich die Mortalität alle fünf Jahre verdoppelt. Die Todesfälle nahmen um fast das Achtfache zu, von 3157 Patienten im Jahr 1950 auf 23 700 Patienten im Jahr 1965. Neuere Daten lassen den Schluß zu, daß 27 % aller Erwachsenen und 13 % aller Frauen Symptome spirometrisch erfaßbarer Normabweichungen aufweisen, die auf eine chronische obstruktive Atemwegserkrankung hinweisen. Es wird immer deutlicher, daß Lebensqualität und Lebensdauer ganz wesentlich durch diese Störungen beeinflußt werden.

Wie drängend diese Situation ist, geht aus folgendem Zitat von W. F. Miller hervor: »Chronisch obstruktive Lungenerkrankungen werden zur Zeit sehr schnell zu einem der wichtigsten Gesundheitsprobleme unserer Zeit.« Dies zwingt die Gesundheitsberufe, ihr Wissen und ihr Können zu verbessern, damit sie eine angemessene Behandlung garantieren können. Die Spezialisten auf dem Gebiet der Atemtherapie versuchen zusammen mit den anderen Gesundheitsberufen, sich diesem Bedürfnis zu stellen. Die Atemtherapeuten verwenden physikalische Prinzipien und manuelle Techniken, um folgende Ziele zu erreichen:

1. Die Ansammlung von Sekreten soll verhütet werden
2. Der Abfluß von Sekreten soll verbessert werden
3. Patienten sollen lernen, wie sie selber für ihre Bronchialtoilette sorgen können
4. Die Entspannung soll gefördert werden
5. Die Brustkorb- und -wandbeweglichkeit soll erhalten und verbessert werden
6. Die Atmung soll ökonomisch sein
7. Der Patient soll etwas über seine Atemmuskulatur lernen und sie wieder trainieren
8. Die Ausdauer der Atemmuskulatur soll entwickelt werden
9. Venenstauungen sollen verhütet werden
10. Die kardiopulmonale Leistung soll verbessert werden.

Wenn sich ein Therapeut hinter diese Ziele stellt, dann wird er eine Antwort haben auf Skepsis und Mißverständnisse in bezug auf die Atemgymnastik und Atemtherapie.

Bei der Atemgymnastik und Atemtherapie werden verschiedene Techniken eingesetzt, um die oben genannten Ziele zu erreichen: Drainagelagerungen, sekretlösende Maßnahmen, Vibration, Atemübungen, allgemeine und lokale Entspannungstechniken, Haltungskorrektur, Ausdauertraining. Eine ausführliche Diskussion aller dieser Techniken würde den gegebenen Rahmen sprengen. Wir beschränken uns hier darauf, die angewandten Massagetechniken zu definieren und zu beschreiben. Deshalb werden Hacken, Klatschen, Klopfen und Vibrationen detailliert dargestellt, die anderen Techniken werden nur kurz erwähnt. Klinische Erfahrung hat gezeigt, daß die Koordination, Anwendung dieser Techniken zusammen mit Ärzten, Krankenschwestern der Thoraxabteilung, eine effektivere Versorgung der Patienten gewährleistet.

Hacken, Klatschen, Klopfen

Diese Techniken werden verwendet, um die Mobilisierung von Sekreten zu unterstützen, die sich im Tracheobronchialbaum festgesetzt haben. Das Klopfen verursacht Vibrationswellen, die sich über den Brustkasten in die Lungen fortpflanzen, wodurch festsitzende Schleimpfropfen im Bronchialbaum gelöst werden sollen. (Ein Schleimpfropf in einem Bronchus kann dazu führen, daß ein Lungensegment kollabiert.) Wenn sich der Patient in der jeweils geeigneten Lage für die Drainagelagerung befindet, können diese Massagetechniken dazu beitragen, den Pfropfen zu lösen und so die Wiederfüllung des Lungensegments oder des Lungenlappens zu ermöglichen.

Die oben angeführten Techniken werden mit hohlen Händen durchgeführt, wobei Finger und Daumen aneinanderliegen und Handgelenke und Arme sehr entspannt und locker sind. Die Hände schlagen rhythmisch und abwechselnd die Brustwand, wobei der zu drainierende Lungenlappen intensiver bearbeitet wird. (s. Abb. 267, 268).

Wenn man mit hohlen Händen schlägt, wird ein Schüttel- oder Vibrationsimpuls auf die Lunge über ein Luftkissen zwischen Händen und Brustwand übertragen.

Hauterytheme können verschiedene Ursachen haben. Vielleicht waren die Hände des Therapeuten nicht locker genug, vielleicht hat er zuviel Kraft verwendet oder vielleicht hat der Patient extrem empfindliche Haut. Wenn es der Patient wünscht, kann ein dünnes Handtuch, ein Morgenrock oder ein Laken über das Behandlungsgebiet gelegt werden. Einige Patienten ziehen die Behandlung direkt auf der Haut vor.

Die Massage ist recht angenehm, wenn sie richtig durchgeführt wird; sie kann einen Entspannungseffekt haben, der auf den gleichmäßigen Rhythmus dieser Massage zurückzuführen ist.

Im allgemeinen braucht man bei der »Atemmassage« wenig Kraft; nicht die Kraft bewirkt etwas, sondern das Klopfen mit der hohlen Hand. Für jeden Patienten muß der Kraftaufwand jeweils bestimmt werden. Zum Beispiel braucht das Kind eine andere Kraft als ein Erwachsener, der erst kürzlich operiert wurde. Bei der zystischen Fibrose, den Atelektasen oder zähen, festsitzenden Sekreten müssen die Maßnahmen intensiver durchgeführt, d. h., mehr Kraft aufgewendet werden, um die Sekrete zu lockern.

Der Therapeut muß während der Massage seine Hände gezielt einsetzen. Man kann kreisförmig arbeiten oder jeweils seitlich am Brustkorb, die Bewegungen sollten während der Behandlung nicht geändert werden. Man verharrt nicht an einer bestimmten Stelle länger, denn dies wirkt ziemlich irritierend. Sobald der Hautkontakt hergestellt ist, dauert die Massage etwa 3 bis

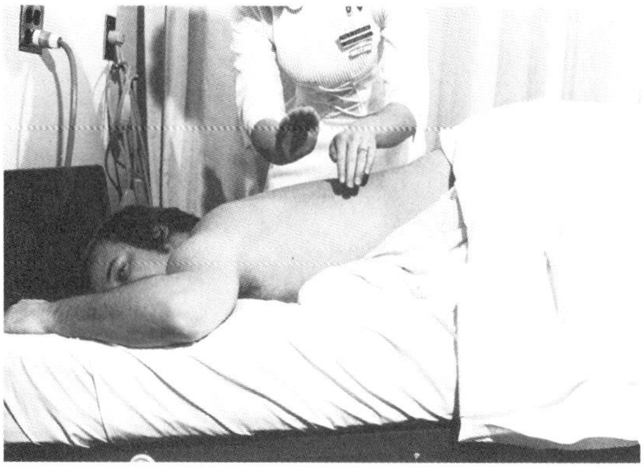

Abb. 267

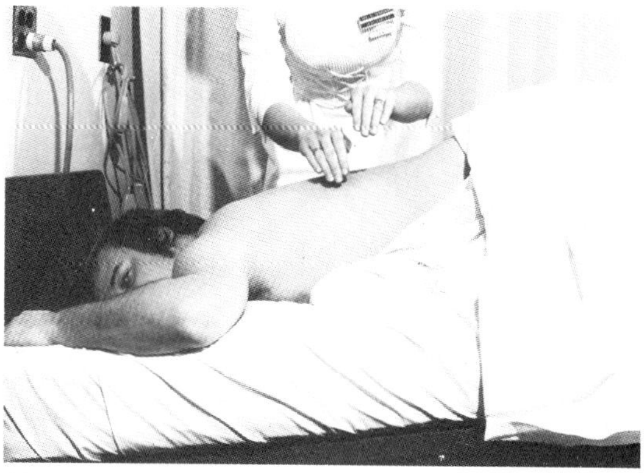

Abb. 268

5 Minuten; die Zeitspanne kann aber den Bedürfnissen der einzelnen Patienten angepaßt werden.

Die Massage soll ausschließlich am knöchernen Thorax durchgeführt werden. Vorsichtig muß man mit Massagegriffen auf der Vorderseite des Brustkorbs sein und im Bereich der seitlichen unteren Rippen, da die Rippenenden nur knorpelig mit dem Brustbein verbunden sind oder gar nicht. Die Handwurzel sollte nicht in Berührung kommen mit knochigen Vorsprüngen, z. B. mit der Spina scapulae, mit dem Schlüsselbein, mit den Dornfortsätzen der Wirbelsäule.

Allgemeine Kontraindikationen und Einschränkungen für die Klopfmassage

1. Rippenfrakturen
2. Hämorrhagie-Verdacht
3. Krankheiten, bei denen die Gefahr der Spontanfraktur besteht, z. B. metastasierender Knochenkrebs
4. Alte und nervöse Patienten, die Angst vor der Behandlung haben
5. Patienten kurz nach Operationen, denn bei ihnen würden sich Schmerz und Muskelspannung nur erhöhen
6. Subkutane Emphyseme an Thorax und Hals. Die Behandlung ist wirkungslos, weil die Massageimpulse von dem subkutanen Luftkissen absorbiert werden
7. Instabile Herzfunktionen
8. Lungenembolie – Vorsicht!
9. Frische Brandwunden, offene Wunden oder Infektionen.

Es muß betont werden, daß die Kontraindikationen der Drainagelagerungen, der Massage und der Vibration relativiert werden können. Immer muß auf die Prioritäten geachtet werden. Wenn z. B. sich der Zustand eines Patienten mit geschädigtem kardiovaskulärem System durch eine Atelektase verschlechtert, dann muß diese beseitigt werden. In solchen Situationen muß offensichtlich eine sehr eingehende medizinische Untersuchung und Beurteilung durchgeführt werden; deshalb sollte der Therapeut sich von seinem Arzt beraten und unterstützen lassen.

Die Indikationen für die Massage sind im Grunde dieselben, wie für die Drainagelagerung. Die Massage wird in der Regel in Verbindung mit der Drainagelagerung durchgeführt, insbesondere bei Patienten, bei denen die dickflüssigen Sekrete nur schwer zu lockern sind. In der klinischen Erfahrung hat sich auch gezeigt, daß für Atemtherapie Geräte wie der Ultraschall-Inhalator oder erwärmte Aerosole außerordentlich gute Resultate bringen können, besonders, wenn sie direkt vor der Drainagelagerung gegeben werden. Diese Art der Dampftherapie unterstützt die Verflüssigung von Sekreten und erleichtert damit ihren Abfluß. Intermittierende positive Druckbeatmung kann ebenso in Verbindung mit der Drainagelagerung mit der Massage gegeben werden, um die Luft peripher zu verteilen. Dadurch wird die Chance vergrößert, Luft auch den Drüsen mit Schleimabsonderung zuzuführen, wodurch das Aushusten erleichtert wird.

Vibration

Auch die Vibrationen werden in der Regel mit der Drainagelagerung durchgeführt. Im allgemeinen wird sie abwechselnd mit der Massage durchgeführt. Die Massage wird durchgeführt, um festsitzende Pfropfen zu lösen, die Vibration unterstützt die Bewegung dieser Pfropfen zu den Bronchien und zur Trachea hin, von wo aus die Sekrete ausgehustet oder abgesaugt werden können.

Die Vibration wird während der Exspirationsphase des Patienten durchgeführt. Bei der Vibration wird die Brust gleichzeitig zusammengedrückt. Diese Kompression ist außerordentlich wichtig, damit die Vibration überhaupt wirksam werden kann. Der Grad der Kompression wird bestimmt durch verschiedene Faktoren, z. B. die Brustwandmobilität, dem Alter des Patienten, von Brustkorbdeformierungen, frischen Operationsnarben, Brustverletzungen oder Rippenbrüchen. In manchen Fällen ist auch bei der Kompression ein hoher Kraftaufwand des Therapeuten sinnvoll. Das ist aber natürlich nur bei einem sehr beweglichen Thorax möglich.

Bei der Vibration wird der Patient gebeten, tief Luft zu holen und sie wieder ganz auszustoßen. Die Brustkorbkompression und Vibration beginnt beim Höhepunkt der Einatmung, um maximale Wirkung zu erzielen.

Um die Vibration durchzuführen, spannt der Therapeut alle Arm- und Schultermuskeln an, Hand und Arm geraten in feinste Schwingungen, die auf die Brustwand des Patienten übertragen werden (Abb. 269 bis 276). Während der gesamten Exspirationsphase wird die Vibration durchgeführt. Bei der verstärkten Form der Brustkorbkompression und Vibration (oder Schütteln) holt der Patient tief Luft, und dann drückt der Therapeut während der Exspiration drei- oder viermal mit großer Kraft auf die Rippen. Kann der Patient nicht aus eigener Kraft tief Luft holen, können die intermittierende Druckbeatmung oder ein Atembeutel genutzt werden, um die Tiefenatmung zu unterstützen. Die Vibrationstechnik selbst wird dadurch nicht beeinflußt. Der Patient holt mit mechanischer Unterstützung tief Luft, die Vibration beginnt beim Höhepunkt der Einatmung und wird während der ganzen Exspiration durchgeführt. Die Erfahrung zeigt, daß Atelektasen und Pneumonien schneller abheilen, wenn Ultraschallinhalator oder Dampfaerosol etwa eine halbe Stunde vor der Atemgymnastik benutzt werden, auch bei mechanischer Atemhilfe.

Beim normalen Husten holt der Patient sehr tief Luft, hält sie für einige Sekunden, schließt dabei Glottis und Stimmbänder, baut einen intrathorakalen Druck auf, öffnet schließlich Glottis und Stimmbänder und bläst dabei die Luft explosiv aus. Patienten mit Tracheotomie oder mit einem Trachealkatheter können nicht husten. Bei katheterisierten Patienten geht der Schlauch durch Glottis und zwischen den Stimmbändern durch, und deshalb können sie nicht geschlossen werden. Bei Tracheotomie wird der Schlauch unterhalb des Kehlkopfes herausgeführt und deshalb kann durch Glottis und Stimmbänder kein Druck in den Lungen aufgebaut werden. In beiden Fällen ist der Hauptmechanismus für den Ausstoß von Sekreten gestört. Man kann Husten mit dem Atembeutel simulieren (dabei muß der Endotrachealbalg aufgebla-

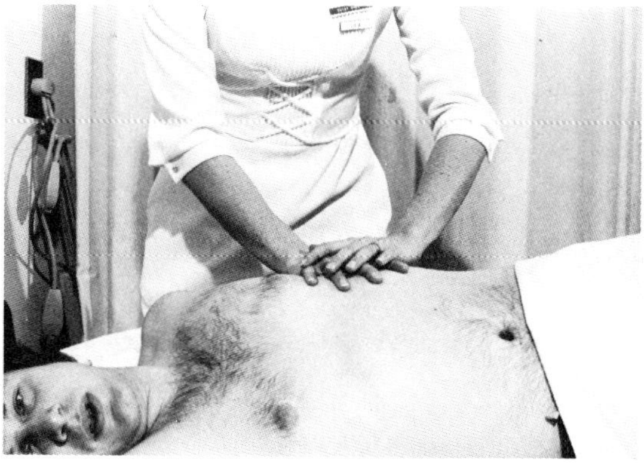

Abb. 269

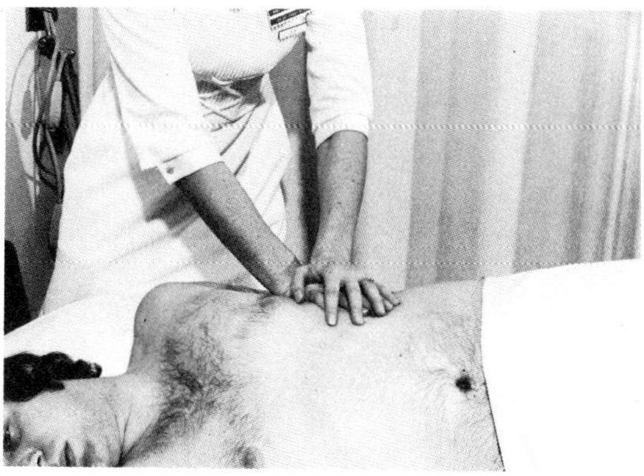

Abb. 270

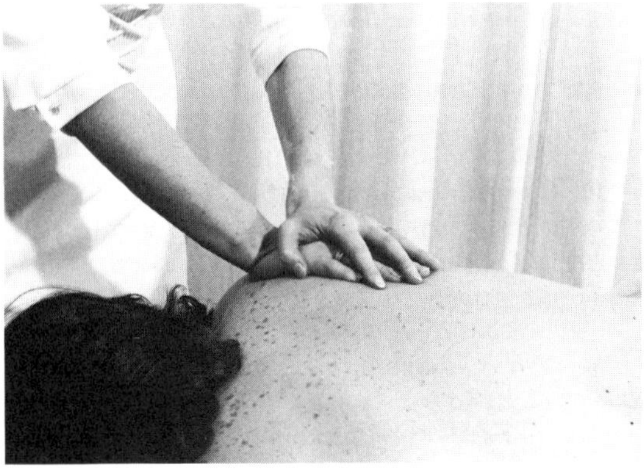

Abb. 271

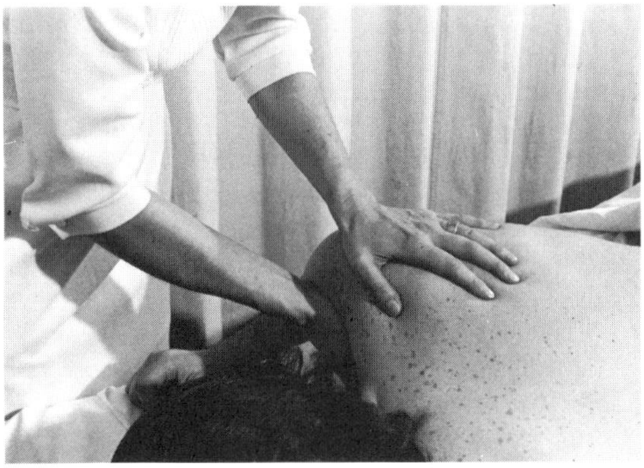

Abb. 272

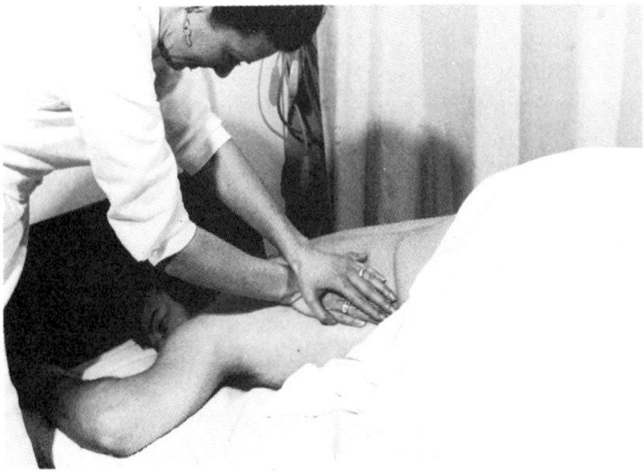

Abb. 273

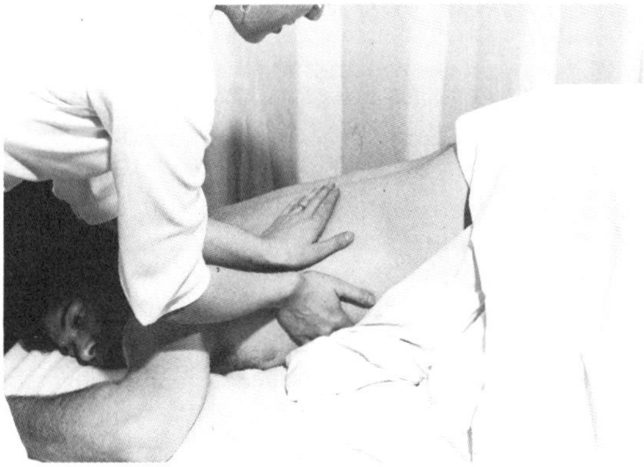

Abb. 274

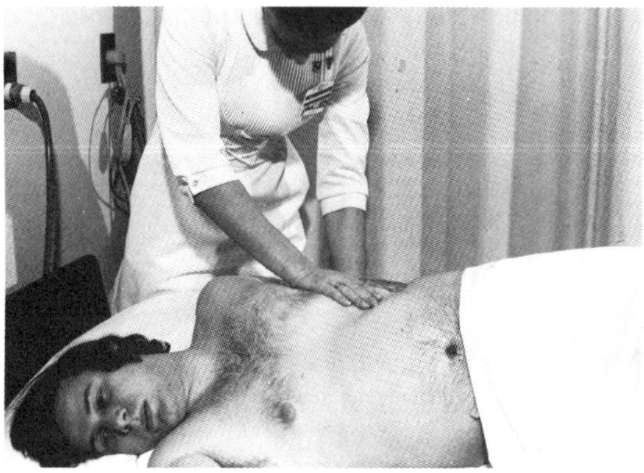

Abb. 275

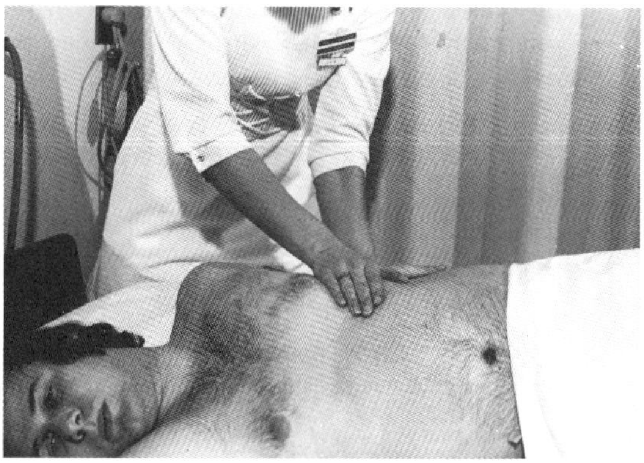

Abb. 276

sen sein, um den Luftweg abzudichten), indem man ein großes Inspirationsvolumen nimmt, dann den Beutel für zwei oder drei Sekunden zusammengedrückt hält und ihn dann schnell »aufplatzen« läßt. Der Therapeut beginnt die Brustkorbkompression und Vibration in dem Moment, wo der Atembeutel noch zusammengedrückt gehalten wird und führt sie während der Exspiration weiter durch.

Es gibt Fälle, in denen Vibration auch dann indiziert ist und durchgeführt wird, wenn die Massage nicht durchführbar ist. Zum Beispiel kurz nach chirurgischen Eingriffen, nach Operationen am offenen Herzen, nach Thorakotomien, nach Hämorrhagien und Rippenfrakturen. Im allgemeinen aber gelten dieselben Indikationen, Kontraindikationen und Einschränkungen, wie bei der Klopfmassage (siehe S. 156).

Die physiotherapeutische Thoraxtherapie hat ihre Wirksamkeit an einem breiten Spektrum von Patienten in der physiotherapeutischen Abteilung der Poliklinik bewiesen. Dazu zählen Patienten mit Rückenmarksverletzungen, zerebrovaskuläre Fälle, Myokardinfarkte und neuromuskuläre Störungen. Alle diese Patienten haben in der Regel Atemschwierigkeiten: schlechte Ventilation und ineffizienten Husten. Im Ergebnis kommt es zu Sekretionsretention in den Lungen. Viele Einzelfaktoren tragen zur Verstärkung ihrer Probleme bei – Muskelschwäche oder Paralyse, Koordinationsstörungen, mangelhafte Dauerbelastbarkeit und abnorme Atmungsformen.

Bei geschwächten und pflegebedürftigen Patienten kommt es zu einer deutlichen Aktivitätsminderung, sogar hinsichtlich der Positionsveränderung beim Liegen. Bei einem bettlägerigen Patienten bewirkt schon das Umwenden von einer Seite auf die andere eine Drainage in jeder Lungenhälfte. Die Schwerkraft wird ein positiver wie auch ein negativer Faktor der Lungendrainage – positiv in der Hinsicht, daß der obere Teil der Lunge drainiert wird, negativ insofern, als die Sekrete in den darunter liegenden Teilen der Lunge akkumulieren. Patienten, die rechtsseitig gelähmt sind, werden sich mit größerer Wahrscheinlichkeit auf die rechte Seite wenden, weil sie ihre linken Glieder noch benutzen können. Sie werden sich auch nur mit Schwierigkeiten auf die linke Seite drehen können. Sehr häufig kommt es bei ihnen zu einer Pneumonie der rechten Lunge. Bei tetraplegischen Patienten, die auf dem Rücken liegen, kommt es sehr häufig zu einer bilateralen Pneumonie in den basalen Lungenabschnitten oder zu einer Pneumonie der oberen Segmente der unteren Lungenlappen. Die Bedeutung des häufigen Positionswechsels für die Drainage kann kaum überbetont werden. Voraussetzung dafür ist eine gute Kooperation mit dem Pflegepersonal.

Patienten mit neuromuskulären Störungen, z. B. mit Myasthenia gravis oder *Guillain-Barré*-Liquor-Syndrom brauchen Hilfe zur Erhaltung oder Erreichung freier Luftwege. Kurzatmigkeit wird verursacht durch Sekrete in den Luftwegen. Das ist angsterregend für die Patienten und beschränkt ihre Aktivitäten und den Genesungsfortschritt erheblich. Ein Bronchial-Hygiene-Programm bestehend aus Drainagelagerungen, Massage und Atemgymnastik wird durchgeführt. Nach den Verfahren der Bronchialhygiene sollte jeweils eine Ruheperiode folgen, weil sie den Patienten in der Regel recht stark ermüden.

Wenn Patienten eine Atemgymnastik prä- und postoperativ erhalten, kommt es zu weniger Atemkomplikationen und zu einer beschleunigten postoperativen Genesung.

Beim Erlernen der Verfahren der Atemgymnastik müssen Therapeuten nicht nur die Massagetechniken erlernen, sondern sie müssen außerdem die Positionen der Lagerungsdrainagen kennen (s. Abb. S. 161 ff), außerdem Atemtherapie. Je näher man sich mit der Behandlung von Atmungsproblemen befaßt, desto klarer wird, wie notwendig die Integration und Koordination von Programmen ist.

Drainagelagerungen

Eine wichtige Voraussetzung für die Massage bei Patienten mit Atemschwierigkeiten sind Drainagelagerungen. Der Therapeut muß die für den Patienten jeweils sinnvolle Haltung genau kennen, um die verschiedenen Segmente und Lungenlappen drainieren zu können.

Abb. 277 Lagerungsdrainage

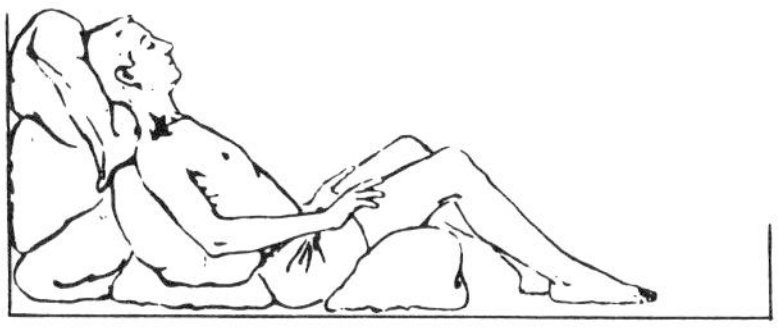

1. Obere Segmente. Rechts und links vorn. Der Patient befindet sich in sitzender Haltung und wird dabei im Rücken von Kissen gestützt; man klatscht die Vorderseite oberhalb der Schlüsselbeine, zwischen Hals und Schulter.

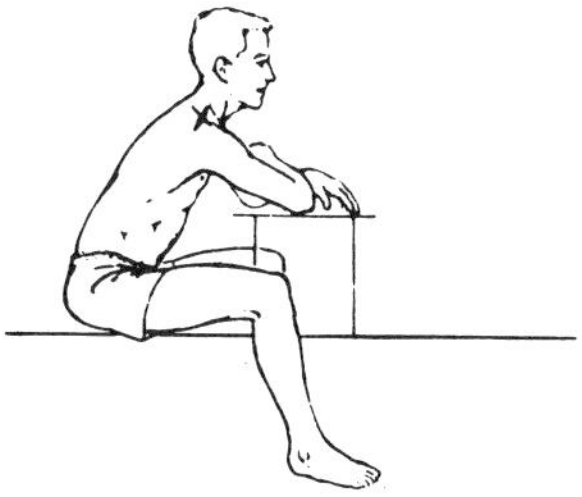

2. Obere Segmente. Links und rechts hinten. Der Patient sitzt und stützt sich dabei nach vorn auf Kissen; man klatscht auf beiden Seiten auf den Rücken oberhalb der Schulterblätter. Dabei reichen die Finger meist ein wenig über die Schulter hinaus.

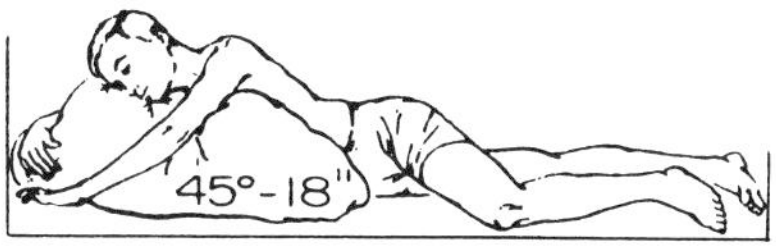

3. Hinteres Segment links. Der Patient liegt auf der rechten Seite, Kopf und Schulter liegen auf Kissen. Dadurch macht der Körper eine Vierteldrehung nach vorn; man klatscht im Bereich des linken Schulterblatts.

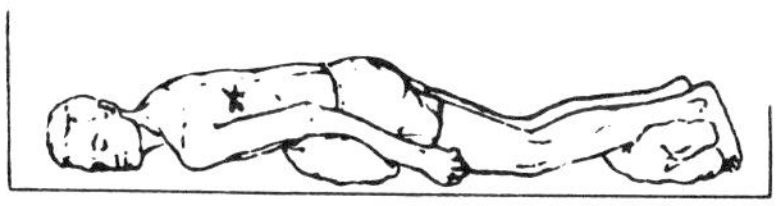

4. Obere Segmente. Rechts und links (Unterlappen). Der Patient liegt flach auf dem Bauch; ein Kissen wird ihm zur größeren Bequemlichkeit etwa in Magengegend unterlegt. Man klatscht direkt unterhalb des Schulterblattes.

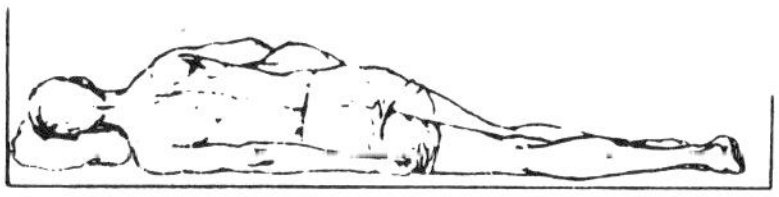

5. Segment rechts hinten. Der Patient liegt auf der linken Seite. Von Schulter bis Hüfte werden auf der Bauchseite Kissen gelegt, der Patient rollt sich ein wenig nach vorn auf die Kissen. Man klatscht im Bereich des rechten Schulterblattes.

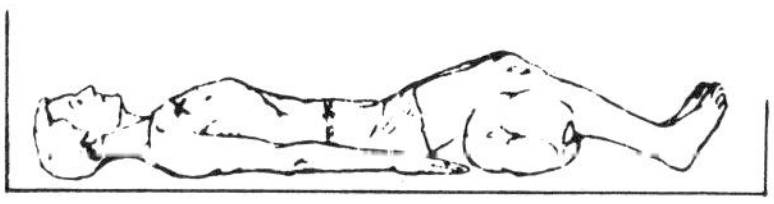

6. Vordere Segmente. Rechts und links. Der Patient liegt flach auf dem Rücken mit einem Kissen unter den Knien; man klatscht auf beiden Seiten direkt unterhalb der Schlüsselbeine und oberhalb der Verbindungslinie der Brustwarzen.

Abb. 278 Lagerungsdrainage

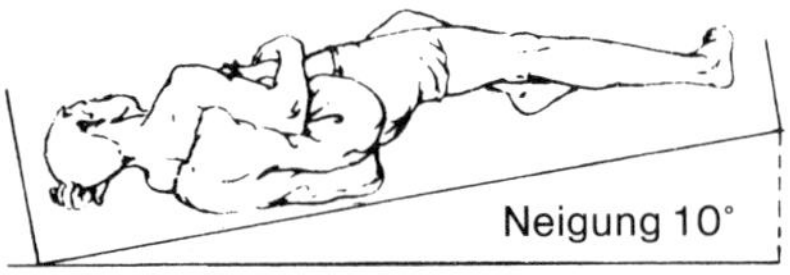

7. Rechter Mittellappen. Der Patient liegt auf der linken Seite; von Schulter bis Hüfte wird er hinten von Kissen gestützt und rollt dabei ein wenig nach hinten auf die Kissen. Man klatscht direkt oberhalb der rechten Brustwarze. Bei Mädchen mit sich entwickelndem Brustgewebe klatscht man rechts von der Brustwarze und unterhalb der Achselhöhle.

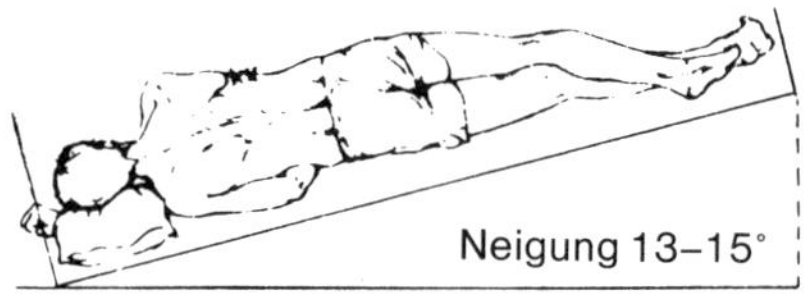

8. Basalsegment an der rechten Seite. Der Patient liegt auf der linken Seite. Man klatscht im Bereich der unteren Rippen. Ein Kissen unter der Taille kann dazu beitragen, daß die Wirbelsäule gerade bleibt.

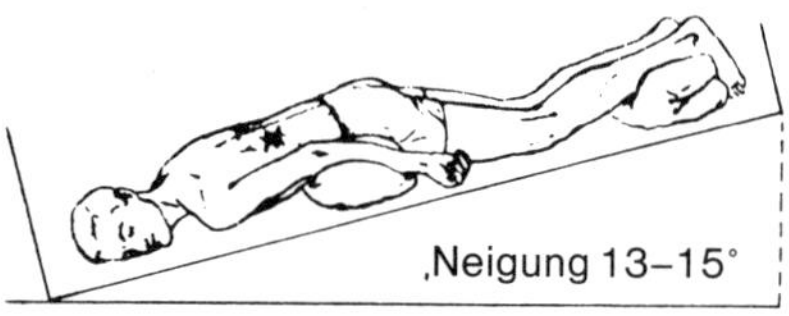

9. Basalsegment hinten. Rechts und links. Der Patient liegt auf dem Bauch mit einem Kissen unter den Hüften. Man klatscht auf beiden Seiten im Bereich der unteren Rippen.

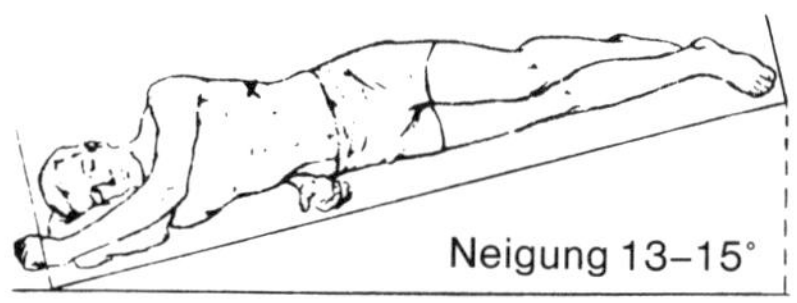

10. Basalsegment auf der linken Seite. Der Patient liegt auf der rechten Seite. Man klatscht im Bereich der unteren Rippen. Ein Kissen unter der Taille kann dazu beitragen, daß die Wirbelsäule gerade bleibt.

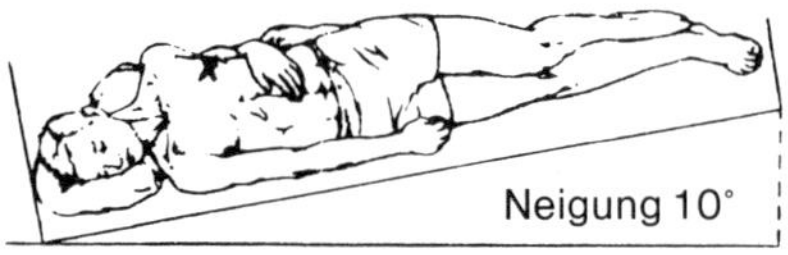

11. Linke Lingula. Der Patient liegt auf der rechten Seite. Von Schulter bis Hüfte wird er von hinten mit Kissen gestützt und rollt ein wenig nach hinten auf die Kissen. Man klatscht im Bereich der linken Brustwarze. Bei Mädchen mit sich entwickelndem Brustgewebe klatscht man links von der Brustwarze und unterhalb der Achselhöhle.

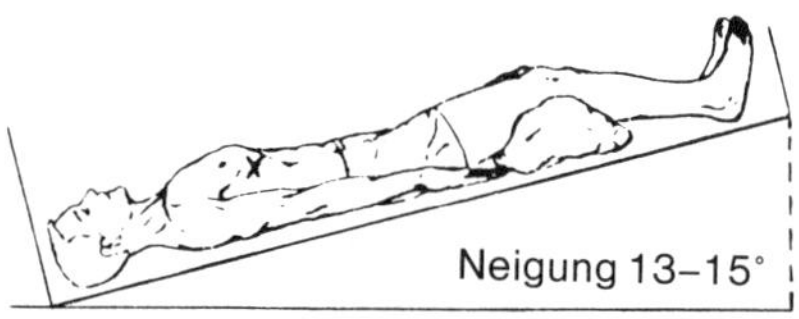

12. Basalsegment vorn. Links und rechts. Der Patient liegt auf dem Rücken mit einem Kissen unter den Knien. Man klatscht auf beiden Seiten im Bereich der unteren Rippen.

In den Zeichnungen wird die Verwendung des verstellbaren Bettes und der Kissen bei jeder einzelnen Lagerung gezeigt (s. Abb. 277, 278), ebenso die Stellungen, in denen ein Kind auf dem Schoß der Mutter oder des Therapeuten gehalten werden kann.

Abb. 279 Lagerungsdrainage bei Kleinkindern

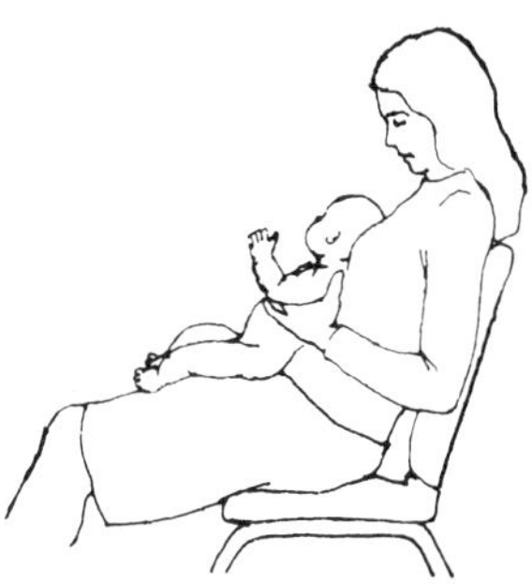

1. Obere Segmente. Rechts und links vorn. Das Kind sitzt und lehnt sich nach hinten an die Brust der Mutter oder des Vaters. Man klatscht auf beiden Seiten oberhalb des Schlüsselbeins zwischen Hals und Schulter.

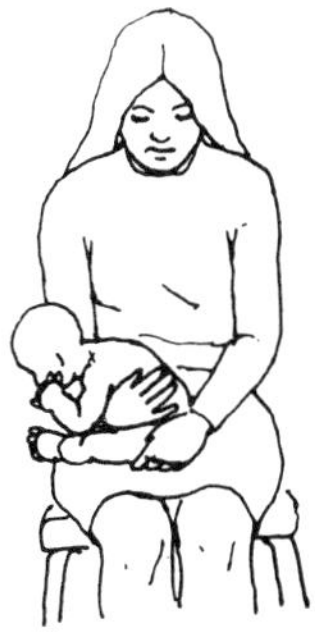

2. Obere Segmente. Links und rechts hinten. Das Kind sitzt und wird vorn von einem Kissen oder einem Arm gestützt. Man klatscht auf beiden Seiten des Rückens oberhalb der Schulterblätter; dabei reichen die Finger ein wenig über die Schultern hinaus.

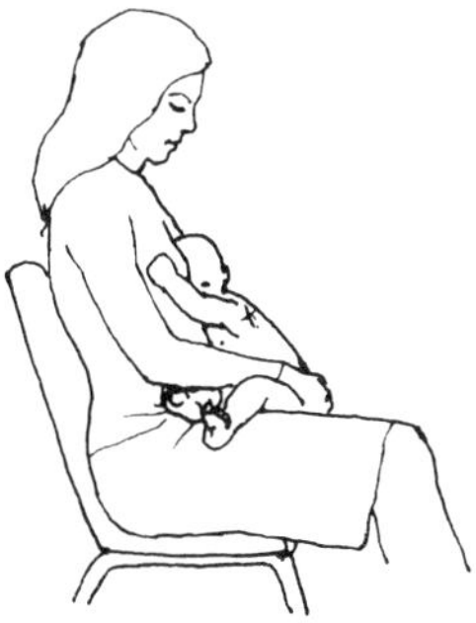

3. Segment links hinten. Das Kind sitzt nach rechts blickend auf dem Schoß. Es lehnt sich an den Oberkörper des Vaters oder der Mutter. Man klatscht oberhalb des linken Schulterblattes.

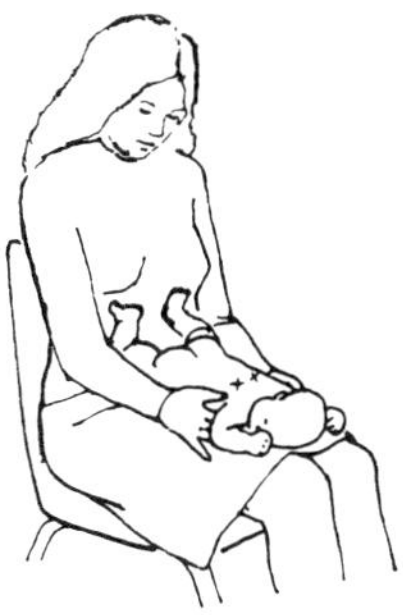

4. Obere Segmente (Unterlappen). Linke und rechte Seite. Das Kind liegt bäuchlings auf den Oberschenkeln der Mutter oder des Vaters. Man klatscht direkt unterhalb der Schulterblätter.

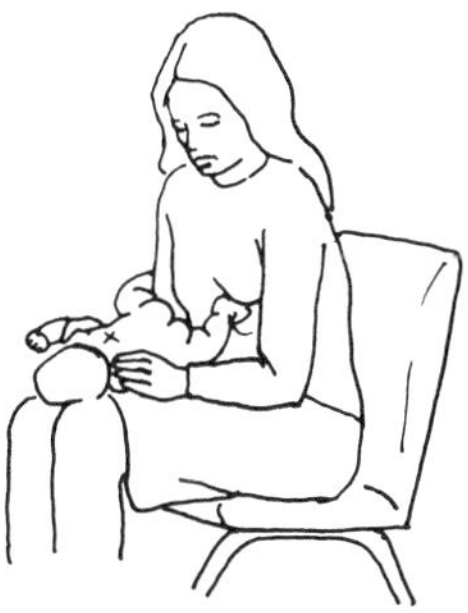

5. Segment rechts hinten. Das Kind liegt auf der linken Seite. Der Elternteil greift es mit der rechten Hand am rechten Oberarm. Das Kind wird dann ein wenig nach vorn auf den Arm gerollt. Man klatscht im Bereich des rechten Schulterblattes.

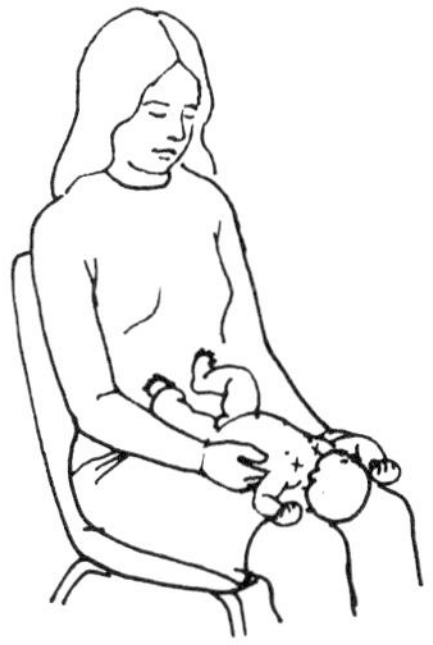

6. Vordere Segmente. Links und rechts. Das Kind liegt auf dem Rücken. Man klatscht knapp unterhalb des Schlüsselbeins und oberhalb der Verbindungslinie der Brustwarzen (Abb. 279).

Abb. 280 Lagerungsdrainage bei Kleinkindern

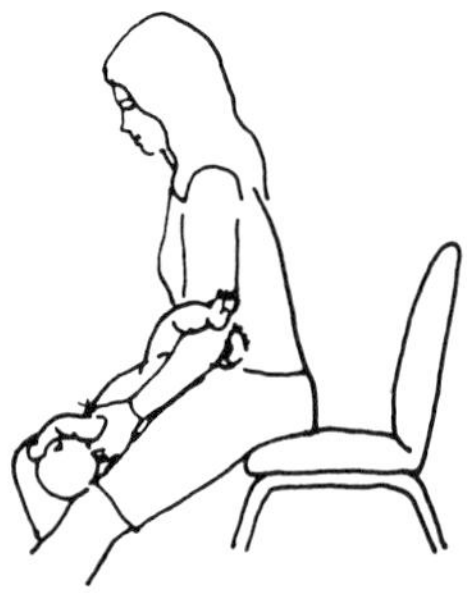

7. Rechter Mittellappen. Das linke Bein des Elternteils wird gestreckt. Das Kind wird auf seine linke Seite mit dem Kopf nach unten gelegt. Mit der linken Hand greift man es am rechten Oberarm. Dann wird es leicht nach hinten auf den stützenden Arm gerollt. Man klatscht im Bereich der rechten Brustwarze.

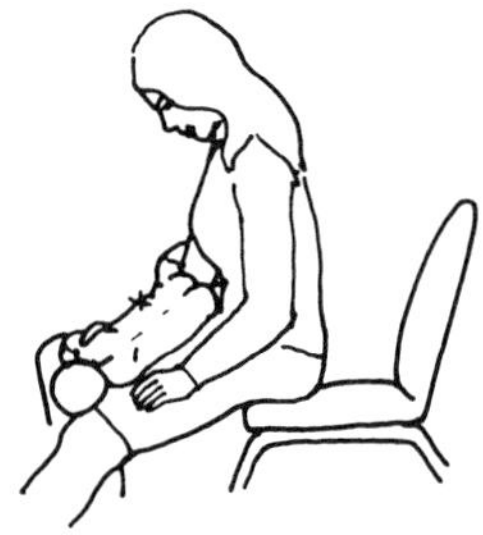

8. Basalsegment auf der rechten Seite. Die Mutter oder der Vater streckt das linke Bein. Das Kind wird auf seine linke Seite mit dem Kopf nach unten auf das Bein gelegt. Man hält es mit der rechten Hand am rechten Oberarm. Man klatscht im Bereich der unteren Rippen.

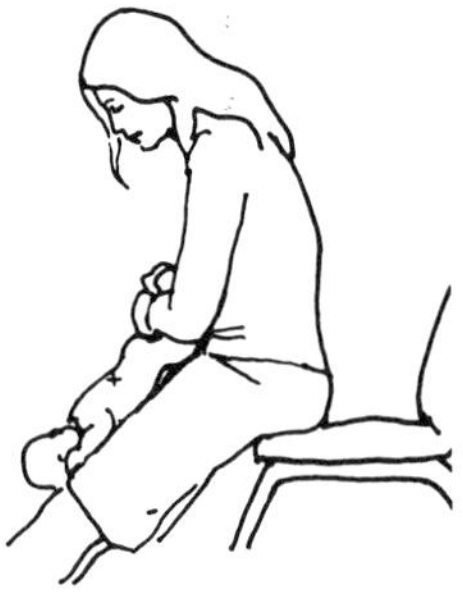

9. Basalsegment hinten. Links und rechts. Beide Beine werden gestreckt und das Kind liegt bäuchlings mit dem Kopf nach unten darauf. Man klatscht auf beiden Seiten im Bereich der unteren Rippen.

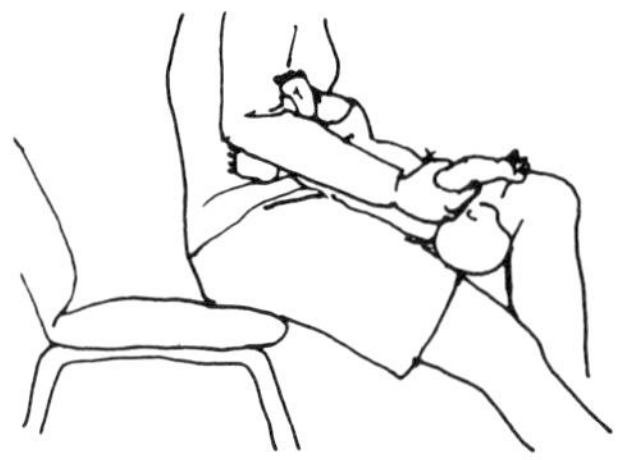

10. Linke Lingula. Man streckt das rechte Bein und legt das Kind auf seine rechte Seite mit dem Kopf nach unten darauf. Es wird mit der rechten Hand am rechten Oberarm gehalten und dann leicht nach hinten auf den Arm gerollt. Man klatscht im Bereich der linken Brustwarze.

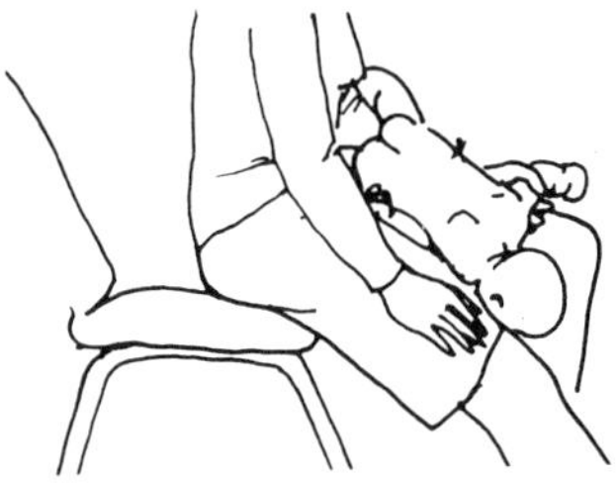

11. Basalsegment auf der linken Seite. Das rechte Bein wird gestreckt; das Kind liegt auf seiner rechten Seite mit dem Kopf nach unten auf dem Bein. Am linken Oberarm wird es mit der linken Hand gehalten. Man klatscht im Bereich der unteren Rippen.

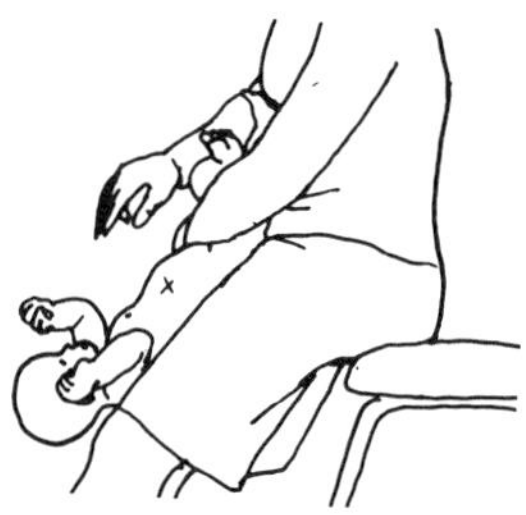

12. Basalsegment vorn. Links und rechts. Beide Beine werden gestreckt, das Kind liegt auf dem Rücken mit dem Kopf nach unten darauf. Man klatscht im Bereich der unteren Rippen auf beiden Seiten (Abb. 280).

Abb. 281 Lagerungsdrainage

Kissen stützen den Patienten in der jeweils richtigen Lage: Auf dem Bett oder der Liege in der Klinik oder zu Hause

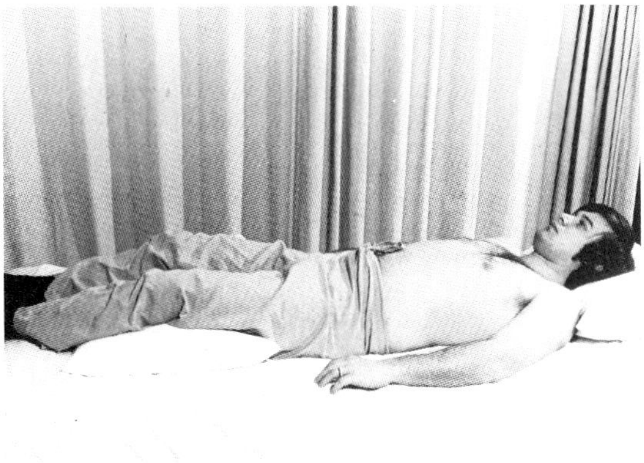

1. Oberlappen – vordere Segmente

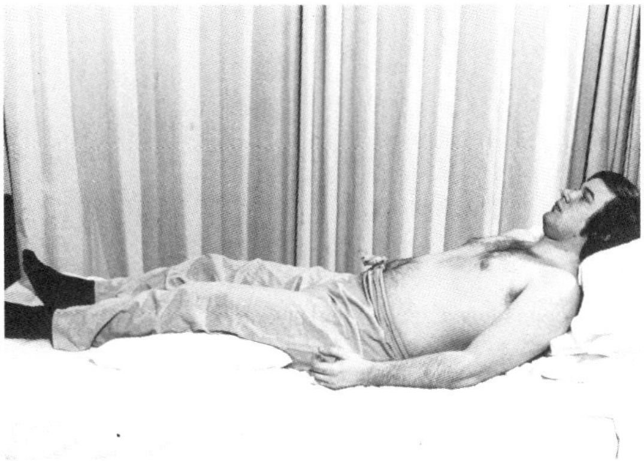

2. Oberlappen – rechte und linke obere Segmente

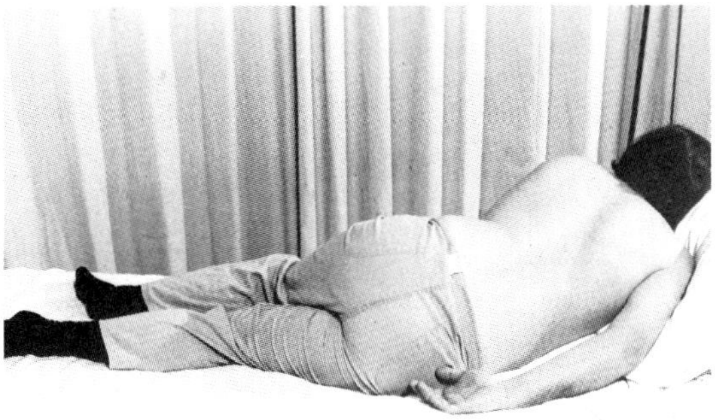

3. Linker Oberlappen – hinteres Segment

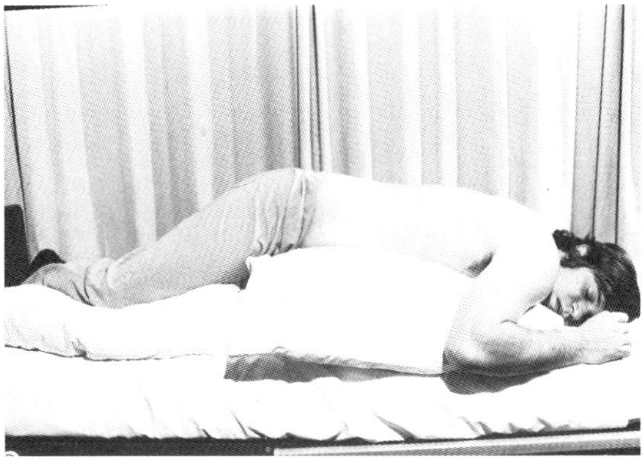

4. Rechter Oberlappen – hinteres Segment

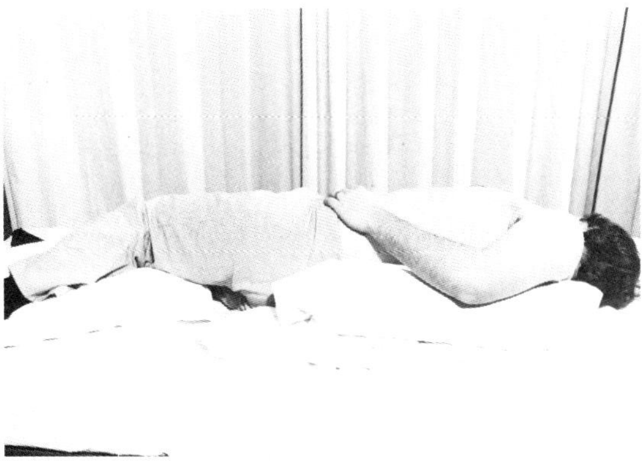

5. Linker Oberlappen – Lingula

Abb. 282 Lagerungsdrainage

Die Abb. 281 und 282 zeigen, wie die Kissen verwendet werden, wenn das Bett nicht verstellbar ist.

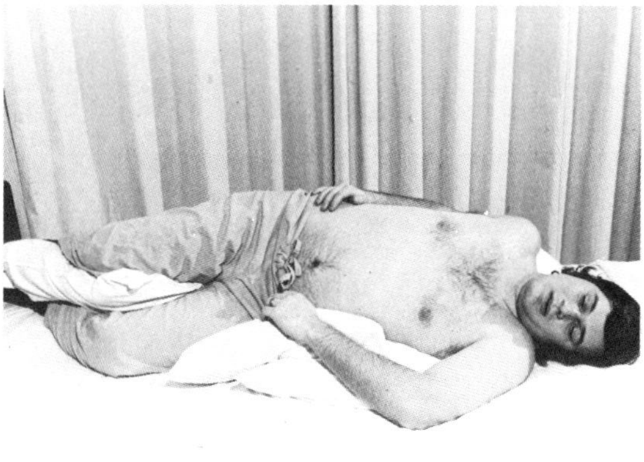

6. Rechter Mittellappen

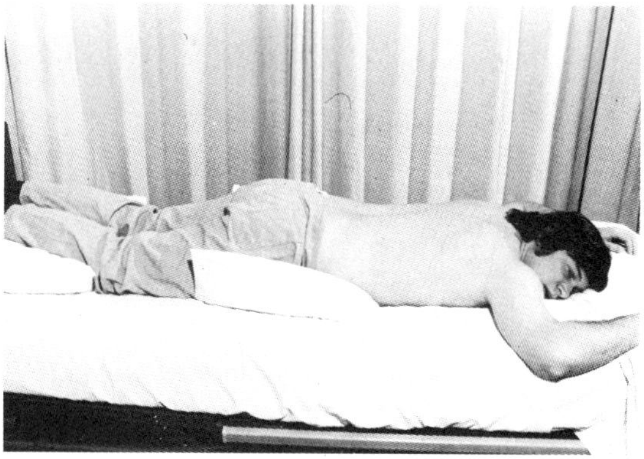

7. Rechter und linker Unterlappen – obere Segmente

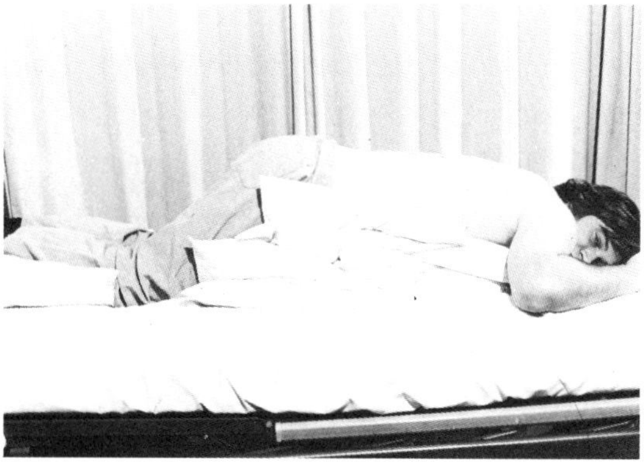

8. Rechter und linker Unterlappen – hintere Segmente*

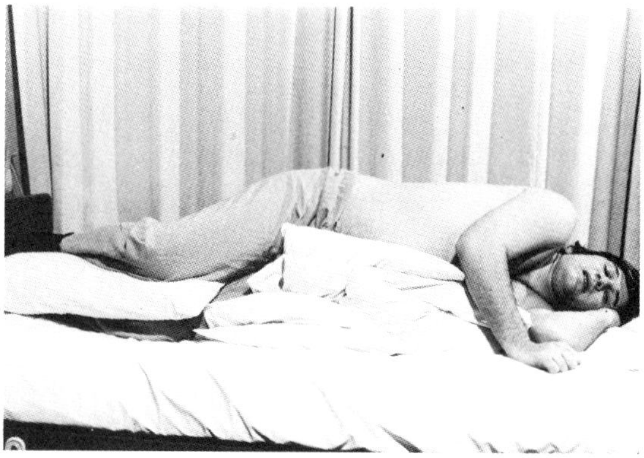

9. Rechter Unterlappen – laterales Segment. Für den linken Unterlappen – laterales Segment liegt man auf der anderen Seite.

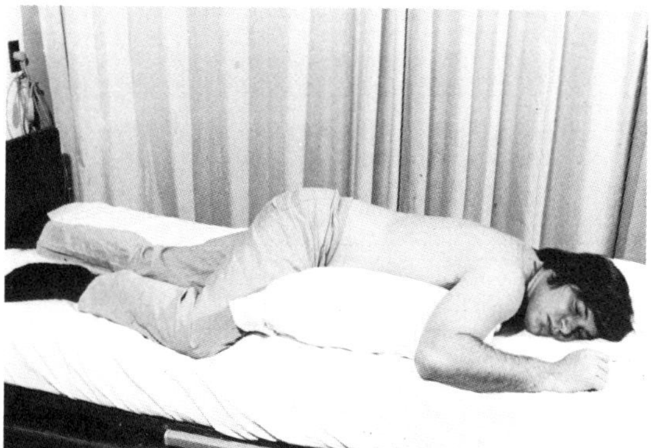

10. Modifizierte Dreiviertel-Bauchlage für die Drainage der hinteren Basalsegmente.

* Linker und rechter Unterlappen – vordere Segmente: der Patient liegt dann auf dem Rücken statt auf dem Bauch. Die Kissen bleiben in derselben Lage, Hüften sind erhöht, Kopf und Schultern liegen tiefer

Anhang

Externe Herzmassage

Jeder Physiotherapeut sollte die äußere Herzmassage kennen, damit er sie in Notfällen bei plötzlichem Herzstillstand durchführen kann. Wenn das Herz aufhört zu schlagen (davon überzeugt man sich durch die Überprüfung des Pulses an der großen Herzschlagader auf einer Seite der Luftröhre), dann sollte der Patient auf den Rücken auf festen Untergrund gelegt werden, z. B. auf den Fußboden oder ein kräftiges Brett oder eine Liege – es ist gleich was, Hauptsache es geht schnell.

Der Kopf des Patienten wird nach hinten gebeugt, um freien Luftweg zu garantieren (Abb. 283). Die Nasenlöcher werden geschlossen, der Hals ist gestreckt, der Helfer verschließt den Mund des Patienten mit seinem Mund und bläst ihm Atem in die Lungen. Wenn der Luftweg verstopft ist, muß er gereinigt werden, bevor irgendwelche anderen Maßnahmen durchgeführt werden.

Der Handwurzelballen, verstärkt durch die andere Hand, wird direkt unterhalb des Sternum-Mitte aufgelegt (Abb. 284). Die kopfferne Hand des Helfers tastet den Schwertfortsatz, die andere Hand wird zwei Finger breit vom Schwertfortsatz auf das Brustbein gelegt. Die Finger werden abduziert und abgehoben, so daß der Druck nur auf das Sternum ausgeübt wird, nicht auf die Rippen oder das Abdomen. Abb. 285 Handhaltung, wenn der Helfer auf der linken Seite des Patienten kniet. Abb. 286 Handhaltung, wenn der Helfer auf der rechten Seite des Patienten kniet. Nun wird vertikal Druck ausgeübt, so daß das Brustbein $2\,^1/_2$ bis 3 cm niedergedrückt wird, dann wird die Hand schnell wieder gehoben. Wenn der Patient ein Kind ist, wird nur eine Hand und weniger Druck verwendet. Bei einem Kleinkind können die Finger verwendet werden und erheblich weniger Druck bei etwa 80 Impulsen pro Minute.

Bei der kardiopulmonalen Wiederbelebung geht man davon aus, daß bei jedem Herzstillstand unbedingt Atemunterstützung gegeben werden muß, und das trifft in der Regel zu. Deshalb muß ein einzelner Helfer, der kardiopulmonale Wiederbelebung durchführt, die künstli-

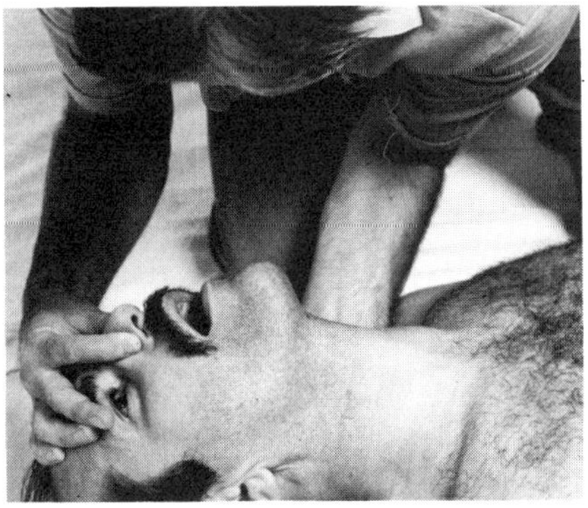

Abb. 283 Die Nasenlöcher werden verschlossen und der Hals gestreckt; der Helfer verschließt mit seinem Mund den Mund des Patienten und bläst Luft in dessen Lungen

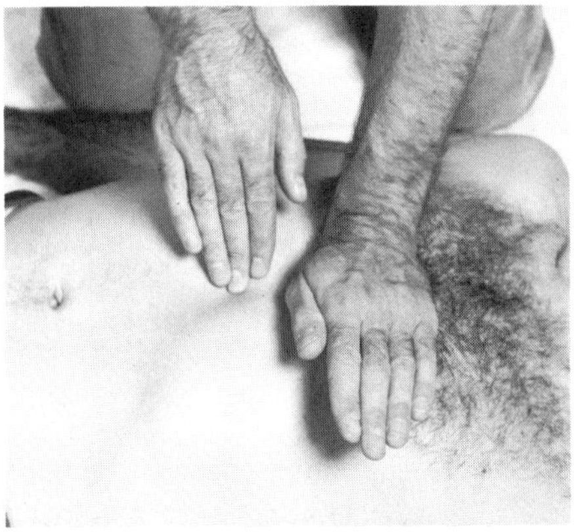

Abb. 284 Die dem Kopf des Patienten entferntere Hand tastet nach dem Schwertfortsatz, die andere wird zwei Fingerbreiten vom Schwertfortsatz entfernt angelegt.

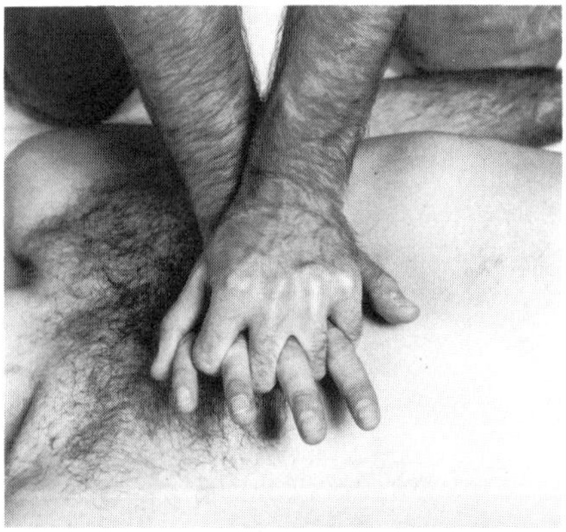

Abb. 285 Dies ist die optimale Handhaltung des Helfers, wenn er auf der linken Seite des Patienten kniet.

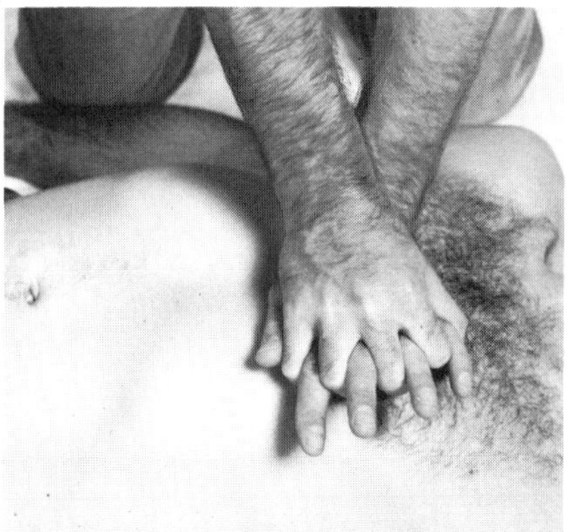

Abb. 286 Optimale Handhaltung des Helfers, wenn er auf der rechten Seite des Patienten kniet.

che Beatmung wie auch die Herzmassage durchführen. Der Helfer sollte mit einer Frequenz von 80 Impulsen pro Minute Kompressionen durchführen und nach je 15 Kompressionen den Patienten 2mal kurz beatmen (Abb. 283). Bei einer Frequenz von 80 Kompressionen pro Minute erhält der Patient im Effekt nur 60, weil ja noch für die Atemhilfe Zeit gebraucht wird. Wenn zwei Helfer zur Verfügung stehen, führt der eine Kompressionen mit einer Frequenz von 60 Impulsen pro Minute durch und der andere gibt nach jedem fünften Impuls eine Atemhilfe. Sie tauschen die Positionen nach Bedarf.

In jedem Falle muß so früh als möglich ein Notarztteam alarmiert werden, die Anstrengungen der kardiopulmonalen Wiederbelebung sollten fortgesetzt werden, bis das Team ankommt oder eine stabile Zirkulation und Atmung wiederhergestellt sind. Bei Kindern oder wenn der Herzstillstand von Hypothermie begleitet ist, sind auch sehr lange Wiederbelebungsanstrengungen gerechtfertigt und sollten auch bei langer Bewußtlosigkeit fortgesetzt werden.

Wenn man nicht sehr sorgfältig darauf achtet, diese Verfahren richtig anzuwenden, können leicht Rippen- und Brustbeinbrüche entstehen, auch Lazerationen und Rupturen weicher Gewebe, z. B. Leber, Milz, Pankreas, Lunge und Blutgefäße.

Die American Medical Association für die kardiopulmonale Wiederbelebung und für Herznotversorgung empfiehlt, daß alle Angestellten im Gesundheitswesen, die in irgendeiner Funktion direkt mit Patienten zu tun haben, in den grundlegenden Lebensrettungsmethoden ausgebildet sind und den Plan für kardiopulmonale Wiederbelebung in ihrer Einrichtung gut kennen. Die Chicago Heart Association hat erst kürzlich die Dauer der Gültigkeit einer Bescheinigung für Lebensretter von zwei Jahren auf ein Jahr reduziert. Mit diesem Zertifikat muß ein qualifizierter Ausbilder der kardiopulmonalen Wiederbelebung bestätigen, daß der Auszubildende sein Wissen über kardiopulmonale Wiederbelebung nachgewiesen hat. Außer dem Zeitpunkt muß er psychomotorische Fertigkeiten für das korrekte Timing demonstrieren und die Technik der Wiederbelebung bei einem zur Verfügung stehenden Helfer und bei zwei Helfern beherrschen.

Die notwendigen praktischen Übungen und die wiederholte Demonstration der Techniken sollten an einer Übungspuppe unter Aufsicht eines anerkannten Ausbilders durchgeführt werden.

Literatur

1. Allen, J. A. and Roddie, I. C.: The role of circulating catecholamines in sweat production in man. J. Physiol. (Lond.) 227: 801–814, 1972.
2. American College of Surgeons: An Outline of the Treatment of Fractures. Chicago, Committee on Fractures, 1940.
2. Appenzeller, O.: The Autonomic Nervous System. New York, American Elsevier Publishing Co. Inc., 1970.
4. Barns, L.: CPR, cold may save near-drowning victims. The Physician and Sports Medicine 8 (3): 25–26, 1980.
5. Barr, J. S. and Taslitz, N.: Influence of back massage on autonomic functions. Phys. Ther. 50: 1679–1691, 1970.
6. Beard, G.: History of massage technique. Phys. Ther. Rev. 32: 613–624, 1952.
7. Bell, A. J.: Massage and the physiotherapist. Physiotherapy 50: 406–408, 1964.
8. Bendixen, H. H., Egbert, L. D., Hedley-White, J., Laver, M. B., and Pontoppidan, H.: Respiratory Care. St. Louis, C. V. Mosby, 1965, pp. 93–101.
9. Berghman, G. and Helleday, U.: Anteckningar om massage. Nordiskt Medicinskt Arkin. 5: No. 7, 1873.
10. Blundell, J. W. F.: The Muscles and Their Story from the Earliest Times. London, Chapman and Hall, 1864.
11. Bodian, M.: Use of massage following lid surgery. Eye, Ear, Nose and Throat Monthly 48: 542–47, 1969.
12. Bohm, M.: Massage – Its Principles and Technic. Philadelphia, Chas. F. Saunders, 1918.
13. Bork, K., Karling, G. W., and Faust, G.: Serum enzyme levels after »whole body massage.« Arch. Dermatol. Forsch. 240: 342–48, 1971.
14. Brunton, T. L. and Tunnicliffe, T. W.: On the effects of the kneading of muscles upon the circulation, local and general. J. Physiol. 17: 364, 1894–1895.
15. Bucholz, C. H.: Therapeutic Exercise and Massage. Philadelphia, Lea & Febiger, 1917, p. 130.
16. Carey, F. E.: Emphysema. The Battle to Breathe. U. S. Dept. of H. E. W., Public Health Service Publication 1715, 1967, pp. 1–3.
17. Carrier, E. B.: Studies on physiology of capillaries: Reaction of human skin capillaries to drugs and other stimuli. Am. J. Physiol. 61: 528–547, 1922.
18. Cherniack, R. M., Cherniack, L., and Naimark, A.: Respiration in Health and Disease. 2nd ed. Philadelphia, W. B. Saunders, 1972, p. 452.
19. Chor, H. and Dolkart, R. E.: A study of simple disuse atrophy in the monkey. Am. J. Physiol. 117: 4, 1936.
20. Chor, H., Cleveland, D., Davenport, H. A., Dolkart, R. E., and Beard, G.: Atrophy and regeneration of the gastrocnemius-soleus muscles: Effects of physical therapy in monkey following section and suture of sciatic nerve. J. A. M. A. 113: 1029–1033, 1939.
21. Clark, D. T.: Complications following closed-chest cardiac massage. J. A. M. A., 181: 337–338, 1962.
22. Cleoburey, W.: System of Friction. 3rd ed. London, Munday & Slatter, 1825.
23. Coulter, J. S.: Clio Medica VII, Physical Therapy. New York, Paul B. Hoeber, 1932, pp. 39–40.
24. Cuthbertson, D. P.: Effect of massage on metabolism: A survey. Glasgow M. J. (New 7th Series) 2: 200–213, 1933.
25. Cyriax, J.: Treatment by Massage and Manipulation. New York, Paul Hoeber, Inc., 1959.
26. Cyriax, J.: Textbook of Orthopedic Medicine, Vol. I. 7th ed. New York, Macmillan, 1978.
27. Cyriax, J. and Russell, G.: Textbook of Orthopedic Medicine, Vol. II. 9th ed. Baltimore, Williams and Wilkins, 1977.
28. Despard, L. L.: Textbook of Massage and Remedial Gymnastics. 3rd ed. New York, Oxford University Press, 1932.
29. Dicke, E., Schliack, H., Wolff, A.: Bindegewebsmassage, 11. Auflage. Hippokrates, Stuttgart 1982.
30. Downing, G.: The Massage Book. Westminster, Md. Bookworks (dist. by Randon House), 1972.
31. Drinker, C. K. and Yoffey, J. M.: Lymphatics, Lymph, and Lymphoid Tissue: Their Physiological and Clinical Significance. Cambridge, Harvard University Press, 1941, p. 310.
32. Dumbleton, J. H. and Black, J.: An Introduction to Orthopaedic Materials. Springfield, Ill. Charles C Thomas, 1975.
33. Ebner, M.: Connective Tissue Massage. Theory and Therapeutic Application. 2nd ed. Huntington, N. Y., Robert E. Krieger Publishing Co., Inc., 1975.
34. Egan, D. F.: Fundamentals of Inhalation Therapy. St. Louis, C. V. Mosby, 1969, pp. 206, 406.
35. Egbert, L. D., Battit, G. E., Welch, C. E., and Bartlett, M. K.: Reduction of postoperative pain by encouragement and instruction of patients. N. Engl. J. Med. 270: 825–827, 1964.
36. Freeman, M. A. R. and Wyke, B. D.: Articular reflexes at the ankle joint: An electromyographic study of normal and abnormal influences of ankle joint mechanoreceptors upon reflex activity in the leg muscles. Br. J. Surg. 54: 990, 1967.
37. Galen, C.: De Sanitate Tuenda (a translation of Galen's Hygiene by R. M. Green). Springfield, Ill, Charles C Thomas, 1951.
38. Graham, D.: Practical Treatise on Massage. New York, Wm. Wood and Co., 1884.
39. Graham, D.: Massage-Manual Treatment and Remedial Movements. Philadelphia, J. B. Lippincott, 1913.
40. Granit, R.: Receptors and Sensory Perception. New Haven, Yale University Press, 1955, pp. 191–276.
41. Gruner, O. C.: A treatise on the Canon of Medicine of Avicenna. London, Lazac & Co., 1930.
42. Hamer, D. H. and Howson, D. C.: Bibliography on Electroanalgesia. Phys. Ther. 58 (12): 1485–1492, 1978.
43. Hartman, F. A., Blatz, W. E., and Kelborn, L. J.: Stu-

dies in regeneration of denervated mammalian muscle. Am. J. Physiol. 53: 109, 1919.
44. Hartman, F. A. and Blatz, W. E.: Treatment of denervated muscle. J. A. M. A. 74: 878, 1920.
45. Hoffa, A.: Technik der Massage. Stuttgart, Verlag von Ferdinand Enke, 1897.
46. Johnson, W.: The Anatriptic Art. London, Simkin Marshall and Co., 1866.
47. Kalb, S. W.: The fallacy of massage in the treatment of obesity. J. Med. Soc. N. J. 41: 406–407, 1944.
48. Kellgren, A.: The Technic of Ling's System of Manual Treatment. Edinburgh and London, Young J. Pentland, 1890.
49. Kellogg, J. H.: The Art of Massage. 12th ed., revised. Battle Creek, Mich., Modern Medical Publishing Co., 1919.
50. Kenshalo, D. R. (Ed): The Skin Senses. Springfield, Ill., Charles C Thomas, 1968.
51. Kewabramania, L. S.: Autonomic dysreflexia in traumatic myeolopathy. Am. J. Phys. Med. 59 (1): 1–21, 1980.
52. Key, J. A., Elzinga, E., and Fischer, F.: Local atrophy of bone, I. Effect of immobilization and of operative procedures. Arch. Surg. 28: 935–942, 1934.
53. Key, J. A., Elzinga, E., and Fischer, F.: Local atrophy of bone, II. Effects of local heat, massage, and therapeutic exercise. Arch. Surg. 28: 943–947, 1934.
54. Kleen, E. A. G.: Handbook I Massage och Sjukgymnastik, Stockholm, Nordin and Josephson, 1906.
55. Kleen, E. A. G.: Massage and Medical Gymnastics. 2nd ed. New York, Wm. Wood and Co., 1921.
56. Kuwenhoven, W. D., Jude, J. R., and Knickerbocker, G. G.: Closed-chest cardiac massage. J. A. M. A., 173: 1064–1067, 1960.
57. Krusen, F. H.: Physical Medicine. Philadelphia, W. B. Saunders Co., 1941, p. 335.
58. Ladd, M. P., Kottke, F. J., and Blanchard, R. S.: Studies of the effect of massage on the flow of lymph from the foreleg of the dog. Arch. Phys. Med. 33: 611, 1952.
59. Lamb, D. W.: The neurology of spinal pain. Phys. Ther. 59 (8): 971–973, 1979.
60. Langley, J. N. and Hashimoto, M.: Denervated muscle atrophy. Am. J. Physiol. 52: 15, 1918.
61. LeRoy, M. R.: La vie du tissu conjontif et sa défense par la massage. Rev. Med. (Paris) 58: 212, 1941.
62. Lewis, T.: Blood Vessels of Human Skin and Their Responses. London, Shaw & Sons, Ltd., 1927, pp. 128, 233.
63. Licht, S. (Ed.): Massage, Manipulation and Traction. New Haven, Elizabeth Licht, 1960, pp. 29–31, 41, 57–69, 131–132.
64. Lucia, S. P. and Rickard, J. F.: Effects of massage on blood platelet production. Proc. Soc. Exper. Biol. Med. 31: 87, 1933.
65. Maggiora, A.: De l'action physiologique du massage sur les muscles de l'homme. Arch. Ital. Biol. 16: 225, 1891.
66. Marks, J. L.: Brain peptides: Is substance P a transmitter of pain signals? Science 205: 886–889, 1979.
67. McMaster, P. D.: Changes in the cutaneous lymphatics of human beings and in the lymph flow under normal and pathological conditions. J. Exper. Med. 65: 347, 1937.
68. McMillan, M.: Massage and Therapeutic Exercise. Philadelphia, W. B. Saunders Co., 1925.
69. Melzack, R. and Wall, P. D.: Pain mechanisms: A new theory. Science 150: 971–979, 1965.
70. Mennell, J. B.: Physical Treatment. 5th ed. Philadelphia, Blakiston Co., 1945.
71. Mennell, J. M.: Lecture notes, St. Elizabeth's Hospital, Chicago, 1968.
72. Miller, W. F.: Rehabilitation of patients with chronic obstructive lung disease. Med. Clin. N. Am. 51: 349, 1967.
73. Mitchell, J. K.: Massage and Exercise in System of Physiologic Therapeutics. Philadelphia, Blakiston's Son & Co., 1904, pp. 20–21, 56.
74. Mock, H. E.: Massage in surgical cases. In A. M. A. Handbook of Physical Medicine. Chicago, Council of Physical Medicine, 1945, p. 95.
75. Monro, P. A. G.: Sympathectomy: An Anatomical Study with Clinical Applications. London, Oxford University Press, 1957.
76. Murrell, W.: Massage as a Mode of Treatment. London, H. K. Lewis, 1886.
77. Nordschow, M. and Bierman, W.: Influence of manual massage on muscle relaxation: Effect on trunk flexion. Phys. Ther. 42: 653, 1962.
78. Paris, S. V.: Mobilization of the Spine. Phys. Ther. 59 (8): 988, 995, 1979.
79. Pemberton, R.: Physiology of massage. In A. M. A. Handbook of Physical Therapy. 3rd ed. Chicago, Council of Physical Therapy A. M. A., 1939, pp. 78–87.
80. Pemberton, R.: Physiology of massage. In A. M. A. Handbook of Physical Medicine. Chicago, Council of Physical Medicine, A. M. A. 1945, p. 141.
81. Pemberton, R.: Physiology of massage. In A. M. A. Handbook of Physical Medicine and Rehabilitation. Philadelphia and Toronto, Blakiston Co., 1950, p. 133.
82. Pemberton, R.: The physiologic influence of massage and the clinical application of heat and massage in internal medicine. In Principles and Practices of Physical Medicine, Vol. I. Hagerstown, Md., W. F. Prior Co., 1932.
82a. Petty, T. L.: Chronic Obstructive Pulmonary Disease. New York, Marcel Dekker, Inc., 1978.
83. Reiter, S., Garrett, T. R., and Erickson, D. J.: Current trends in the use of therapeutic massage. Phys. Ther. 49: 158–161, 1969.
84. Rodbard, S.: Pain in contracting muscle. In Crue, B. L. (Ed): Pain Research and Treatment. New York, Academic Press, Inc., 1975.
85. Ruch, T. C. and Fulton, J. F.: Medical Physiology and Biophysics. 18th ed. Philadelphia, W. B. Saunders Co., 1960, pp. 167–205, 253–264, 350–367, 694–703, 738–741.
86. Ruskin, A. P.: Sphenopalatine (nasal) ganglion: Remote effects including »psychosomatic« symptoms, rage reaction, pain, and spasm. Arch. Phys. Med. Rehabil. 60: 353–359, 1979.
87. Schneider, E. C. and Havens, L. C.: Changes in the blood flow after muscular activity and during training. Am. J. Physiol. 36: 259, 1915.
88. Severini, V. and Venerando, A.: The physiological

effects of massage on the cardiovascular system. Europa Medicophys. 3:165–183, 1967.
89. Severini, V. and Venerando, A.: Effect on the peripheral circulation of substances producing hyperemia in combination with massage. Europa Mediocophys. 3: 184–198, 1967.
90. Standards for CPR and ECC: Supplement to the Journal of the American Medical Association. 227: 833–868, 1974.
91. Suskind, M. I., Hajek, N. A., and Hines, H. M.: Effects of massage on denervated skeletal muscle. Arch. Phys. Med. 27: 133–135, 1946.
92. Tappan, F.: Massage Techniques. A Case Method Approach, New York, Macmillan Co., 1961.
93. Tappan, F.: Healing Massage Techniques – A Study of Eastern and Western Methods. Reston, Va., Reston Publishing Co. Inc., 1978.
94. Teirich-Leube, H.: Grondbeginselen Van De Bindweefselmassage. Uitgeversmaatchappij De Tijdstroon, B. V. Lochem, 1976.
95. Thacker, W. E.: Postural Drainage and Respiratory Control. London, Lloyd-Luke, 1965, p. 20.
96. Thomas's Medical Dictionary. Philadelphia, J. B. Lippincott Co., 1886.
97. Travell, J. and Rinzler, S., The myofascial genesis of pain. Postgrad. Med. 11 (5): 425–434, 1952.
98. Travell, J.: Myofascial Trigger Points: Clinical View. In: Bonica, J. J. and Albe-Fessard, D. (Eds.): Advances in Pain Research and Therapy, Vol. I. New York, Raven Press, 1976.
99. Vincent, J. D. and Jeffrey, L. B.: Substance P: Evidence for diverse roles in neuronal function from cultured mouse spinal neurones. Science 250: (4413): 1409–1412, 1979.
100. Wakim, K. G.: The effects of massage on the circulation in normal and paralyzed extremities. Arch. Phys. Med. 30: 135, 1949.
101. Wakim, K. G.: Influence of centripetal rhythmic compression on localized edema of an extremity. Arch. Phys. Med. 36: 98, 1955.
102. Watkins, A.: Physical Medicine in General Practice. Philadelphia, J. B. Lippincott Co., 1946, p. 39.
103. Weiss, E. B., et al.: Acute respiratory failure in chronic obstructive lung disease. I. Pathophysiology. Disease-a-Month 3–37, Oct. 1969.
104. Wide, A.: Handbook of Medical and Orthopedic Gymnastics. 3rd ed. New York, Funk & Wagnalls Co., 1905.
105. Wolf, S. L.: Perspective on central nervous system responsiveness to transcutaneous electrical nerve stimulation. Phys. Ther. 58 (12): 1443–1449, 1978.
106. Wolfson, H.: Studies on effect of physical therapeutic procedures on function and structure. J. A. M. A. 96: 2020, 2021, 1931.
107. Wood, E. C., Kosman, A. J., and Osborne, S. L.: Effects of massage upon denervated skeletal muscles of the dog. Phys. Ther. Ref. 28: 284–285, 1948.
108. Wright, J.: The prescription of physical therapy. Phys. Ther. Rev. 26: 168–169, 1946.
109. Wright, S.: Physiological aspects of rheumatism. Proc. Roy. Soc. Med. 32: 651–662, 1939.
110. Wright, V. W. M.: Practical fracture physical therapy. Surg. Clin. N. Am. 17: 1683–1703, 1937.
111. Wyke, B. D.: Articular neurology: A review. Physiotherapy 58 (3): 94–99, 1972.
112. Yoffey, J. M. and Courtice, F. C.: Lymphatics, Lymph, and Lymphoid Tissue. London, Edward Arnold, 1956, p. 324.
113. Zabludowski, J. B.: Technique of Massage. Leipzig, G. Thieme, 1903.

Sachverzeichnis